Informationsmedizin: Theorie und Praxis

F. J. Senekowitsch

Hinweis

Dieses Buch ist kein medizinisches Lehrbuch. Die Informationen sollen Ihnen ermöglichen, verantwortungsbewusste Entscheidungen in Gesundheitsfragen zu treffen. Das Buch ist jedoch kein Ersatz für eine eventuelle Behandlung, die Ihnen Ihr Arzt verordnet hat. Wenn Sie vermuten, dass Sie an einer gesundheitlichen Störung leiden, sollten Sie deshalb kompetente ärztliche Hilfe suchen.

Die Nennung bestimmter Firmen und Organisationen in diesem Buch bedeutet keine Empfehlung des Autors, umgekehrt bedeutet ihre Nennung auch nicht, dass sie dieses Buch empfehlen.

Franz J. Senekowitsch

INFORMATIONSMEDIZIN: THEORIE UND PRAXIS

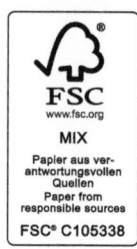

Impressum

Bibliografische Information der Deutschen Nationalbibliothek:
Die Deutsche Nationalbibliothek verzeichnet diese Publikation in der Deutschen Nationalbibliografie; detaillierte bibliografische Daten sind im Internet über http://dnb.dnb.de abrufbar.

© 2019 Franz J. Senekowitsch

Herstellung und Verlag: BoD – Books on Demand, Norderstedt

ISBN: 978-3-7504-8236-4

In Liebe gewidmet:

Doris (+ 2008)

Jan

Katrin

Lisa

Andreas

Hannah

Julia

Der Autor:

Franz J. Senekowitsch

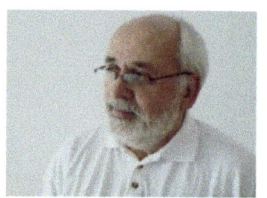 *Alles zu bezweifeln oder alles zu glauben, das sind zwei gleichermaßen bequeme Lösungen, denn beide entheben uns des Nachdenkens.*

Henri Poincare, »La science et l`hypothese«

Medizin-Studium KF-Uni Graz, Promotion zum Dr.med.|
Arzt für Allgemeinmedizin |
Spezialausbildung in Pathologie und pathologischer Anatomie |
Studienaufenthalte an der TCM-Universität Bejing, VR China |
Homöopathie bei Prof. Matthias Dorsci, Wien |
Medizinischer Leiter der Ludwig-Boltzmann-Forschungsstelle |
für Niederenergetischer Bioinformation in Graz (bis 2002) |
Lehrbeauftragter am Interuniversitären Lehrgang für ganzheitliche Medizin |
Leiter der ARGE Bioinformatik am Institut für Biomedizinischen Forschung an
der Medizinischen Universität Graz (bis 2007); seither Tätigkeit in der
informationsmedizinischen Forschung und Entwicklung |

Inhaltsverzeichnis

Was ist Bewusstsein?
Wie entsteht Bewusstsein?
Definitionsversuch von Bewusstsein
Bewusstsein - Energie - Medizin
Welche Vorteile hat die Informationsmedizin gegenüber der konventionellen Medizin?

Gesundheit ist Ganzheit
Bisherige Friedensbemühungen fehlgeschlagen
Dauerhafter Friede wurde und wird nie durch militärische Macht und Waffengewalt herbeigeführt
Stresszunahme hebt das Aggressionspotential
„Kriege entstehen im Geist der Menschen"
Kollektivbewusstsein
Pathophysiologische Aspekte von Stress
Neurobiologische Aspekte von Stress und Angst

Aurachirurgie
Craniosacrale Osteopathie
Aromatherapie
Bachblüten
Mikroimmuntherapie
Lichttherapie
exogene/endogene Frequenztherapie
Magnetfeldtherapie
Microcurrent-Therapie n. Robert Becker und David Chapman-Jones

Arbeiten mit dem **B.E.A.Tbiomonitor®**
Arbeiten mit dem **B.E.A.Tsource®**

Vorwort

Der Begriff „Paradigma" wurde vom Wissenschaftstheoretiker *Thomas Kuhn* zur Beschreibung wissenschaftlicher Revolutionen eingeführt. Im Speziellen meint er, dass die inhaltliche Form gewisser Theoriegebäude, die sich bewährt haben, zunächst eine gewisse Zeit außer Streit gestellt und jeder weiteren detaillierten Forschertätigkeit vorausgesetzt werden.

Ein Paradigma ist also gewissermaßen die Zusammenfassung der Wissensinhalte eines Fachgebietes. Innerhalb einer Wissenschaft wird diese Übereinkunft nur für eine gewisse Zeit gelten, um dann – in einer Zeit wissenschaftlicher Revolutionen – von einem besseren Paradigma abgelöst zu werden. *Thomas Kuhn: „Der fortlaufende Übergang von einem Paradigma zu einem anderen auf dem Wege der Revolution ist das übliche Entwicklungsschema einer reifen Wissenschaft."*

Genauso eine wissenschaftliche Revolution erleben wir zurzeit. Ziel dieses Buches ist u.a. diese Veränderungen und ihre Auswirkungen auf die praktische Tätigkeit von Ärzten und Therapeuten darzustellen.

Der Begriff Bioinformation ist ein neues Schlagwort geworden. Es ist schon so alltäglich, dass von vielen alternativmedizinischen Geräten (angeblich) digitalisierte Bioinformation für Diagnose und Therapie verwendet werden kann. Der Nutzen liegt auf der Hand. Das digitale Bio-Korrelat ist praktisch unzerstörbar, in unvorstellbar großer Zahl auf denkbar kleiner Fläche (PC-Hard Disk) archivierbar, verändert sich nicht, kann diagnostisch und therapeutisch äußerst bequem in Kombination oder allein eingesetzt werden. Mittlerweile ist das schon so „normal", dass sich kaum noch jemand fragt, ob die Digitalisierung von Bioinformation überhaupt möglich ist?

Gibt es dafür einen wissenschaftlichen Hintergrund? Gibt es erfolgreiche experimentelle Forschungsergebnisse?

Lebende Systeme werden nach Auffassung der wissenschaftlichen Avantgarde nicht bloß durch die biochemische Zusammenarbeit von Molekülen, Zellen, Geweben, Organen und Organsystemen gesteuert, sondern vor allem auch durch die Bündelung der individuellen Informationsfelder. Jedes Lebewesen besitzt ein eigenes lokalisiertes Informationsfeld. Wobei dieses mit den jeweilig anderen Feldern aller Individuen verbunden ist. Das beschreiben die Begriffe „Nicht-Lokalität" und „quantenmechanische Verschränkung". Alle Organismen sind im Grunde Erscheinungen eines einheitlichen holographischen Feldes. Sie stehen miteinander nicht nur äußerlich in Kontakt, sondern bilden vielmehr unmittelbar verbundene Einheiten. Alles was in der Welt passiert, jede Handlung, jeder Gedanke, jedes Gefühl wird in diesem universellen holographischen Feld gespeichert und kann dort auch unter geeigneten Umständen abgelesen werden. Der Organismus besteht aus Energie-Quanten, die sich zu Atomen und Molekülen verbinden, welche ihrerseits dann Zellen, Gewebe und Organe bilden. Jede einzelne Einheit verfügt über einen „Teilchen-" und einen „Wellen-" Aspekt. Die Informationsmedizin untersucht die über das biochemische System des Körpers ankommende Welleninformation.

Untersuchen wir nun den materiellen (Teilchen-) Aspekt, ist zu erkennen, dass aus String-Membran-Schwingungen die Informationsmuster und die Kräfte entstehen, die in einer Kaskade auf alle Bestandteile des Organismus übertragen werden.

Untersucht man den informativen Aspekt, wird klar, dass die einzelnen Elemente des Organismus sich deshalb organisieren können, weil ihre Frequenzen zueinander passen. So entsteht eine kohärente Ebene, mit der

Form, Struktur, Gestalt und damit auch Leben untrennbar verbunden ist. Informativer Synergismus bewirkt u.a. unser Überleben.

Mit anderen Worten: Der kleinste String ist mit dem größten Objekt direkt über Kaskaden spezifischer Information und Kräfte verknüpft. Und kohärente Information ist Garant für unser Überleben.

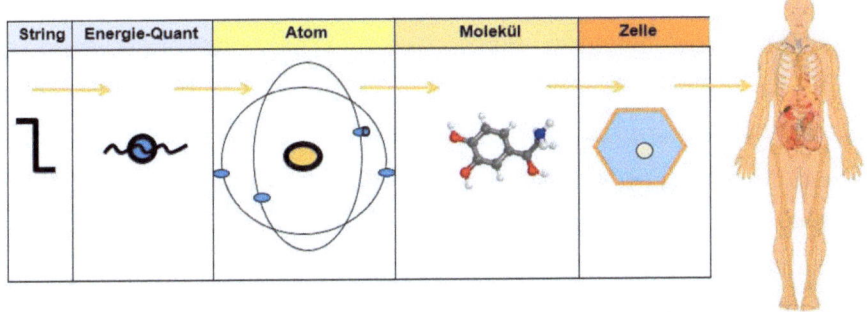

(Edward Witten geb.1951, amerikanischer Physiker; Membran-Theorie)

Graz, im November 2019   Franz J. Senekowitsch

1 Ordnung und Balance in biologischen Systemen

In der Medizin beginnt sich zurzeit auch eine neue Richtung zu etablieren, die in ihre Theorien neben der *Materie* auch die Entitäten *Energie* und *Information* einzubeziehen versucht. Das *informationsmedizinische Modell* des menschlichen Organismus geht davon aus, dass eine kausale Hierarchie vom Bewusstsein aus hin zum physischen Körper besteht, d.h. die jeweils „höhere" Ebene reguliert die „darunter" stehende Ebene. Veränderungen und Störungen, also auch Krankheitsprozesse, haben ihren Ausgangspunkt oft im höheren Bewusstsein oder höherem Selbst des Individuums. Auf dieser Ebene entstehen ungesunde geistige Haltungen und seelische Blockierungen, die später zu Krankheiten führen können. Wird die Störung auf dieser Ebene nicht behoben, resultieren Störungen auf der biochemischen Ebene. Hier werden sie erstmalig materiell fassbar! Erfolgt auch hier keine Korrektur, führt dies erst noch zu umkehrbaren, dann aber zu nicht-umkehrbaren Veränderungen an den Geweben und Organen des festen Körpers.

In den letzten Jahren entwickelte sich auch eine neue, ganzheitlich orientierte Biophysik, die auf einem Feldmodell des Lebens aufbaut und zum ersten Mal in der Geschichte der Biophysik auch die Erkenntnisse der Quantenrevolution berücksichtigt.

Das Menschenbild dieser neuen Biophysik geht davon aus, dass der Mensch nicht nur den soliden Körper der festen Materie, sondern außerdem einen „elektromagnetischen Körper" besitzt (Bischof, 1995; Zhang, 1997; Bischof, 2000). Die Biophotonenforschung hat gezeigt, dass alle lebenden Zellen ein schwaches, aber kohärentes Licht ausstrahlen, das Informationen über den Zustand des Organismus, seine inneren Prozesse enthält. Aufgrund dieser und anderer Messungen elektromagnetischer

Felder, die von Lebewesen ausgehen, hat die Biophysik ein Feldmodell des Organismus entwickelt. Demnach bestehen alle Lebewesen nicht nur aus solider Materie (Teilchen), sondern auch aus verschiedenen Arten von Feldern, die diese Teilchen miteinander verbinden und in die der feste Körper eingebettet ist.

Krankheit hat, wie jeder andere wesentliche Zustandswechsel eines Organismus, ein Vorstadium. Dieses zeigt sich an Veränderungen des körpereigenen Informationsfeldes und kann so über elektromagnetische Signale diagnostiziert werden; umgekehrt wirken solche Signale auch therapeutisch auf den Organismus.

Energie-Materie Begriff

Unsere Vorstellung von der Welt, in der wir leben, wird in sehr hohem Maß von unseren sensorischen Fähigkeiten, mit denen wir sie wahrnehmen, bestimmt. Alles was im wahrsten Sinn des Wortes *begreifbar* ist hat für uns einen dominanten Realitätscharakter. Umso verwirrender ist es feststellen zu müssen, dass das Verhältnis zwischen Energie-Quanten und Masseteilchen (Nukleonen) *1 Milliarde:1* ($9{,}746 \times 10^8$:1 *Carlo Rubbia*, Nobelpreis für Physik 1994) ist. Das bedeutet, die statistische Wahrscheinlichkeit zur Fehleinschätzung und Realitätsverzerrung entspricht ungefähr diesem Verhältnis, da der überwiegende Teil unserer Konzentration im Alltagsleben wie auch in der Forschung auf die materielle Realität fokussiert ist. Einer der bekanntesten Physiker, *Albert Einstein*, hat mit seiner berühmten Formel – $E = m \times c^2$: *Energie = Masse x Lichtgeschwindigkeit* ^{2} - für viele unbemerkt klargestellt, dass *Masse und Energie untrennbar miteinander verbunden sind (Dualität der Materie).*

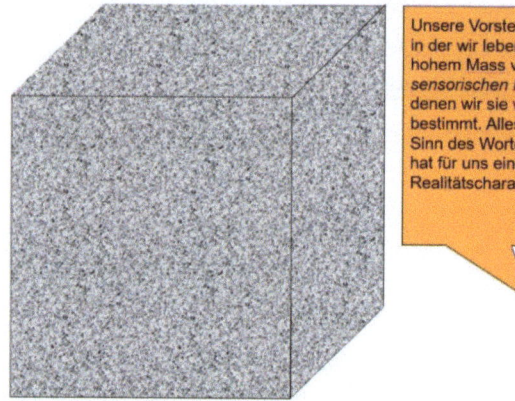

Unsere Vorstellung von der Welt, in der wir leben, wird in sehr hohem Mass von unseren *sensorischen Fähigkeiten*, mit denen wir sie wahrnehmen, bestimmt. Alles was, im wahrsten Sinn des Wortes, *begreifbar* ist hat für uns einen dominanten Realitätscharakter

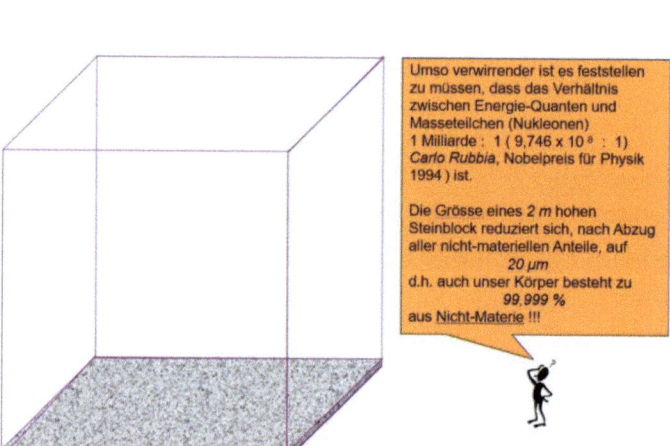

Umso verwirrender ist es feststellen zu müssen, dass das Verhältnis zwischen Energie-Quanten und Masseteilchen (Nukleonen)
1 Milliarde : 1 (9,746 x 10 ^{8} : 1)
Carlo Rubbia, Nobelpreis für Physik 1994) ist.

Die Grösse eines *2 m* hohen Steinblock reduziert sich, nach Abzug aller nicht-materiellen Anteile, auf
20 µm
d.h. auch unser Körper besteht zu
99,999 %
aus <u>Nicht-Materie</u> !!!

Chaos und Ordnung

Das Modell des Quantenphysiker *B. Heim* vom 12-D Universum impliziert Strukturen, in denen die genau festgelegten Baupläne jeder materiellen Form, jeder Pflanze, jeden Tieres und jedes Menschen gespeichert sein müssen. Dieser gewaltige Zusammenhang, diese universelle Vernetzung macht ebenso deutlich, dass eine höhere Ordnung vorliegen muss, die Zufälle von vornherein ausschließt. Um diese Ordnung aufrecht zu erhalten muss jede Aktion sofort mit entsprechender Reaktion beantwortet werden. Lebende Systeme befinden sich in einem polaren Spannungsfeld zwischen Ordnung und Chaos. Sie reagieren als *dissipative Strukturen (I. Prigogine)* weit entfernt vom thermodynamischen Gleichgewicht und müssen zur Aufrechterhaltung ihres Ordnungszustandes mit ihrer Umgebung ständig Energie, Materie und Information austauschen. Um diese funktionelle und morphologische Kontinuität zu erreichen, zeichnen sich lebende Systeme durch die Eigenschaft der Selbstähnlichkeit und der Fähigkeit zur Selbstorganisation aus.

Die Arbeiten von *William Tiller*, emeritierter Professor am Stanford Research Institute/USA, können als eine der wichtigsten Entdeckungen der letzten Jahrzehnte gelten. Sie sind geeignet, unser Weltmodell durch den bewussten Einsatz eines neuen Paradigmas radikal zu erweitern. Drei wichtige Ergebnisse bilden die experimentelle Grundlage weiterführender Überlegungen.

Erstens: es hat sich gezeigt, dass elektronische Prozesse durch bewusste Intention nachhaltig verändert werden können. *Tiller* und *Dibble* nennen solche Anordnungen *'Intentional geprägte elektronische Geräte'* (IIED). Meditative Bewusstseinszustände begünstigen diese Effekte.

<u>Zweitens</u>: es wurde nachgewiesen, dass die sogenannten Naturgesetze der Physik, Chemie und Biologie mental außer Kraft gesetzt werden können. Dabei wird der angeblich 'normale' Verlauf von materiell-energetischen Prozessen verändert.

<u>Drittens</u>: es wurde zufällig beobachtet, dass ein Raum, in dem 'geprägte Objekte' vorhanden waren, nach deren Entfernung für längere im gleichen Sinn 'konditioniert' war. Die theoretische Beschreibung dieses Effektes nimmt eine lokale Veränderung der 'Symmetrieeigenschaften des Vakuums' an, das nicht als leerer Raum zu verstehen ist, sondern als hochenergetische virtuelle Basis der raumzeitlichen materiellen Strukturen.

Energieressourcen

33%
Nahrungsenergie

Unser Stoffwechsel – auch Metabolismus genannt – ist die Grundlage aller lebenswichtigen Vorgänge im Körper. Unter Stoffwechsel versteht man grob gesagt alle biochemischen Vorgänge, die innerhalb der Zellen ablaufen. Anders gesagt: Die Bestandteile der zugeführten Nährstoffe werden in den Zellen ab-, um- und zu neuen Produkten aufgebaut. Der Körper sorgt somit ständig für sich selbst – indem er zugeführte Nährstoffe, Vitamine, Mineralien und Spurenelemente nutzt oder auf Reserven zurückgreift. All das ist nötig, damit die Vielzahl lebensnotwendiger Vorgänge und Funktionen unseres Körpers ordnungsgemäß ablaufen. Wichtig für den Stoffwechsel sind außerdem Hormone und Enzyme. Der Stoffwechselprozess wird wesentlich durch das Hormon- und Nervensystem gesteuert. Aber auch Umweltfaktoren, wie etwa die Temperatur, beeinflussen den Stoffwechsel. Das wichtigste Stoffwechselorgan ist die Leber.

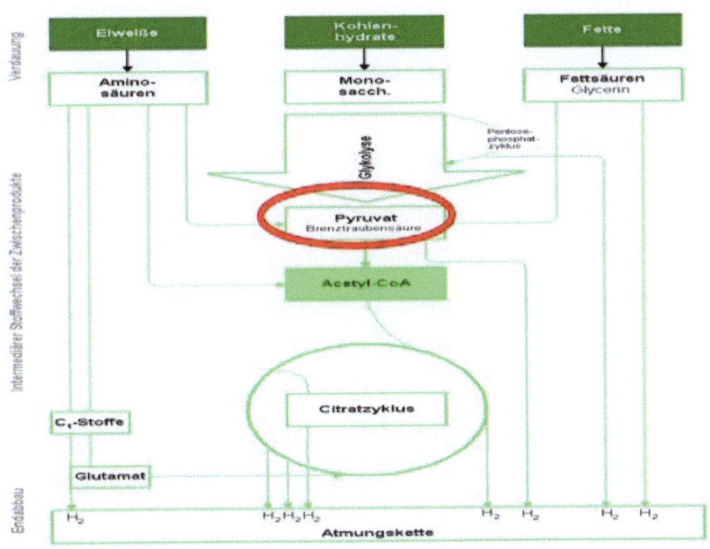

**33%
Sonnenenergie**

Wir sind als heliotrope Wesen auf das Licht der Sonne mit seinen Elektronen (Photonen) angewiesen. Das menschliche Gewebe ist einzigartig, weil es in der Lage ist, Elektronen zu speichern und nach Bedarf wieder abzugeben. Die Absorption geschieht über eine Resonanzkopplung, was bedeutet, dass unser Gewebe in der gleichen Bandbreite schwingen muss wie die ankommenden Strahlen. Doch damit dies geschehen kann, benötigen unsere Zellen bestimmte ungesättigte Fettsäuren wie Linolsäure oder Linolensäure. Diese Fettsäuren bilden gemeinsam mit schwefelhaltigen Proteinen (z.B. Cystein und Methionin) eine Verbindung, deren Dipolarität und inhärente Resonanz dem menschlichen Körper erlaubt, Elektronen aufzunehmen, zu speichern und bei Bedarf wieder abzugeben. Diese "Kraft" ist es auch, die dafür sorgt, dass wir "leben" und alle Lebensfunktionen kontrollieren können. Schon Ende der zwanziger Jahre des vorigen Jahrhunderts fand der Nobelpreisträger *Otto Warburg* heraus, wie wichtig diese Dipolarität schon bei der Entstehung menschlichen Lebens ist. Die deutsche Forscherin und Pionierin in der Lipidforschung *Johanna Budwig* hat zur Therapie einer gestörten Elektronenaufnahme die sogenannten *ELDI-Öle* (**El**ektronen **Di**fferenzierungsöl) entwickelt.

**33%
Mentalenergie**

Das Thema Willensstärke spielt im Alltag eine sehr wichtige Rolle. Beispielsweise hat die empirische Studie von *June Tangney* und Co-Autoren herausgefunden, dass Menschen mit ausgeprägter Willensstärke wesentlich erfolgreicher mit emotional belastenden Situationen umgehen können; sie verfügen über ein stärkeres Selbstbewusstsein, haben bessere persönliche Beziehungen und sind weniger anfällig für den Missbrauch von Alkohol, Nikotin oder Nahrung. Zu den gleichen Ergebnissen kamen Studien im Bereich der Medizin, an Schulen und im Sport. Diese Erkenntnisse lassen die Schlussfolgerung zu, dass willensstarke Menschen im Leben besonders erfolgreich sind.

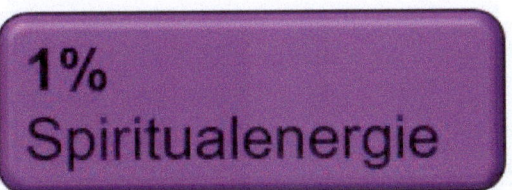

**1%
Spiritualenergie**

Spirituelle Energie wird mit vielen Synonyma wie zum Bespiel Qi, Prana, Od bezeichnet. Eigentlich gemeint ist die Lebenskraft, deren Ursprung und Wirkung nach wie vor ein Rätsel ist. Verschiedene Techniken wurden entwickelt, um sie zu kanalisieren und ihre Energie für die Selbstheilung nutzbar zu machen.

Regulation

Vermächtnis aus dem Neandertal

Unsere Vorfahren, die urzeitlichen Menschen, lebten in einer gefährlichen Welt. Raubtiere, feindliche Sippen bedrohten die Jäger und Sammler. Jederzeit musste mit einem Angriff gerechnet werden. War eine Auseinandersetzung (Kampf- oder Fluchtreflex) unausweichlich, so war es noch in gleichem Umfang aktiv. von entscheidender Bedeutung, dass in möglichst kurzer Zeit der Körper auf dieses Ereignis vorbereitet wurde. Dieser Flucht - oder- Kampf-Reflex ist anachronistischer Weise auch bei uns „modernen" Menschen

Tod oder Leben

Die schnelle Anpassung vitaler Funktionen wie des Atmungs-, Herz-Kreislauf-, Verdauungs- und Immunsystems waren damals wie heute eine Überlebensfrage. Die Regulation d.h. die Anpassung der inneren Organe an wechselnde Bedingungen der Innen- und Außenwelt kontrolliert das autonome Nervensystem (ANS). Streng hierarchisch geordnet und peripher anatomisch und funktionell getrennt in die antagonistischen Partner Sympathikus/Parasympathikus, regelt das autonome Nervensystem (ANS) alle wesentlichen Organfunktionen und stabilisiert so das notwendige innere Gleichgewicht. Baustein dieser Befehlskette ist der Regelkreis. Er besteht aus peripheren Sensoren (Chemo- und Mechanorezeptoren), die über afferente Fasern kontinuierlich die aktuellen Zustandsdaten der

Organe an die übergeordneten Zentren schicken. Diese riesige Datenmenge wird von diesen Zentren einem permanenten Sollwertvergleich unterzogen und bei Abweichung werden Befehle für entsprechende Ausgleichsmaßnahmen über efferente Fasern an die jeweiligen Organe gesendet.

Echtzeit und Therapie

Jede therapeutische Maßnahme beeinflusst und verändert mehr oder weniger die Einstellungen dieser Regelkreise. Diese Veränderungen passieren mit ungeheurer Geschwindigkeit. Aus diesem Grund ist es nur mit entsprechend schnellen oder, technisch gesprochen, echtzeitfähigen Diagnosesystemen möglich, regulative Wirkungen eines Therapiereizes zu erkennen.

Die Regulation in der Biologie dient der Aufrechterhaltung des morphologischen und physiologischen Zustandes im Organismus und ist somit lebenserhaltend. Dabei unterliegt die ungestörte Regulation den Prinzipien der *Homöodynamik (Homöostase)* und der *Ökonomie.* Das Prinzip der Ökonomie besteht in der optimalen Bedarfsdeckung bei geringstem Energieverbrauch und dient daher auch der Leistungsoptimierung. Die reibungslose Arbeit aller Regulationssysteme steht damit auch im ursächlichen Zusammenhang mit der Leistungsfähigkeit und Lebensqualität. Das Prinzip der Homöodynamik dient der Aufrechterhaltung des inneren Milieus bei Änderung der Umweltbedingungen und damit der Stabilität der Lebensvorgänge.

Krankheit versus Gesundheit

Seit Bestehen unseres Planeten Erde wurde die Flora und Fauna durch evolutionäre Prozesse auf ihr Überleben getrimmt. Alles was auf psychischer oder physischer Ebene geschieht erfüllt genau diesen einen

Zweck. Es sichert unser kurz- wie auch langfristiges Überleben. Den Unterschied zwischen kurzfristigem und langfristigem Überleben muss unbedingt berücksichtigt werden, da es sonst nicht möglich ist z.B. die Symptome einer Krankheit zu verstehen. Vermutlich wurden wir alle mit dem Satz „die Gesundheit ist das höchste Gut" sozialisiert. Das würde aber dann logischerweise bedeuten, dass Krankheit etwas Schlechtes ist. Die Tatsache, dass Krankheitssymptome meistens negativ empfunden werden, stärkt diese Annahme. Alles was mit Krankheit zu tun hat trägt deshalb den Stempel des „Negativen", das es unter allen Umständen zu verhindern und zu beseitigen gilt. In Wahrheit sind alle Symptome nichts anderes als Regulationsmechanismen des Körpers und damit ist eine Krankheit eine höhere Form der Gesundheit. Es ist mir bewusst, dass diese Aussage sicherlich schwer zu verstehen ist und kann leicht fehlinterpretiert werden kann. Betrachten wir zum besseren Verständnis die Symptome in einem Zeitraster, so werden wir erkennen, dass alle Symptome eine Zeit lang regulative, unser Überleben sichernde Wirkungen ausüben (z.B. Fieber, Durchfall etc.). Wenn die Symptome aber zu lange bestehen bleiben, überschreiten sie nach einer bestimmten Zeit eine imaginäre Grenze und werden dann sie zur Belastung, zum evolutionären Endpunkt dem Anpassungsverlust. Das bedeutet für den Betroffenen, dass es höchste Zeit für geeignete Therapiemaßnahmen ist. Die moderne klinische Medizin kann chronische Krankheiten deshalb nicht verstehen, weil in der ärztlichen Ausbildung alle Symptome als Endpunkte ihrer zeitlichen Entwicklung betrachtet werden. Es wird dabei übersehen, dass am Beginn einer Störung Symptome Anzeichen eines aktiven evolutionskonformen Anpassungsprozesses sind, die man nicht „wegbehandeln" sondern ganz im Gegenteil unterstützten soll (z.B. mit Entgiftung, vitale Ernährung etc.). Äußerst konsequent vollzieht die Evolution ihre Aufgabe zur Erhaltung der

Spezies. Durch den Selektionsprozess werden all jene, die den Fortbestand ihrer Art gefährden, aussortiert. Für die Evolution sind all diese Prozesse notwendig und richtig. Für das Individuum allerdings kann sich ein regulationsförderndes Symptom nach dem Erreichen des vitalen „Break Even Point" urplötzlich in einen lebensfeindlichen Zustand verwandeln. Anzeichen ob Symptome diese imaginäre Grenze bereits zu überschreiten im Begriff sind, zeigt sich in einem Ordnungsverlust des betroffenen Biosystems. Moderne Diagnose-Systeme (z.B. **B.E.A.Tbiomonitor®**, **B.E.A.Tsource®**) sind in der Lage den Verlust der Kohärenz qualitativ und quantitativ zu erkennen und darzustellen.

Das Regelkreismodell

Leben in seiner einfachsten Form kann beim Einzeller beobachtet werden. Schon für ihn gilt es, zwei für sein Überleben notwendige, aber im Prinzip gegensätzliche Forderungen zu erfüllen. Einerseits muss er sich vor der „Unordnung" der unbelebten Umgebung abschotten; andererseits ist er als „offenes System" darauf angewiesen, Wärme, Sauerstoff, Nahrungs- und Abfallstoffe sowie Information mit seiner Umgebung auszutauschen. Das „Abschotten" besorgt vor allem die *Zellmembran,* deren hydrophobe Eigenschaften die wässrigen Lösungen außerhalb und innerhalb der Zelle vor der tödlichen Vermischung bewahren. Für die erwünschte Durchlässigkeit für bestimmte Stoffe sorgen membranständige *Poren* und Transportproteine sogenannte *Carrier.* Für Gase ist die Zellmembran dagegen gut durchlässig. Das ermöglicht zwar den lebenswichtigen Austausch von O_2 und CO_2, gleichzeitig aber ist die Zelle der Bedrohung durch giftige Gase (z.B. Kohlenmonoxid) schutzlos ausgeliefert. Umweltsignale empfängt die Zelle durch spezielle Proteine an ihrer Membran (Rezeptoren). Die ersten

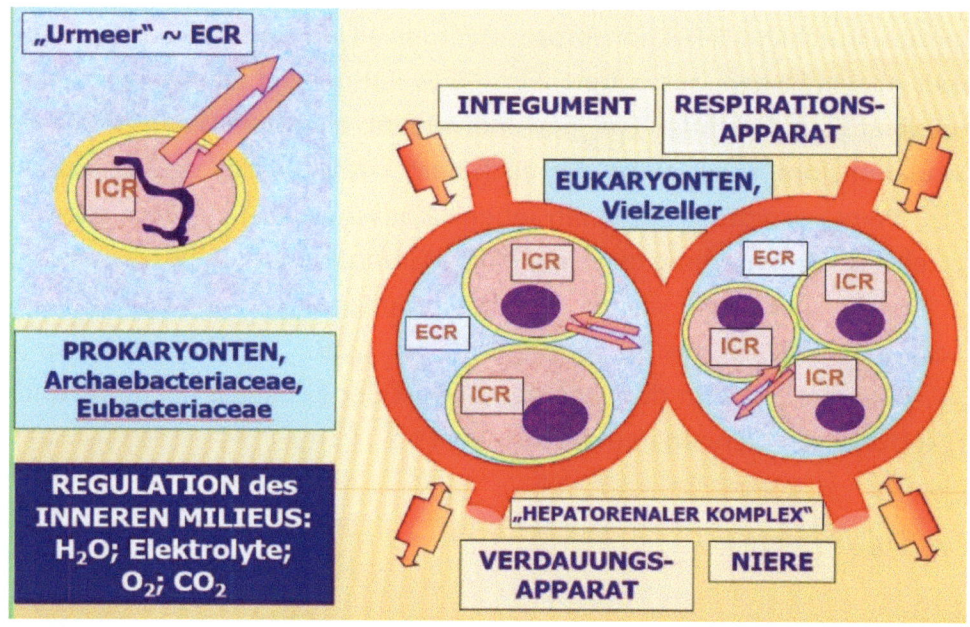

Abb.: Regulation des „inneren Milieus" beim Ein- und Vielzeller mod. Silbernagel; Physiologie

einzelligen Lebensformen lebten im Urmeer in einem weitgehend *gleich-bleibenden Milieu*. Sie tauschten Stoffe mit dem unendlich großen Meer aus, ohne dass sich dessen Zusammensetzung wesentlich änderte. Die Entwicklung vom Einzeller zum vielzelligen Tier und damit der Bildung von Organen durch spezialisierte Zellen, das Auftreten von Zweige-schlechtlichkeit, das Entstehen sozialer Strukturen und der Übergang vom Wasser zum Land haben die Leistungs- und Überlebensfähigkeit und die Unabhängigkeit der Lebewesen beträchtlich erhöht. Eine unabding-bare Voraussetzung dafür war allerdings die zeitgleiche Entwicklung ei-ner komplexen Infrastruktur im Organismus, um das Wegfallen des Ur-meeres als Teil des Stoffwechsel-Systems zu kompensieren. Die Zellen dieses vielzelligen Organismus „baden" in der *Extrazellulärflüssigkeit*, deren Volumen kleiner ist als das zelluläre Volumen. Dieses *innere Milieu* würde sich daher schnell verändern, wenn der Zwischenraum nicht über den Blutweg an Organe angeschlossen wäre, die neue Nahrung, Elektrolyte und Wasser aufnehmen sowie Endprodukte mit Stuhl und Harn ausscheiden.

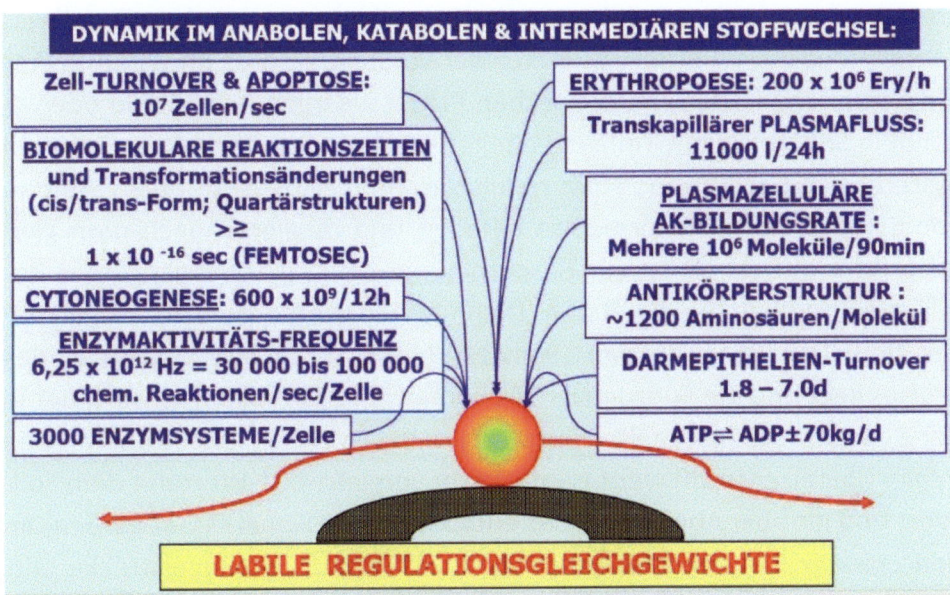

Abb.: Stoffwechselleistung

Die *Regulation* des *inneren Milieus* liegt hauptsächlich im Aufgabenbereich der Niere (H_2O und Elektrolyte) und der Atmung (O_2, CO_2). Über die Lunge (H_2O) und die Haut (H_2O und Elektrolyte) gehen außerdem fortlaufend wichtige Komponenten der *Extrazellulärflüssigkeit* verloren. Diese hochgradige Spezialisierung von Zellen und Organen macht natürlich die Integration und Steuerung aller Teilkomponenten dieses komplexen Systems notwendig.

Um das *innere Milieu* konstant zu halten, ist ein sehr präzises und gleichzeitig hocheffektives System notwendig. Die Prozessregulation in lebenden Systemen erfordert kreisförmige Funktionsabläufe. Mit Rücksicht auf die Vernetzung des Organismus müssen sich auch die einzelnen Regelkreise untereinander verlinken. In der Praxis kann ein einzelner Regelkreis kaum beobachtet werden. Es ist schwer vorstellbar, dass im Verlauf eines physiologischen oder pathologischen Prozesses irgendeine Stelle oder irgendein Substrat nicht Teil eines Regelsystems wäre. Die beobachtbaren Systeme und Subsysteme eines regulatorischen Prozesses sind am Aufbau von Symptomen gleichermaßen beteiligt und reagieren nach dem gleichen Prinzip. Deshalb ist zur Beschreibung regulativer Vorgänge das Regelkreismodell am geeignetsten. Die Funktionselemente eines Regelkreises sind: Das *Regelzentrum* (Sollwertgeber), das meist außerhalb des Kreises liegt und die Führungsgröße vorgibt. Der *Rezeptor* (Sensor), der in der Regelstrecke (geregeltes Substrat) den Ist-Wert feststellt und an den *Regler* (Regelzentrum) weitergibt. Dieser vergleicht Ist-Wert mit dem Soll-Wert und gibt bei Abweichungen entsprechende Signale (*Stellgrößen*) an den *Effektor* (Stellglied) weiter, der die Korrektur der Regelstrecke entsprechend der Stellgröße vornimmt. Als *Störgröße* wird jeder externe oder interne Einfluss auf den Sollwert der Regelstrecke bezeichnet. Für viele der organischen Regelkreise sind die Einzelelemente bereits bekannt. Vom Ausgang eines Regelkreises wird immer ein Teil der Information mit umgekehrten Vorzeichen in den Eingang zurückgeführt. Es handelt sich somit um eine negative Rückkopplung (negatives Feedback), die für die Stabilität des Regelkreises ausschlaggebend ist. Wird das Feedbacksignal mit gleichem Vorzeichen zurückgeführt entsteht ein positives Feedback, das den Regelkreis destabilisiert und eine „Aufklingreaktion" auslöst.

Positive Rückkopplung im pathologischen Bereich entsteht oft bei gestörter Interaktion zweier oder mehrerer Subsysteme, die z.B. bei herdbedingter Dysfunktion des Kreislaufsystems beobachtet werden kann. Ein Herdgeschehen kann Informationen auslösen oder physiologische Informationen so verändern, dass ein sogenannter „strange attractor" entsteht, durch den Regelabläufe nachhaltig verändert werden können. Jeder unspezifische pathogene aber auch jeder therapeutische Reiz wird dem Prinzip nach in einem gleichen Schema beantwortet. Das gleiche gilt auch für den Aufbau von Symptomen, die ja als Antwort des Organismus auf pathologische Reize betrachtet werden müssen. Dabei spielt die Frage nach den Dimensionen der Systeme und der Informationen eine wichtige Rolle. Der Arzt/Therapeut ist gewohnt im eindimensionalen ätiologischen und pharmakodynamischen Ursache-Wirkungs-Prinzip zu denken. Symptome entstehen aber in der Zeit und sind nicht starre, sondern höchst dynamische Funktionsstörungen und daher mindestens vierdimensional. Die optimale Regelgüte entspricht einem gedämpften Einschwingverhalten, bei dem das Regulationsziel in kürzester Zeit und mit geringsten Energieverlust erreicht wird .Die pathologischen Regelformen sind das *periodisch entartete, labile Einschwingverhalten,* bei dem durch schnelle und überschießende Auslenkung der Parameter das Regelziel primär überschritten wird, um erst in mehreren Nachschwankungen endgültig erreicht zu werden. Eine Sonderform der periodischen Entartung ist die *„Aufklingreaktion",* bei der die Nachschwankungen immer höher werden bis die Regulationsbreite überschritten wird und das ganze System in einer *„Kippreaktion"* zusammenbricht. Die zweite Möglichkeit der Dysregulation ist die *aperiodische, träge Entartung,* bei der das Regelziel verspätet oder nicht erreicht wird. Um sinnvoll auf Informationen unterschiedlicher Wertigkeit reagieren und optimale Regulationsentscheidungentreffen zu können, braucht ein hochkomplexes System eine hierarchische Ordnung.

Regelkreis

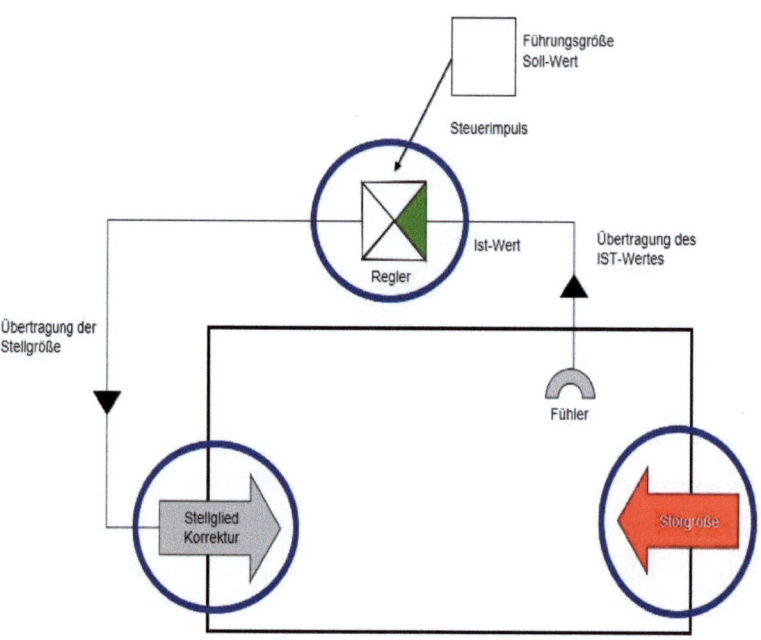

Abb.: Regelkreismodell

Die Integrationsebenen (vertikale Vernetzung):

- *Die peripher spinale Stufe – segmental-regulatorischer Komplex (SRK) – ist für die klinische Medizin der unmittelbar fassbare Teil des Regelsystems. Meist liegen auch Entstehungsort und Erfolgsorgan im Bereich der peripheren Regelsysteme, die als segmentalregulatorischer Komplex (SRK) zusammengefasst werden können. Auf dieser Stufe entstehen die verschiedenen Reflexe und* peripheren Regelvorgänge mit komplexen Interaktionen zwischen den einzelnen Teilsystemen.

- *Die rhombospinale Organisation;* Organisation komplexer peripherer Symptome
- *Die rhombo-mesencephale Ebene;* Sie ist für Koordination und Anpassung von Vitalfunktionen – Homöodynamik – psychovegetative Koordination – Vigilanz – Gammamotorik – Rhythmik zuständig. Die *Formatio reticularis* kann als Leitsystem der rhombospinalen Organisationsstufe bezeichnet werden. Sie ist für die Stabilisierung des inneren Milieus wesentlich. Die *Formatio reticularis* steuert durch ein kompliziertes Netzwerk von Nervensträngen die Wachheit. Das gesamte Netzwerk, das von der *Formatio reticularis* im Hirnstamm aus bei plötzlicher Gefahr sofort das ganze Gehirn aktiviert, heißt *aufsteigendes reticuläres Aktivierungssystem* (ARAS). Eine Erregung der *Formatio reticularis* bewirkt eine *arousal reaction* (Alarmreaktion mit gesteigerter Wachheit, Angst, Blutdruckanstieg, Schwitzen, Erhöhung der Muskelspannung usw.).
- *Die encephalo-hypophysäre Organisation (Hypothalamus).* Hier werden vorwiegend die zur Erhaltung von Individuum und Art nötigen Verhaltensmuster getriggert.
- *Paläokortikale Organisationsstufe (limbisches System).* Die hypothalamisch vorprogrammierten Verhaltensmuster werden hier auf das äußere Milieu abgestimmt und zu differenzierten Aktionen zusammengefasst.
- *Neokortikale Organisationsstufe.* Kritisch-intellektueller Überbau, Beurteilung der Umwelt, Integration von Sinnesrezeption und Lokomotion, gezielte Bewegungen, Modifikation des Bewusstseins durch vegetative Afferenzen, psychische Phänomene bei

somatischen Krankheiten (Gereiztheit, Depression etc.). Die psychischen Phänomene bei somatischen Krankheiten entstehen hier. Die Tatsache, dass es nicht nur psychosomatische, sondern auch somatopsychische Reaktionen gibt, sollte im therapeutischen Alltag nicht vergessen werden.

- Die peripherste Ebene der neuralen Informationsverarbeitung ist der *Axonreflex*.

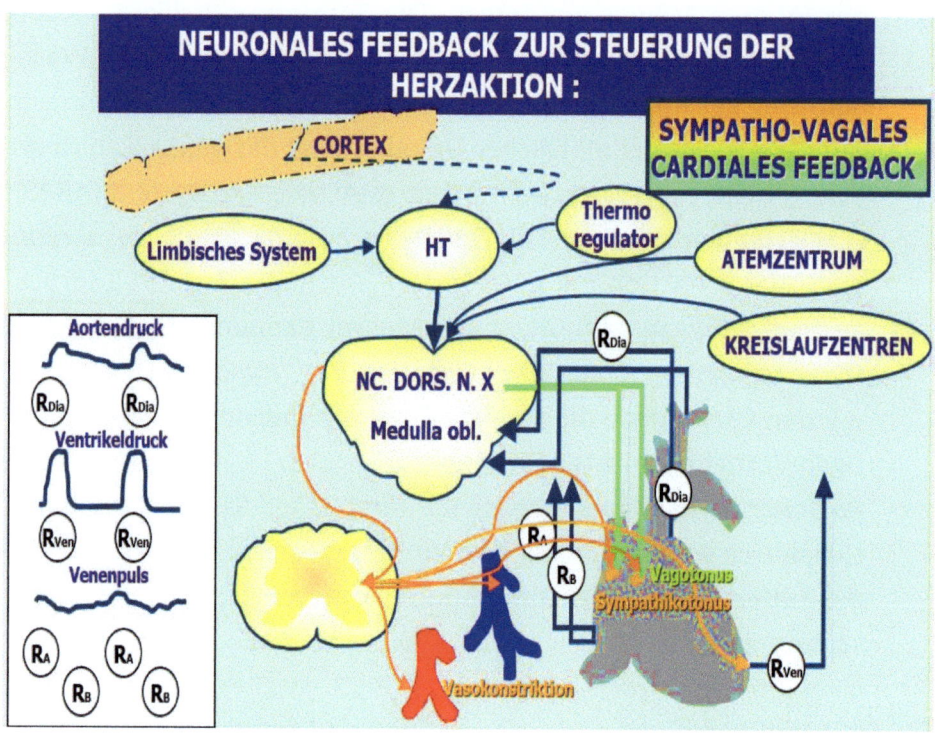

Abb.: Herz-Kreislaufregulation

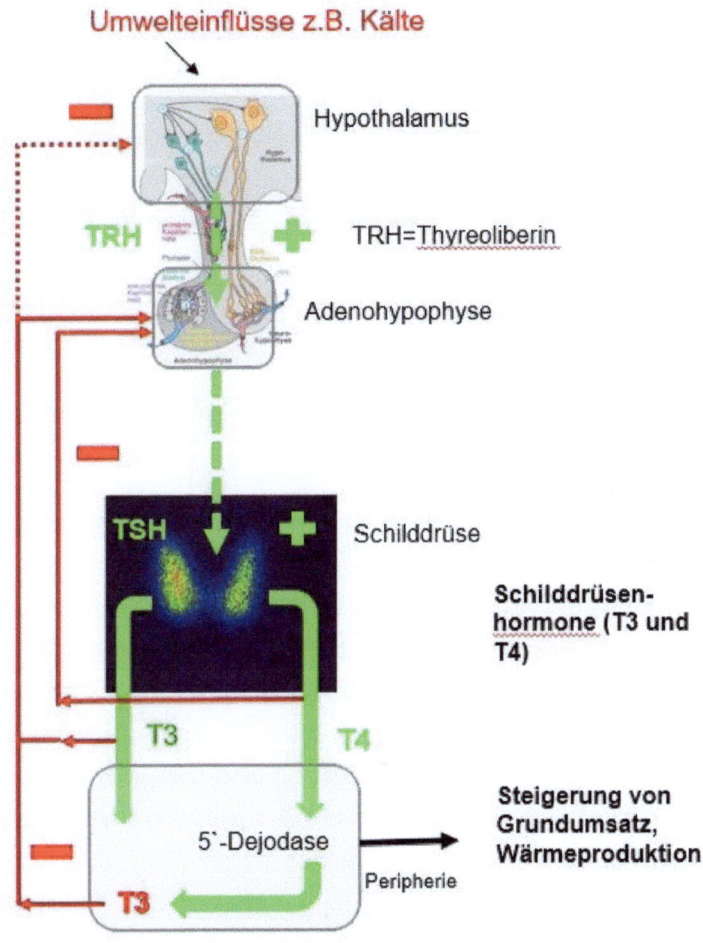

Abb.: Hypothalamus-Hypophyse-Schilddrüsen-Achse

Vor allem in der Akupunkturliteratur hat sich der in den letzten Jahren der Begriff Funktionskreis" eingebürgert. Ausgangspunkt ist die praktische Erfahrung von Akupunkteuren, dass mit Akupunktur nie ausschließlich ein Organ erreicht und behandelt werden kann. Immer bezieht sich die

Wirkung auf eine Region. Da aber die Akupunkturmeridiane nach inneren Organen bezeichnet sind, entstehen dadurch Missverständnisse und Fehlinterpretationen.

Lang andauernder Stress verursacht nach *Selye* (1956) klassischerweise eine Stressreaktion in Form einer charakteristischen Abfolge von drei Stadien. Dieses Stressmodel wird als das *allgemeine Adaptationssyndrom* bezeichnet.

Adaptationssyndrom (*Selye*)

Alarmreaktion

Die Alarmreaktion ist eine Folge der Zerstörung des inneren Gleichgewichts, dem der Körper durch Anpassung (Adaptation), d.h. durch Aktivierung des Sympathikus entgegenwirken will. Infolge davon kommt es zu einer Aktivierung des Nebennierenmarkes (NNM). Dabei werden vermehrt die Hormone Adrenalin, Noradrenalin, sowie die Stresshormone Cortisol und Corticosteron ausgeschüttet. Das steigert die Herzfrequenz, erhöht den Blutzuckerwert, die Atmung und den Blutdruck außerdem ist ein Anstieg der freien Fettsäuren und der Magensäurekonzentration zu beobachten. Die Folgen sind eine verbesserte Muskeldurchblutung, bessere Belüftung der Lungen, ein Sauerstoffanstieg im Gehirn aber auch eine Verengung der Blutgefäße, Verlangsamung der Magen-, Darm- und Blasentätigkeit, geringerer Speichelfluss und zusammenziehen der Hautgefäße. Ist dieser Zustand länger anhaltend, wird der Kohlehydrat- und Fettstoffwechsel beeinflusst und es entsteht ein hoher Blutzuckerspiegel und eine Übersäuerung des Blutes. Insgesamt wird die Durchblutung von Herz, Hirn und Muskeln verbessert, der Sauerstofftransport erhöht und es tritt eine Änderung der Hirnwellentätigkeit ein.

Widerstandsphase

Ist der Stresszustand langanhaltend, ist der Körper bemüht eine Gegen-reaktion zu starten, um die Alarmreaktionen abzuschwächen. Dafür ist der Parasympathikus zuständig. Er sorgt unter anderem für ein zusam-menziehen der Bronchien, vermehrten Speichelfluss sowie für Anregung der Magen-, Darm-, und Blasentätigkeit.

Allerdings bleibt die Adrenalin-, Noradrenalin- und Cortisolausschüttung hoch. Somit wird die Schilddrüsenfunktion geschwächt, die Fortpflan-zungsorgane werden in Mitleidenschaft gezogen, außerdem werden entzündliche Prozesse gefördert.

Erschöpfungsphase

Durch die hohe Ausschüttung energierelevanter Stoffe, kommt es zu Energiebereitstellungsproblemen. Die Möglichkeiten der Anpassung geht verloren, die Funktion des Immunsystems und der Geschlechtsdrü-sen wird beeinträchtigt, der Appetit ist gestört und Fortpflanzungs- und Wachstumsprozesse funktionieren nicht mehr. Langzeitfolgen sind z.T. schwere Erkrankungen wie: Hypertonie, Herz-, Kreislauf- und Nierenerkrankungen, Stoffwechselstörungen, Allergien und Entzündungskrankheiten.

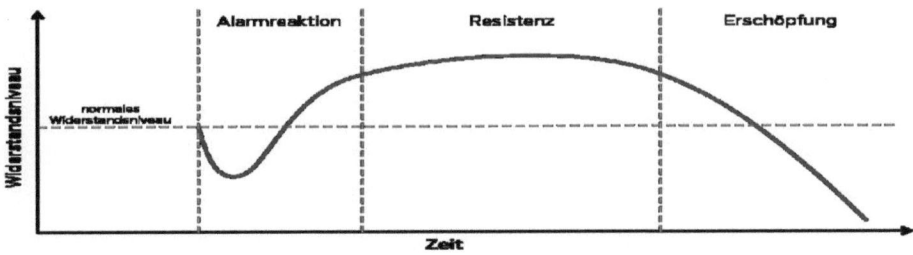

Abb.: Stressreaktion | eigene Darstellung modifiziert nach Selye 1956

Information

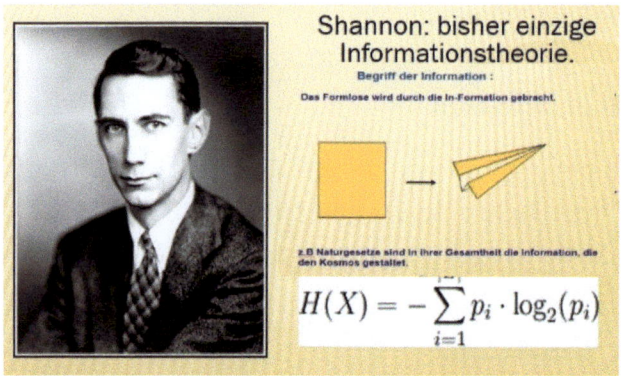

Shannon: bisher einzige Informationstheorie.

Begriff der Information :

Das Formlose wird durch die In-Formation gebracht.

z.B Naturgesetze sind in ihrer Gesamtheit die Information, die den Kosmos gestaltet.

$$H(X) = -\sum_{i=1}^{i=1} p_i \cdot \log_2(p_i)$$

Obwohl das Wort „Information" in aller Munde ist und wir angeblich in einem „Informationszeitalter" leben, gibt es wahrscheinlich niemanden auf dieser Welt, der wirklich weiß, was Information eigentlich ist.

Der amerikanische Mathematiker und Begründer der „Informationstheorie", *Claude Elwood Shannon* (1916–2001) definierte Information als den „Grad des Überraschens". Ein weiterer amerikanischer Mathematiker und Mitbegründer der „Informationstheorie", *Norbert Wiener* (1894 – 1964) sagte: „Information ist weder Materie noch Energie. Information ist Information." Beide Definitionen geben leider keine eindeutige Erklärung zum Wesen der Information. Tatsache ist, dass Information noch begrifflich unfassbarer ist als die Energie und das Vakuum.

Aus der Telekommunikation weiß man, dass elektromagnetische Wellen als *Informationsvektoren* verwendet werden können. Dazu wird eine *Trägerwelle* aus einem, je nach Sender- und Empfängersystem gewählten Frequenzbereich, verwendet. Diese Trägerwelle wird zur Abbildung der Information, die man übertragen will, in bestimmter Art *moduliert* d.h. ihre Frequenz und Amplitude wird geringfügig vergrößert bzw. verringert (*Frequenz- und Amplitudenmodulation*). Ein auf die Trägerwelle abgestimmtes Gerät kann dann diese Modulation wahrnehmen und durch

Dekodierung, die in ihr enthaltene Information empfangen. In der postalischen Informationsübertragung findet der Absender den richtigen Empfänger durch die auf den Briefumschlag geschriebene Adresse. Bei Lebewesen ist die Adresse durch spezielle chemische Codes auf Makromoleküle wie Antikörper, Hormone und Rezeptoren der Zellmembran geschrieben. In der verkabelten Telekommunikation ist der Absender mit dem Empfänger fest verdrahtet, in lebenden Systemen sind Nervenfasern die „Kabel".

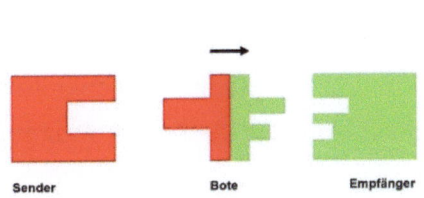
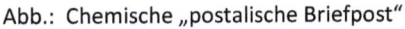

Abb.: Chemische „postalische Briefpost"

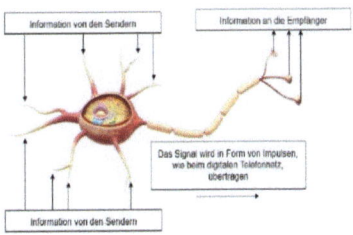

Abb.: verkabelte „Telefonkommunikation"

Wie erreicht aber ein Absender seinen Empfänger bei der drahtlosen Kommunikation? Das Geheimnis, dass sich der Absender und sein Empfänger finden, liegt in der Ähnlichkeit oder Gleichheit der Eigenfrequenzen. Übrigens hat auch das Ähnlichkeitsgesetz der Homöopathie viel mit dem Resonanzeffekt der Wellen zu tun. Bei der Kommunikation mit Schallwellen kann man erkennen, dass die Grundvoraussetzung, damit die eine Stimmgabel Energie, nämlich die Trägerwelle, zur anderen Stimmgabel senden kann, darin besteht, dass sich beide Stimmgabeln genau gleichen d.h. die gleiche Eigenfrequenz besitzen. Das Prinzip der Kommunikation mit elektromagnetischen Wellen ist das gleiche. Obwohl Sender und Empfänger äußerlich ganz unterschiedlich aussehen können, müssen sie, um miteinander kommunizieren zu können, dasselbe „Maschinenherz" nämlich einen oszillierenden Schaltkreis mit absolut identer Eigenfrequenz besitzen. Physikalisch ausgedrückt ist eine Stimmgabel ein mechanischer Oszillator, der nach einem ähnlichen Prinzip wie der oszillierende Schaltkreis, der ebenfalls Oszillator ist, arbeitet. Sowohl die Kommunikation zwischen zwei mechanischen wie auch die Kommunikation zwischen zwei elektromagnetischen Oszillatoren zeigt, dass die notwendige Voraussetzung, damit Sender und Empfänger einander finden, die Gleichheit der Eigenfrequenz ihrer Oszillatoren ist. Tatsächlich ist die „identische Eigenfrequenz" die Vorbedingung des Resonanzeffektes und der Schlüssel zur drahtlosen Kommunikation. Die aktuellen Möglichkeiten der drahtlosen Kommunikation, so beeindruckend sie auch sein mögen, sind nur der erste kleine Teil in der Nutzung dieser Kommunikationsform. Bisher benutzen unsere Kommunikationsgeräte eine einzige Frequenz zur Übertragung. Diese Übertragungsform wird deshalb auch „Einfachresonanz-Kommunikation". Tatsächlich kann unser Körper und können viele Organismen mittels Mehrfachresonanz viel mehr vollbringen als unsere moderne Technik. Manches Wunder in der alternativen Medizin, das jenseits der molekularbiologischen Grenze liegt, könnte eine Folge der Mehrfachresonanz-Kommunikation sein. Es könnte sich in dieser Mehrfachresonanz ein möglicher Wirkungsmechanismus verbergen.

Cyril Smith (Physiker, London/UK) meint zum Beispiel, dass es viele winzige „Kohärenzzonen" im Wasser gibt. In diesen winzigen Kohärenzzonen kann die Information aus dem homöopathischen Mittel in Form von extrem kleinen stehenden Wellen gespeichert werden. In gewisser Weise ist so eine winzige Kohärenzregion wie eine Stimmgabel, die Energie einer anderen Stimmgabel mit gleicher Eigenfrequenz aufnehmen kann. Die andere Stimmgabel ist in diesem Beispiel die fehlerhafte (krankmachende) Information im Körper des Patienten. Das homöopathische Mittel kann also dem Patienten die fehlerhafte Information entziehen. In diesem Beispiel ist zwischen den beiden Stimmgabeln eine schlichte Einfachresonanz-Kommunikation, zwischen dem homöopathischen Mittel und dem Patienten ist eine äußerst komplizierte Mehrfachresonanz-Kommunikation.

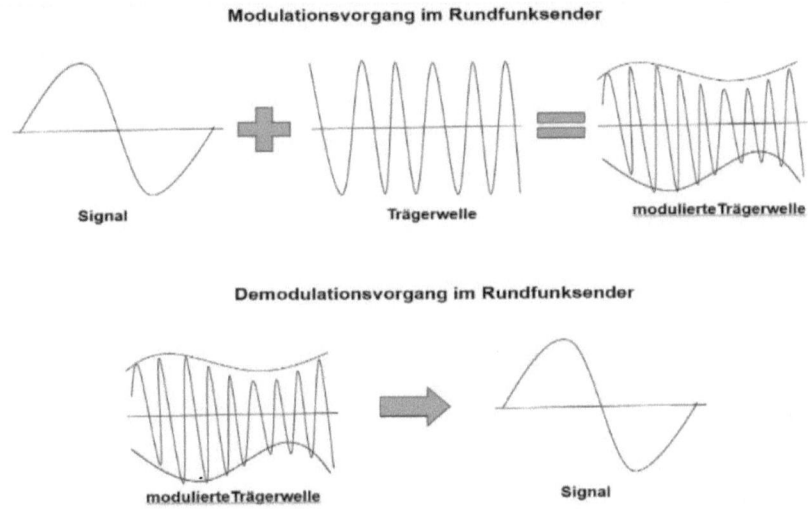

In den von *Cyril Smith* erwähnten winzigen Kohärenzregionen des Wassers gibt es viele, fast unendlich viele winzige Oszillatoren, um Schwingungsinformationen zu speichern. Deshalb können auch sehr komplizierte Informationen mithilfe dieser vielen winzigen Oszillatoren im Wasser gespeichert werden.

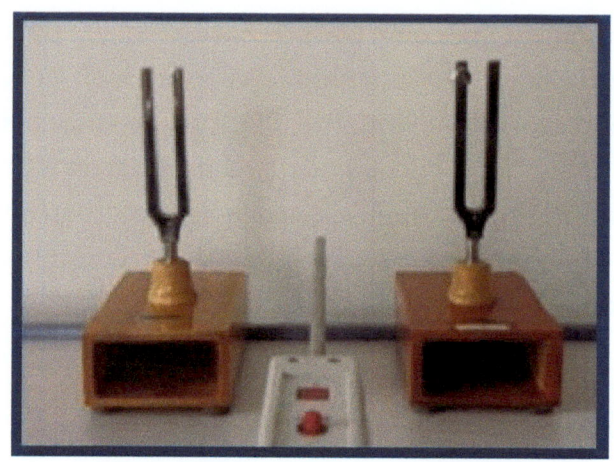

Abb.: Stimmgabeln mit gleicher Eigenfrequenz

Weil die Schwingungsamplituden dieser kleinen „Stimmgabeln" sehr gering sind, ist die Verfallsgeschwindigkeit so gering, dass die homöopathischen Mittel jahrelang bei Raumtemperatur gelagert werden können. Bei Temperaturen über 70°C würden die winzigen Kohärenzregionen allerdings zerstört werden und die homöopathischen Arzneien ihre Wirkung verlieren.

In der Regulationsmedizin ist Information jede interne und externe Zustandsänderung. Führt sie zur Reaktion wird sie Reiz bezeichnet. Es gibt Reize, die nur durch die Vermittlung von Rezeptoren wirken und Reize, die lebende Substanzen direkt verändern. Die reizbedingte lokale Erregung wird nach Transformation zentripetal weitergeleitet und führt zur bewussten Wahrnehmung, zu vegetativen Reaktionen oder motorische Reaktion (z.B. Reflex). Umweltreize können ohne eine sinnliche Wahrnehmung auszulösen neuronale, humorale oder matrikale Regelvorgänge verändern. Biologische Organismen können als Systeme verstanden werden, die die Informationsdichte gegenüber der Umwelt verändern und strukturieren können.

Dabei ist oft weniger die energetische Stärke eines Signals als sein Informationsgehalt für seine Wirkung maßgeblich. Information kann auf vielerlei Wegen übermittelt werden, aber im technischen Bereich denkt man meist an ein Signal, das durch elektrische Ströme oder elektromagnetische Wellen transportiert wird. Im Organismus gibt es zahlreiche Strukturen, die gewisse Teile des elektromagnetischen Spektrums bevorzugen oder unterdrücken dürften. Sowohl die Zellen als auch größere Einheiten (Gewebe) heben sich in ihren elektrischen und/oder magnetischen Eigenschaften von ihrer Umgebung ab. Daher sind Resonanzphänomene bei bestimmten Wellenlängen entsprechend der jeweiligen Objektgröße zu erwarten. Für die kurzwelligen Photonen des sichtbaren Lichts bedarf es aber Mechanismen auf der atomaren bzw. molekularen Ebene, um selektiv zu wirken. Ein dazu oft genanntes Beispiel aus der Physik ist der Laser: Durch Energiezufuhr von außen befinden sich viele Elektronen der Atome in einem energetisch angeregten, metastabilen Zustand weitab vom thermodynamischen Gleichgewicht. Hat ein einziges Photon (Lichtquant) die geeignete Wellenlänge, so genügt dessen Anregung, ein Elektron in seinen Grundzustand zurückfallen zu lassen, wobei zusätzlich ein Photon derselben Wellenlänge ausgesendet wird. Danach stehen beide Photonen zur Anregung weiterer Emissionsvorgänge zur Verfügung. Die passende Frequenz wird hier also mittels einer Kaskade millionenfach und mehr verstärkt, während eine andere kaum Auswirkungen auf das System hat. Es ist anzunehmen, dass es im Körper ähnliche Mechanismen zur Informationsfilterung und -verstärkung auf elektromagnetischer Ebene gibt. Dies legt auch die von *Popp* und anderen wiederentdeckte Theorie der Biophotonen nahe, nach der Lichtquanten der Informationsübertragung auf zellulärer Ebene dienen. Auch unsere Sinne leisten ja oft eine erstaunliche und teilweise noch unverstandene Informationsverarbeitung – wie z.B. das Verstehen eines leisen Gesprächs, das eigentlich im lauten Hintergrundlärm untergehen müsste.

Seele als Kommunikator

Psychosomatose

Wenn die Seele als Regulationssystem überlastet ist, wird ihre Energie als zerstörerische Kraft an die Materie weitergeleitet. Diese klinisch verifizierte Informationswirkung ist zwar schon seit langem bekannt, hat aber trotzdem noch nicht die gebührende Beachtung gefunden. Bei einer *Psychosomatose* handelt es sich um eine *Organerkrankung, die durch psychische Konflikte ausgelöst wird*. Emotionale Belastung und starker Stress sind die Hauptauslöser der *Psychosomatose*. So führen Ängste, Depressionen oder Gewissensbisse zu einer Dauerbelastung, mit der der Betroffene auf längere Sicht nicht umgehen kann. Dies resultiert letztendlich in organischen Manifestationen. Basierend auf psychischen Konflikten entwickeln sich organische Erkrankungen mit den entsprechenden Symptomen, wobei der Betroffene selbst meistens keinen Zusammenhang zwischen der seelischen Belastung und der Krankheit herstellen kann. So können folgende Erkrankungen, abhängig von der allgemeinen Diagnostik, eine *Psychosomatose* darstellen:

- Psychogene Darmstörung, Morbus Crohn, Colitis ulcerosa
- Asthma bronchiale
- Hypertonie

- Hauteffloreszenzen zum Beispiel im Rahmen einer Neurodermitis
- Anorexia nervosa, Bulimie
- Kopfschmerzen, Migräne

Abzugrenzen ist dieses Krankheitsbild von der *somatoformen Störung* (*psychosomatisches Syndrom*), bei der <u>*körperliche Beschwerden auftreten, für die keine organischen Ursachen gefunden werden können*</u>.

Die *Psychosomatose* ist u.a. durch einen Kohärenzverlust der regulativen Steuersysteme gekennzeichnet. Mit modernen nicht-invasiven Echtzeit-Diagnose-Systemen (wie z.B. **B.E.A.Tbiomonitor®**, **B.E.A.Tsource®**) kann diese spezifische Funktionsstörung aufgespürt und eine geeignete Therapie frühzeitig eingeleitet werden.

Emotionale Intelligenz

Die Erfolge der westlichen Medizin bei akuten Krankheiten wie Lungenentzündung, Blinddarmentzündung und Knochenbrüchen sind unerreicht. Doch bei der Behandlung chronischer Krankheiten, einschließlich Angstzuständen und Depressionen ist sie alles andere als annähernd so erfolgreich.

Die Bedeutung der anpassungs- und stressassoziierten seelischen Störungen in der westlichen Gesellschaft – darunter Depressionen und Angstzustände – ist allgemein bekannt. Klinische Untersuchungen legen den Schluss nahe, dass hinter 50 bis 75 Prozent aller Arztbesuche vor allem Stress steht und dieser auch auf die Sterblichkeit einen größeren Risikofaktor darstellt als Rauchen. Während diese Probleme stetig zunehmen setzt die traditionelle medizinische Behandlung von

Gefühlsstörungen auf Psychotherapie einerseits und die Verschreibung von Medikamenten andererseits. Der Reflex vieler Ärzte bei psychischen Problemen zum Rezeptblock zu greifen ist im Ansteigen. Leider sind die gebräuchlichen Psychopharmaka, auch die wirksamsten, keine Allheilmittel und können auch teilweise erhebliche Nebenwirkungen verursachen.

Aktuell entsteht weltweit eine Medizin der Emotionen. Ihre Grundprinzipien lassen sich wie folgt zusammenfassen:

- Im Inneren des Gehirns befindet sich ein emotionales Gehirn, quasi ein »Gehirn im Gehirn«. Es verfügt über eine andere Struktur, eine andere Zellanordnung und selbst seine biochemischen Eigenschaften unterscheiden sich von denen des am höchsten »entwickelten« Bereich des Gehirns, der Großhirnrinde (*Neocortex*), in der die Sprache und das Denken angesiedelt sind. Das emotionale Gehirn agiert oft unabhängig vom *Neocortex*. Sprache und Wahrnehmung haben einen nur sehr begrenzten Einfluss darauf. Gefühlen kann man nicht befehlen stärker zu werden oder zu verschwinden, so wie man seinem Verstand befehlen kann zu sprechen oder still zu sein.

- Das emotionale Gehirn kontrolliert seinerseits alles, was das psychische Wohlbefinden regelt, sowie einen Großteil der Körperphysiologie wie Herzfunktion, Blutdruck, Hormone, das Verdauungs- und sogar das Immunsystem.

- Probleme, die das Gefühlsleben betreffen, sind die Folge von Funktionsstörungen des emotionalen Gehirns, von denen viele ihren Ursprung in schmerzlichen Erlebnissen der Vergangenheit haben. Diese Gedankenmuster beziehen in keiner Weise auf die

Gegenwart, haben sich dem emotionalen Gehirn jedoch unauslöschlich eingeprägt. Diese Erlebnisse kontrollieren oft weiterhin unser Empfinden und Verhalten.

- Aufgabe des Psychotherapeuten ist es, das emotionale Gehirn auf eine Weise »umzuprogrammieren«, dass es sich an die Gegenwart anpasst, anstatt auf Situationen der Vergangenheit zu reagieren. Zu diesem Zweck ist es oft besser körperorientierte Methoden anzuwenden, als sich auf die Sprache und die Vernunft zu verlassen, für die es kaum empfänglich ist.

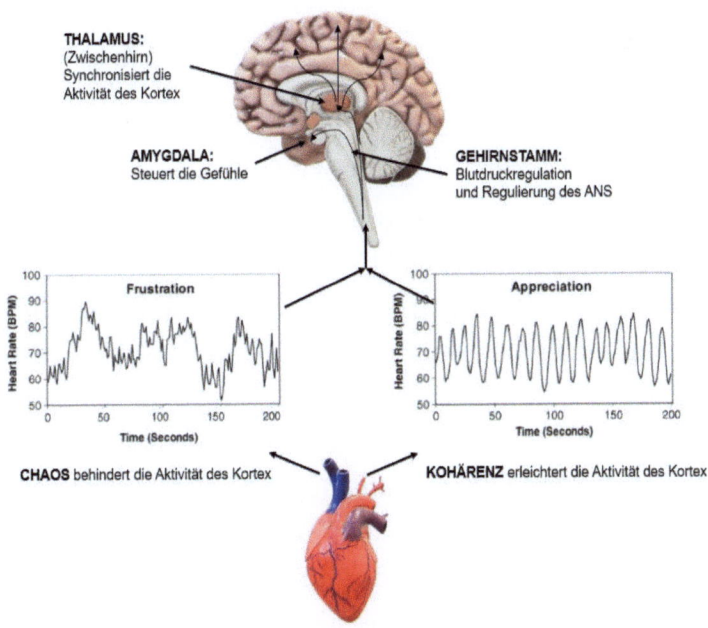

Abb. Das Herz unterstützt die Regulationsdynamik des Hirns. Diese Eigenschaft wird beim Herzkohärenztraining gefördert.

- Das emotionale Gehirn verfügt über natürliche Mechanismen der Selbstheilung: die angeborene Fähigkeit wieder zu Harmonie und Wohlbehagen zu finden. Diese sind mit anderen Selbstheilungsmechanismen des Körpers wie etwa der Narbenbildung oder der Überwindung einer Entzündung vergleichbar.

Sinnvolle Behandlungsmethoden richten ihre Wirkung direkt auf das emotionale Hirn wie zum Beispiel *EMDR* (*Eye Movement Desensitization and Reprocessing*) *Traumatherapie, Herzkohärenztraining* oder/und die *Homöoresonanz-Therapie*.

Fraktale, Nichtlinearität und Komplexität

Mandelbrot und andere stellten die Ähnlichkeit vieler natürlicher Formen mit den neu entdeckten Strukturen der fraktalen Geometrie fest. Auch im Organismus gehorchen Wachstum und Form vieler Systeme eher fraktalen Mustern; etwa die Verzweigungen von Gefäß- und Nervensystem oder die baumartige Struktur von den Bronchien bis zu den Lungenbläschen. In der Physik werden Entstehung und Entwicklung solcher Muster u.a. in der nichtlinearen Dynamik („Chaostheorie") untersucht. Auch nichtlineare Systeme, bei denen Quanteneffekte keine Rolle spielen, zeigen oft überraschende Eigenschaften wie etwa eine prinzipielle Unvorhersagbarkeit. Eine minimal unterschiedliche Ursache kann nach einiger Zeit zu völlig anderen Auswirkungen führen; bekannt wurde die Aussage, auch ein Schmetterlingsflügel könne einen Wirbelsturm auslösen. Bereits einfach aufgebaute Systeme zeigen außerdem erstaunlich komplexes Verhalten. Gerade diese Komplexität führt bei vielen Systemen zu einer Entstehung und Stabilisierung von Strukturen. Ändert man die Randbedingungen eines solchen Systems (man spricht hier von Kontrollparametern"), treten bei bestimmten kritischen Punkten qualitativ neue Muster auf. Auch der Körper macht sich solche Mechanismen zunutze, da wohl viele Teilsysteme nahe bei diesen kritischen Punkten operieren. So wird eine Anpassung des Organismus auf Umwelteinflüsse und Veränderungen des inneren Milieus mit minimalen Änderungen der Kontrollparameter (=Energieeinsatz) erreicht. Die vielfältigen Wechselwirkungen eines solchen vernetzten Regelwerks lassen keine genaue Untersuchung der einzelnen Ursache-Wirkungs-Ketten mehr zu und sind daher einer klassischen reduktionistischen Analyse nur ungenügend zugänglich. Vielmehr zeigt das System als Ganzes ein neues charakteristisches Verhalten, zu dem auch die Reaktionen auf Störungen von außen gehören.

Auch die *Fibonacci-Skalierung** mit dem *Goldenen Schnitt (Phi = 1,618...)* als Grenzwert scheint für die Stabilität von Körperstrukturen und -funktionen eine große Bedeutung zu haben. Aufbauend auf Arbeiten von *West* und *Goldberger* zum „fraktalen Fibonacci Lungenbaum" folgern *Briggs* und *Peat*, dass „der Körper eine Vernetzung von lauter selbstähnlichen Systemen wie den Lungen, den Gefäßsystemen, dem Nervensystem" ist.

Es kann deshalb auch die These aufgestellt werden, dass die Struktur des aktiven Gefäßsystems im Optimum mit ausreichender Näherung nach einer Fibonacci-Skala modelliert werden kann und hierbei der irrationalen Zahl 1,618 ...   einschließlich der Zusammenhänge im Sinne einer (Natur-)Konstanten eine dominierende Bedeutung zukommt.

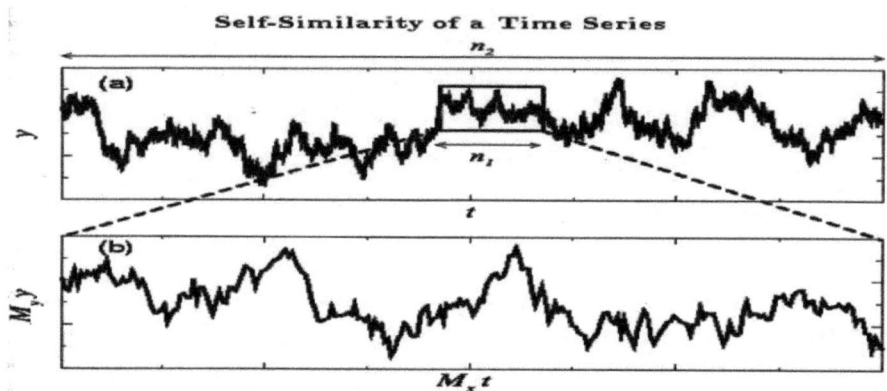

Abb.: Auch Zeitreihen von Herzaktionen enthalten selbstähnliche fraktale Strukturen (Peng et alt.)

So ist vom „fraktalen Lungenbaum" bekannt, dass die Längenverhältnisse in den ersten sieben Generationen der Bronchialröhren in der menschlichen Lunge der *Fibonacci Skala* folgen, die Durchmesser dieser Röhren sogar bis zu zehn Generationen. Danach tritt eine Änderung dieser Skalierung auf, um eine größere Effizienz in der Lunge zu erzielen.

Es ist bereits seit 1960 bekannt, dass zwischen Puls- und Atemrhythmus „koordinative Beziehungen" mit einem Norm-Frequenz-Verhältnis von 4:1 bestehen und Abweichungen von der Norm nach beiden Richtungen hin bestimmten Funktionsabweichungen im Herz-Kreislauf-System zugeordnet sind (*Hildebrandt*).

Es gibt außerdem ernstzunehmende Hinweise, dass der Atemrhythmus des Menschen gleichfalls „koordinative Beziehungen" zum 10-Sekunden-Rhythmus des Blutdruckes, der Traube-Hering-Wellen, besitzt. Mit den Normalwerten des Herz-Kreislaufsystems erhält man folgende mathematische Beziehungen:

$$\frac{\text{Herzfrequenz}}{\text{Atemfrequenz}} = \frac{1{,}17\dots 1{,}25 \text{ Hz}}{0{,}27\dots 0{,}30 \text{ Hz}} = 4{,}25 \ (Mittelwert) \ \approx 4{,}236 = (1{,}618)^3$$

$$\frac{\text{Atemfrequenz}}{\text{Blutdruckperiodik}} = \frac{0{,}27\dots 0{,}30 \text{ Hz}}{0{,}1 \text{ Hz}} = 2{,}85 \ (Mittelwert) \ \approx 2{,}618 = (1{,}618)^2$$

Diese im Jahr 2001 von *M. Krauß, D. Bilz, G. Grohmann* und *Ch. Posthoff* veröffentlichte wissenschaftliche Arbeit hält uns sehr deutlich vor Augen wie feingesponnen das Netz unserer Steuersysteme ist, in das wir nur allzu oft diagnostisch wie auch therapeutisch sehr brachial eingreifen.

* Leonardo Pisano Fibonacci *(um 1170 – um 1250)*

Er wurde um 1170 als Leonardo Pisano in Pisa geboren. Bekannter ist er unter dem Namen Fibonacci, was eigentlich nur so viel wie „Sohn des Bonacci" bedeutet. Wahrscheinlich ist dieser Name jedoch eine spätere Erfindung. Zur Mathematik gelangte er über das kaufmännische Rechnen (sein Vater war Notar für Pisaner Kaufleute). Schon bald interessierte sich Fibonacci für Mathematik, die weit über die kaufmännischen Anwendungen hinausging.

Auf Handelsreisen nach Nordafrika hatte er Gelegenheit, von muslimischen Gelehrten die neuesten mathematischen Errungenschaften zu erfahren und sich auch mit dem aus Asien stammenden indoarabischen Zahlensystem vertraut zu machen. Sofort erkannte er die gewaltigen Vorteile dieses Systems gegenüber den römischen Zahlen. Fibonacci schrieb Abhandlungen über Geometrie, Algebra und Zahlentheorie, sein berühmtestes Werk dreht sich jedoch um das Rechnen. Dieses 1202 erschienene Buch

Liber Abaci („Buch des Abakus") trägt einen irreführenden Titel, der viel-
leicht absichtlich ironisch gemeint ist. Denn tatsächlich geht es weniger um
den Abakus, stattdessen werden die Vorzüge der arabischen Ziffern gegen-
über den alten römischen, die zu jener Zeit in Italien dominierten, hervor-
gehoben. (Aus „Der goldene Schnitt"; Fernando Corbalan)

Genetik und Epigenetik

Viele Wissenschaftler und mit ihnen der Rest der Welt glaubten, als am 26. Juni 2000 der damalige US-Präsident Bill Clinton das erste entzifferte Human-Genom präsentierte, dass man nun mit dem Wissen um das genetische Alphabet Krankheiten wie Alzheimer, Diabetes, Krebs etc. besser verstehen und damit in überblickbarer Zeit auch heilen könne. Doch schon bald darauf machte sich Ernüchterung breit: Man hatte nun einen Text mit rund drei Milliarden Buchstaben-Paaren aus den vier Lettern A, C, G und T. Doch wirklich entschlüsselt wurden die Geheimnisse des menschlichen Bauplans nicht. Inzwischen ist klar: Gene steuern nicht nur, sondern sie werden auch gesteuert.

Der DNA-Faden ist wie eine Strickleiter aufgebaut. Das Rückgrat der Leiter besteht aus einem Zucker, der *Desoxyribose*, verbunden im Wechsel mit *Phosphat*. Die Sprossen dieser Leiter werden von vier organischen Basen gebildet: *Adenin (A)* und *Thymin (T)*, *Cytosin (C)* und *Guanin (G)*. A bindet sich mit T, C bindet sich mit G. Eine andere Kombination ist nicht möglich. Die Strickleiter ist um die eigene Achse schraubenförmig gedreht - das erhöht die Stabilität. Das Fachwort für diese Schraube ist Helix. Im Fall der DNA liegt eine Doppelhelix vor. Der Durchmesser einer Helix beträgt etwa zwei Nanometer, das sind zwei Billionstel Meter!

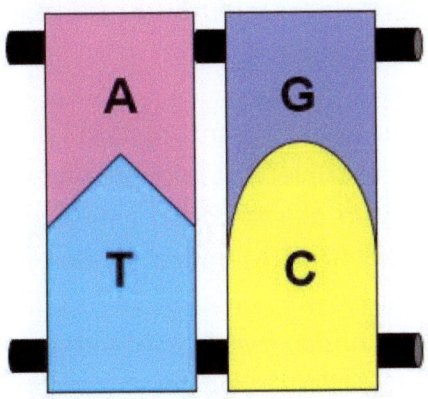

Abb.: A,T,G,C sind die Buchstaben des genetischen Code

In der genetischen Information der DNA sind keine direkten Informationen über Merkmale, sondern Informationen für die Bildung von Proteinen. Proteine sind an der Ausbildung von Merkmalen direkt beteiligt und mit Werkzeugen vergleichbar. Sie sind als Enzyme an sämtlichen chemischen Umsetzungen beteiligt und transportieren Stoffe im Körper, geben Zellen Form und Struktur, bekämpfen Fremdkörper, sind als Muskelproteine aktiv oder wirken an der Gedächtnisbildung im Gehirn mit. Proteine bestehen aus Aminosäuren und unterscheiden sich in der Anzahl und Anordnung der zwanzig verschiedenen Aminosäuren. Einen Abschnitt auf der DNA, der die Informationen für die Bildung eines Proteins enthält bezeichnet man als Gen. Die Chromosomen des Menschen enthalten etwa 25.000 Gene. Die Proteinbiosynthese beginnt mit der Transkription, also dem Umschreiben von DNA in mRNA. Die DNA hat besondere Abschnitte, die den Startpunkt von Genen markieren. Den Strang, der ausgelesen wird, nennt man *codogenen Strang*. Er enthält die Erbinformation, die in ein Protein übersetzt wird. Jeweils drei aufeinanderfolgende Basen bilden die kleinste Einheit des genetischen Codes. Sie wird Basentriplett genannt.

Ein Basentriplett codiert eine Aminosäure. Die Basentripletts der DNA werden auch *Codogene* genannt.

Auf der mRNA besteht zu jedem Basentriplett auf der DNA, dem Codogen, ein komplementäres Basentriplett, das *Codon*. An einer bestimmten Stelle des Ribosoms kann sich an dieses *Codon* eine andere Ribonukleinsäure binden. Diese *Transfer-RNA* (tRNA) besitzt an einem Ende eine Bindungsstelle für eine Aminosäure. Am anderen Ende befindet sich ein Basentriplett, das sogenannte *Anticodon*. Es gibt verschiedene tRNAs, die jeweils durch ein spezifisches *Anticodon* gekennzeichnet sind.

Das Genom des Menschen, also alle rund 25.000 Gene, erklärt noch nicht, warum der eine Alzheimer bekommt und der andere schlecht mit Stress umgehen kann, warum zwei Menschen das gleiche Krebs-Gen haben, aber nur einer von ihnen auch Krebs bekommt. Erklären lässt sich das jedoch mit der Epigenetik, einem aufstrebenden Forschungszweig der Biologie.

Der Begriff ist zusammengesetzt aus den Wörtern Genetik und Epigenese, also der Entwicklung eines Lebewesens. Epigenetik gilt als das Bindeglied zwischen Umwelteinflüssen und Genen: Sie bestimmt mit, unter welchen Umständen welches Gen angeschaltet wird und wann es wieder stumm wird. Experten sprechen hier von Genregulation. Während das Human-Genom-Projekt die Schlagzeilen füllte, hob eine Gruppe von Wissenschaftlern einen neuen und revolutionären Forschungsbereich der Biologie aus der Taufe, die Epigenetik. Die Wissenschaft der Epigenetik verändert unser Verständnis davon, wie das Leben gesteuert wird, von Grund auf. In den letzten zehn Jahren hat die Epigenetik festgestellt, dass die DNA in unseren Genen zum Zeitpunkt der Geburt noch nicht vollständig festgelegt ist. Gene bestimmen also nicht unser Schicksal! Umwelteinflüsse, Ernährung, Stress und Gefühle, können unsere Gene verändern, ohne aber die grundlegende Zusammensetzung in Frage zu stellen. Zudem wurde auch festgestellt, dass diese Modifizierungen ebenso an die Nachkommen weitergegeben werden können, wie es bei der DNA über die Doppelhelix der Fall ist.

Die primäre Information, die einen Menschen ausmacht, ist zwar natürlich die Gen-Sequenz, sonst wären eineiige Zwillinge nicht genetisch ident und sich äußerlich so ähnlich. Doch epigenetische Veränderungen sorgen dafür, dass nur ein Zwilling anfälliger für beispielsweise Diabetes wird. Eine Studie an Zwillingspaaren im Alter von drei bis 74 Jahren, die von spanischen Wissenschaftlern publiziert wurde zeigte eindeutig, dass sich die jüngsten Zwillinge in ihrem genetischen Code kaum – die ältesten jedoch immens unterschieden. Offenbar bewirken die unterschiedlichen Ereignisse, die im Laufe ihres Lebens auf sie einwirken, dass sich auch ihre epigenetischen Codes mitunter in verschiedene Richtungen entwickeln.

Biologische Rhythmik

Elementare Körperfunktionen wie Blutdruck, Pulsfrequenz oder Hormonspiegel sind durcheinen zirkadianen Rhythmus mit charakteristischem Maximum (Akrophase) gekennzeichnet. Für die meisten Funktionen und sportlichen Leistungen findet sich ein Maximum in den Abendstunden. Die Mittagszeit scheint generell im Hinblick auf die biologische Leistungsreserve eher ungünstig.

Unser Organismus wird, solange wir leben, von Rhythmen bestimmt, von Rhythmen im Millisekundentakt, wie den Nervenimpulsen, bis hin zu längerfristigen Rhythmen, wie dem Schlaf/Wach-Rhythmus. Während die hochfrequenten Rhythmen in keinem unmittelbaren Zusammenhang mit periodischen Vorgängen in der Umwelt stehen, stimmen die niederfrequenten Rhythmen mit Zyklen der Umwelt (wie Tageszeit, Gezeiten, Mondphasen, Jahreszeiten) - zumindest bei einigen Lebewesen - überein.

Circadiane (Rhythmen, die etwa dem Tagesrhythmus entsprechen) sind bei allen Lebewesen bis zum Menschen hin nachgewiesen worden. Sie gehören zur biologischen Ausstattung des Organismus. Eine entscheidende Rolle spielen dabei zentrale Schrittmacher ("innere Uhren"), die im *Nucleus suprachiasmaticus* (*SCN*) liegen, einem Hirnbereich direkt über der Kreuzung der Sehnerven (*Chiasma optica*).

Diese Rhythmen haben den Charakter von "inneren Uhren", die vom Organismus zur Zeitsteuerung genutzt werden. Unter natürlichen Bedingungen werden sie durch periodische Signale der Umwelt (Zeitgeber) mit dem Umweltzyklus synchronisiert, an den sie angepasst sind. Circa-Rhythmen ermöglichen es dem Organismus, sich in die Zeitprogramme der Umwelt sinnvoll einzupassen. Bei Tieren und beim Menschen verlaufen viele Prozesse sowohl tages- wie jahresperiodisch (circadian, circannual). Circatidale und circalunale Rhythmen (Gezeiten- und Mondphasenrhythmen) findet man insbesondere bei Meereslebewesen.

Circadiane Uhren gewährleisten, dass die Vielzahl der in einem Organismus ablaufenden Prozesse zeitlich geordnet bleiben und dass der Organismus zu jeder Stunde des Tages auf die Anforderungen der nächstfolgenden Stunde vorbereitet ist. So wird beispielsweise noch im Schlaf durch das Ansteigen der Körpertemperatur und die Ausschüttung wichtiger Hormone auf den beim Erwachen erforderlichen Zustand umgeschaltet.

Rhythmus	Beispiele
Millisekundenrhythmus	Nervenimpulse
Sekundenrhythmus	Herzschlag, Atmung, Blutdruck
Minutenrhythmus	periphere Durchblutung
Ultradianrhythmus (Takt von einer bis zu mehreren Stunden)	Ablauf der Schlafstadien, Hormondrüsen
Circadianrhythmus (24-Stunden-Rhythmus)	Schlaf-/Wachrhythmus, Zellteilungsrhythmus, Stoffwechsel, Hormonhaushalt, Körpertemperatur
Infradianrhythmen (längere Rhythmen)	Regelzyklus der Frau
Circannualrhythmen (Jahresrhythmus)	jahreszeitliche Rhythmen

Neben der *vesalischen Anatomie* (*Andreas Vesalius*, italienischer Anatom 1514 – 1564) besitzen wir zusätzlich noch eine „Zeitanatomie", die über stabilisierende Rhythmen all unsere Anpassungsprozesse kontrolliert. *Pharmakokinetik* (das Verhalten eines Arzneistoffes im Körper) und *Pharmakodynamik* (die Wirkung eines Arzneistoffes) sind, so die Kernaussagen

der *Chronopharmakologie*, unter dem Aspekt der zeitlichen Strukturie-
rung des Organismus zu betrachten. Die praktische Anwendung der *Chronopharmakologie* hat deshalb bei vielen Medikamenten zu klaren Emp-
fehlungen geführt, wann der optimale Zeitpunkt der Einnahme ist.
Nachfolgend angeführt sind einige Beispiele:

Pharmakon	Indikation	Empfohlener Einnah-mezeitpunkt
Mequitazine	Allergie	Einmalgabe, abends
Cimetidin, Famotidin	Ulcusleiden	Einmalgabe, abends
Prednison, Predniso-lon	Asthma	2/3 der Dosis mor-gens, 1/3 der Dosis nachmittags
Noramidopyrin, Opi-ate	Schmerztherapie	morgens effektiver; Bedarf in der Nacht höher
Indomethazin (Retar-dform)	Rheumatische Erkran-kung	bessere Verträglich-keit am Abend; Ein-malgabe 12 Stunden vor dem Schmerzma-ximum
Acetylsalicylsäure		abendliche Gabe bes-ser verträglich

Hydrokortison	Morbus Addison	2/3 der Dosis am Morgen, 1/3 der Dosis am Abend
Adriamycin, Daxorubicin	Onkologie	bessere Toleranz und Wirkung um 6.00 Uhr
Propranolol	Angina pectoris	Einmalgabe gegen 8.00 Uhr
Diltiazem	Prinzmetal-Angina	morgentliche Gabe

Ähnlich wie bei der Medikamenten-Einnahme hat sich auch gezeigt, dass die Hepatitis-B-Impfung in ihrer Wirkung zeitabhängig ist. Am wirksamsten haben sich Impfungen am Nachmittag erwiesen. Kürzlich wurden im Auge sogenannte *circadiane Sehzellen* entdeckt. Diese sind ausschließlich für die Registrierung des Tag-/Nacht-Rhythmus, der einer unserer wichtigsten Taktgeber ist, verantwortlich. Durch Lichtreize wird tagsüber die Produktion von Serotonin, dem sogenannten „Glückshormon" und nachts dessen Umwandlung in Melatonin beeinflusst. Dieser für uns so wichtige Taktgeber wird durch unsere uneingeschränkte Mobilität und unseren Lebensstil einerseits wie auch durch die vor allem in Ballungszentren vorhandene „Lichtverschmutzung" massiv beeinträchtigt. Als eine Folge davon treten vermehrt stressassoziierte Erkrankungen und Störungen auf.

Welche Möglichkeiten die Natur zur Anpassung hat zeigt die Geschichte der Seescheiden. Der amerikanische Neurowissenschaftler *John O`Keefe* und das norwegische Forscherpaar *May-Britt* und *Edvard Moser* haben für ihre Forschung unter anderem auch an dieser Spezies 2014 den Nobelpreis für Medizin bekommen. Sie entdeckten sogenannte Koordinaten-Zellen, die eine Art Positionierungssystem im Gehirn bilden und die räumliche Orientierung erleichtern. *Place Cells* sind also so etwas wie ein von der Natur ins Gehirn eingebaute Navi. Bei den *Place Cells* geht es aber um noch viel mehr. Durch sie ist überhaupt erst ein menschliches Bewusstsein entstanden. Ohne die *Place Cells* hätten wir überhaupt kein Gehirn.

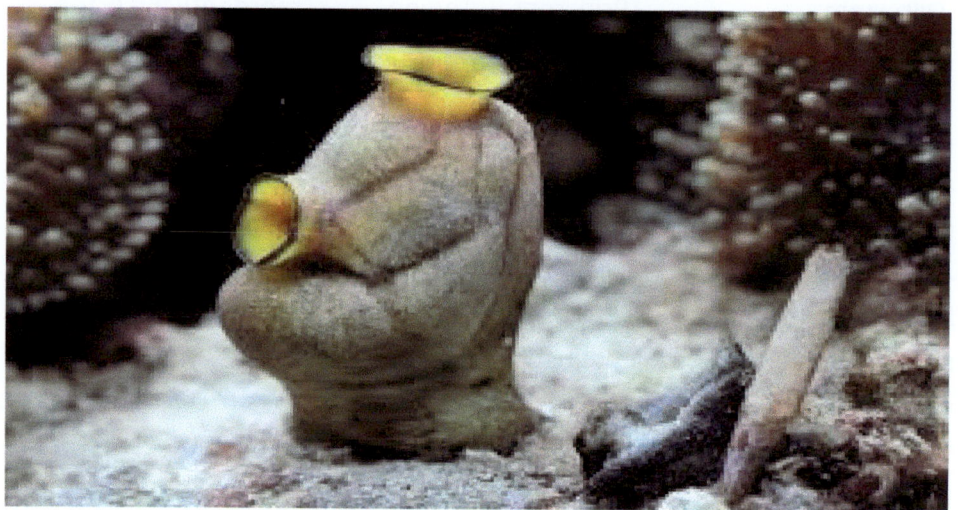

Abb.: adulte Seescheide (Quelle Wikipedia)

Zur Erklärung: Pflanzen haben Nervenzellen und können damit auf die Umwelt reagieren. Sie haben aber kein Gehirn. Ein Gehirn bildet sich erst mit gezielter Standortveränderung. In dem Moment also, wo Lebewesen in einer Art Zwischenstadium zum Tier anfangen, sich vom Fleck zu bewegen, entwickeln sich nicht nur Nerven, sondern auch Nervenbündel, die dann aggregieren, woraus sich schließlich ein Gehirn entwickelt. Das heißt: Das Gehirn ist durch Ortsveränderung entstanden, weil für jeden

Ort ein neues Neuron angelegt wird. Das Lebewesen, an dem man die Place Cells entdeckt hat, ist die *Seescheide*. Ein Mittelding aus Pflanze und Tier. Genau das macht sie auch so interessant. In ihrem embryonalen Stadium sind sie Tiere, als Erwachsene werden sie dann zu Pflanzen. Als Embryonen schwimmen sie herum und durch diese Wanderung bilden sich in ihrem winzigen Nervensystem Place Cells. Je länger die Wanderung geht, desto mehr Place Cells werden produziert. Als adulte Seescheiden bleiben sie stationär. Ohne Ortswechsel bilden sich die Place Cells zurück, bis nur noch einfache Nervenstrukturen, wie sie auch Pflanzen haben, übrigbleiben. Sie sind zu Pflanzen geworden. Beobachtet haben das die Forscher im Hippocampus, einem der evolutionär ältesten kortikalen Strukturen. Er befindet sich im Temporallappen und ist eine zentrale Schaltstation des limbischen Systems.

Elektromagnetische Felder

Zum besseren Verständnis möchte ich einige Begriffe (Messeinheiten), die ich hier verwende, zuerst erklären.

Die *Frequenz* eines elektromagnetischen Feldes entspricht der Anzahl von Schwingungen, die eine elektromagnetische Welle pro Sekunde durchläuft. Ihre Maßeinheit ist *Hertz (Hz)*.

Die *Wellenlänge l* ist die Entfernung zwischen zwei Wellenspitzen und wird in Meter oder davon abgeleiteten Längeneinheiten gemessen. Bei gegebener Fortleitungsgeschwindigkeit ist die Wellenlänge umso kürzer, je höher die Frequenz ist.

Die *Feldstärke* eines elektrischen Feldes gibt das elektrische Potential zwischen zwei Punkten in Abhängigkeit von deren Entfernung voneinander an und wird in Volt pro Meter (V/m) oder in Millivolt pro Zentimeter (mV/cm) gemessen. Wenn ein biologisches System einem elektrischen Feld ausgesetzt wird, werden die in ihm enthaltenen beweglichen Ladungen in eine vom Feld abhängige Richtung bewegt. Das bewirkt einen *elektrischen Strom,* dessen Stärke man in *Ampere (A)* oder davon abhängigen Dezimaleinheiten angibt.

Aus der Zahl der Ladungen, die pro Zeiteinheit ein bestimmtes Flächenstück z.B. eines Organs oder Gewebes durchströmen, ergibt sich die in dieser Fläche herrschende *Stromdichte (J).* Sie wird in Ampere pro Quadratmeter (A/m^2) oder hiervon abgeleiteten Dezimaleinheit gemessen. Nach dem Induktionsgesetz besteht zwischen elektrischen und magnetischen Feldern ein enger Zusammenhang. Wenn ein elektrisch leitender Körper (wie z.B. ein Lebewesen) einem gepulsten Magnetfeld ausgesetzt wird, entsteht in ihm ein senkrecht zur Richtung des Magnetfelds stehendes elektrisches Feld. Die *magnetische Flussdichte* wird in *Gauß (G)* oder, im moderneren SI-System, in *Tesla (T)* oder davon abgeleiteten Dezimaleinheiten gemessen. Als Beispiel: Die Feldstärke des Erdmagnetfeldes liegt zwischen 0,02 und 0,07mT (0,2 bis 0,7 G), während die in der medizinischen Diagnostik verwendeten Magnetresonanztechniken (MRT) Feldstärken zwischen 0,1 und 10mT (1 bis 100 G) erreichen.

Abgesehen von den vegetativ gesteuerten physiologischen Rhythmen hat der Mensch ein Frequenzspektrum von 10 Hz bis über 10^{15} Hz zur Verfügung. Die Schwingung biologischer Systeme hängt von deren Resonatorgüte (= 1/Dämpfung) ab. Das heißt je kleiner die Dämpfung umso länger hält die Schwingung an.

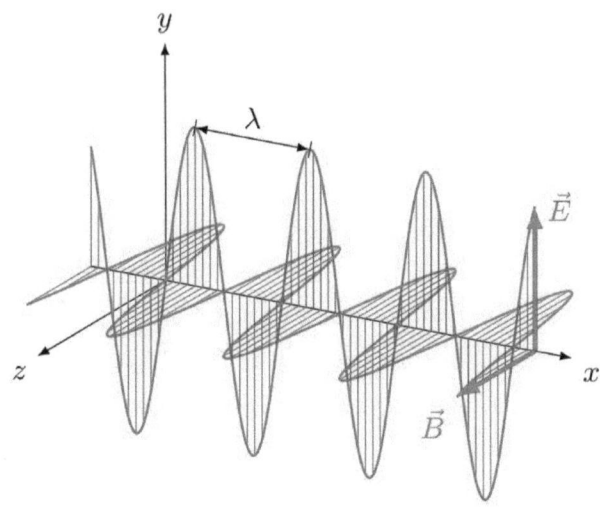

Abb.: Die monochromatische Welle mit Wellenlänge **λ** breitet sich in *x*-Richtung aus, die elektrische Feldstärke **E** (in blau) und die magnetische Flussdichte **B** (in rot) stehen zueinander und zur Ausbreitungsrichtung im rechten Winkel. (Quelle Wikipedia)

Neben den atomaren und molekularen Frequenzen konnten neuere Forschungsergebnisse auf dem Gebiet der Physikochemie und der Biophysik nachweisen, dass elektromagnetische (EM) Felder zu den primären biologischen Signalen gehören, durch die informativer Inhalt auf subzellulärer Ebene wirksam wird. Aus der Dicke der Zellwand von 0,0000006 cm und dem Ruhepotential (0,1 V) konnte von Physikern (*H. Fröhlich et alt.*, UK/London) eine Membranfeldstärke von 100.000 V/cm und eine Eigenfrequenz der Zellen im Mikrowellenbereich (ca. 1 TeraHz) errechnet werden. Unter dieser Voraussetzung erscheint die vieldiskutierte nichtthermische Wirkung von Mikrowellen durchaus möglich.

Ein weiteres endogene Signal sind die Biophotonen, die nach *Popp* der interzellulären Kommunikation dienen. Sie werden bei jedem Spin-Flip freigesetzt, der bei Übergang von einem molekularen Anregungszustand in einen anderen vor sich geht. Dabei spielt der Sauerstoff mit seinen drei verschiedenen Zuständen eine besondere Rolle. Aber auch Reaktionen von Lipiden mit Phosphaten, Sauerstoff mit Fe (2+) und Radikalreaktionen wurden als Photonenemissionsquellen erkannt. Eine besondere Bedeutung als Strahlungsquelle hat die *DNA*, die nicht nur der stärkste Biophotonengenerator des Organismus, sondern auch ein Biophotonenspeicher ist. Die an sich geringe Energie der Biophotonen hat dennoch eine hohe Wirksamkeit, da sie kohärent schwingt und in der Lage ist, andere Moleküle anzuregen. Dabei gibt es kein Agens, das die Photonenemission beeinflussen kann (*F.A. Popp et alt.*). In diesem Zusammenhang ist die Funktion des Grundsystems (Matrix n. Pischinger/Heine) noch nicht untersucht. Es ist aber anzunehmen, dass die Regelstrecke der Zellnutrition und Träger hoher Feldstärken, wozu noch die Schwingungsfähigkeit kommt, in dieses Geschehen eingebunden ist. Da die Matrix als Radikalfänger funktioniert und Biophotonen in Radikalen so lange gespeichert bleiben bis diese einen Reaktionspartner gefunden haben, muss sie als Biophotonenspeicher akzeptiert werden.

Die dissipative Struktur des EM-Feldes

Auch wenn die „dissipative Struktur" recht akademisch klingt und wohl kaum jemandem vertraut ist, existiert sie doch überall und wir kannten sie schon lange bevor wir ihren Namen kannten.

Ein normaler Wasserfall ist zum Beispiel eine typische „dissipative Struktur", die nur bei anhaltender Wasserzufuhr von oben also mit höherer potenzieller Energie bestehen kann. Anders gesagt: Der Wasserfall verströmt – „dissipiert" – ständig Energie, daher die Bezeichnung „dissipative

Struktur". Um dissipative Strukturen handelt es sich auch bei der natürlichen Quelle, beim künstlichen Springbrunnen, den Wolken am Himmel usw. Alle Strukturen können in zwei Kategorien eingeteilt werden: *dissipative Strukturen* und *statische Strukturen*. Bei Letzteren handelt es sich um ganz gewöhnliche Dinge, wie etwa ein Gebäude, ein Berg aber auch ein Auto, ein Zug oder eine Rakete in schneller Bewegung. Es ist erstaunlich, dass manche Strukturen wie das Auto, der Zug oder die Rakete statisch sind, obwohl sie sich schnell bewegen können. Entscheidend ist aber, dass man Auto, Zug oder Rakete in eine abgeschlossene Garage stellen kann, während das für alle dissipativen Strukturen eine Katastrophe wäre. So etwa wird ein Wasserfall, der von seinem Zufluss getrennt wird, augenblicklich verschwinden. Dissipative Strukturen sind also „vital", während die statischen Strukturen „tot" sind. Das klingt nach einer banalen Wahrheit und doch haben die Wissenschaftler mehr als hundert Jahre für diese Erkenntnis gebraucht.

Es ist gesichert, dass ein ununterbrochener Energiefluss für den Fortbestand der belebten Natur von elementarer Bedeutung ist. Und trotzdem wird heutzutage Energie gedankenlos verschwendet. Das macht mich angesichts der sich anbahnenden Klimakatastrophe und der damit verbundenen Bedrohung unserer Existenz sprachlos.

Die Evolutionsgeschichte in unseren Genen

Der Urzeit-Code

Die Bezeichnung Urzeitcode entstammt dem gleichnamigen Buch von Luc Bürgin das die Versuche von *Guido Ebner* und *Heinz Schürch* in den 80er Jahren beschreibt. Sie arbeiteten damals für den Pharma-Konzern CIBA-

GEIGY und experimentierten mit einer unkonventionellen Methode, dem elektrostatischen Feld. In dieses Feld brachten die beiden Forscher Pflanzensamen (Tomaten, div. Getreidesorten, Mais usw.) zur Behandlung und untersuchten die Wirkungen auf das Keimungsverhalten. In der Folge wurden auch die Auswirkungen auf die weitere Entwicklung des behandelten Saatgutes untersucht. Dabei wurden erstaunliche Veränderungen bei der späteren Beschaffenheit der behandelten Pflanzen beobachtet. Zum Beispiel wurde aus dem Samen eines normalen Wurmfarns durch die Wirkung des elektrostatischen Feldes ein vor tausenden Jahren bereits ausgestorbener Hirschzungenfarn. In einem vor über 20 Jahren gemachten Interview im Schweizer Fernsehen sagte *Dr. Guido Ebner*, Chemiker und einer der Entwickler dieser elektrostatische Methode, auf die Frage des Moderators welche Bedeutung diese Experimente konkret haben könnten: „Nun die Bedeutung könnte sein", dass wir mit unserer Methode Erbmerkmale, die im Laufe der Evolution durch Aufzucht oder Degeneration verloren gegangen sind, wieder hervorholen und aktivieren und so in der Evolution rückwärts schreiten können". *Guido Ebner* und *Heinz Schürch* arbeiteten ausschließlich mit elektrostatischen Feldern. Feldern also, in denen lediglich Spannung herrscht, aber kein Strom fließt. Für ihre Experimente bauten sie zwischen den Platten eines Kondensators ein statisches Elektrofeld auf. In diesem Feld plazierten sie Sporen, Samen oder Keime. Nach einer bestimmten Zeit wurden diese wieder entnommen und ihrer natürlichen Lebensumgebung zugeführt – wo man sie gedeihen ließ. So simpel der Versuchsaufbau, so verblüffend der Effekt: In zahlreichen Fällen erhielten die beiden Forscher auf diese Weise eine Art „Urform" der ursprünglichen Pflanzen und Organismen. Als ob gewisse Erbinformationen, die im Laufe der Evolution stillgelegt worden waren, in der nächsten

Generation plötzlich wieder aktiv wurden. Mehr noch: Auch Keimung und Wachstum wurden im elektrischen Feld gefördert!

Robert Becker`s epochale Entdeckung: Das Gleichstrom-System zur Regulation von Wundheilung und Wachstum

Robert O. Becker, (1923-2008) war Professor für Orthopädische Chirurgie an der State University New York und gleichzeitig am Medical Center der Louisiana State University. Durch seine überaus erfolgreichen Forschungen galt er als eine der ganz großen medizinischen Kapazitäten und wurde 1980 für den Medizin-Nobelpreis vorgeschlagen.

Die medizinische Philosophie spiegelt die in der Gesellschaft vorherrschenden Ansichten zu grundlegenden philosophischen Fragen wider. Was ist Leben? Wer bin ich? In welcher Beziehung steht das Leben zur toten Materie? Wir „modernen" Menschen blicken gerne mit Herablassung auf den Medizinmann mit seinen primitiven Methoden und denken, dass wir als Nutznießer großer Fortschritte in Wissenschaft und Technik ihm überlegen seien. Stimmt das wirklich? Die moderne Evolutionslehre vertritt die Meinung, wir seien lediglich das statistische Zufallsprodukt aus dem Zusammentreffen der richtigen Chemikalien unter den richtigen Bedingungen. Nach dieser Ansicht hat blinder evolutionärer Zufall zur Entwicklung des Menschen geführt, und wir sind das, was auch unsere Vorfahren waren - chemische Maschinen. In den letzten Jahrzehnten begannen Wissenschaftler zu begreifen, dass mechanistische Modelle nur in die äußeren Schichten des Lebens eindringen können, während unter dieser dünnen Schicht viele unerklärliche Geheimnisse liegen. Die Anerkennung der Mängel der noch geltenden chemisch-mechanistischen

Doktrin hat dazu geführt, dass jetzt neue Fragen gestellt und neue Versuche unternommen werden. Allmählich entwickelt sich ein neues wissenschaftliches Modell, mit dem die energetischen Systeme wieder in die Biologie eingezogen sind und das sich anschickt, Licht in viele Geheimnisse zu bringen.

Durch die Beobachtung der Wundheilung entdeckten *Robert Becker* und sein Forschungsteam, dass Wachstum und Heilung von einem entwicklungsgeschichtlich sehr alten elektrischen Gleichstromsystem reguliert werden. Bis zu diesem Zeitpunkt dachte man, dass über den Wachstumsvorgang und die Regeneration alles Wissenswerte bereits bekannt sei. Die „technologische" Medizin „erklärt" diesen Prozess, indem sie einfach seine Einzelheiten beschreibt. Das aus einer Wunde austretende Blut bildet eine Kruste, die die Wunde verschließt. Die Blutplättchen (Thrombozyten) in der Blutkruste setzen einen chemischen Stoff frei, den man Thrombozyten-Wachstumsfaktor nennt. Dieser aktiviert die DNA innerhalb der Fibroblasten in den Geweben und veranlasst sie mit der Produktion von kollagenen Fasern zu beginnen. Wenn diese Fasern in die Wunde eindringen, kontrahieren sie sich und ziehen die Wundränder allmählich enger zusammen. Gleichzeitig beginnen sich die Hautzellen an den Wundrändern zu teilen. Diese neuentstandenen Hautzellen wandern über das Fasergewebe, und die Wunde heilt. Nach dieser Ansicht läuft der Heilungsprozess rein „lokal" ab – das heißt, er steht mit dem übrigen Körper in keinerlei Verbindung und könnte sich auch im Reagenzglas abspielen. Das klingt hinreichend wissenschaftlich und vermittelt den Eindruck, wir wüssten wirklich alles, was man über Wundheilung wissen kann. Es bleiben jedoch eine Reihe von Fragen. Zum Beispiel: Was löst diesen Prozess aus? Woher wissen die Zellen genau, was sie herstellen sollen? Was beendet den Prozess, wenn die Wunde geheilt ist? Es kommt dazu, dass dies die einfachste Form der Heilung ist; es gibt weitaus komplexere, die in enger

Verbindung mit dem Rest des Körpers ablaufen, und für die die mechanistisch orientierte Wissenschaft keine Erklärung weiß. Die mechanistische Wissenschaft sagt uns aber nichts über die Organisation des Wachstums, bei dem aus einer befruchteten Eizelle die sehr komplexen Strukturen eines Lebewesens entstehen. Dieser Entwicklungsprozess wird als *Differenzierung* bezeichnet. Bereits die ersten Organismen mussten die Fähigkeit zur Selbstheilung besessen haben, sonst hätte sich Leben nie entwickeln können. Selbstheilung setzt ein Steuersystem mit Rückkopplung voraus, das heißt eines, in dem ein bestimmtes Signal die Verletzung meldet und ein anderes Signal dazu veranlasst, die Heilung vorzunehmen.

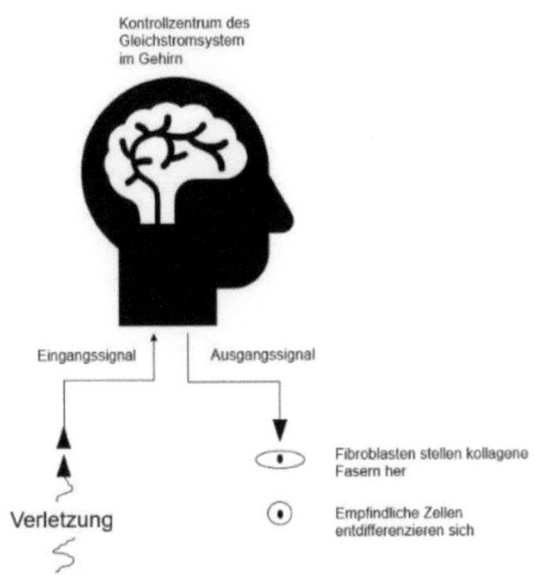

Abb.: Das interne elektrische Gleichstromsystem mod. n. *R. Becker*

Im Verlauf der Heilung wird das Verletzungssignal schwächer und hört ganz auf, wenn der Heilungsprozess beendet ist. Da ein solches System weder Bewusstsein noch Intelligenz voraussetzt, kann es von ganz einfacher Art sein.

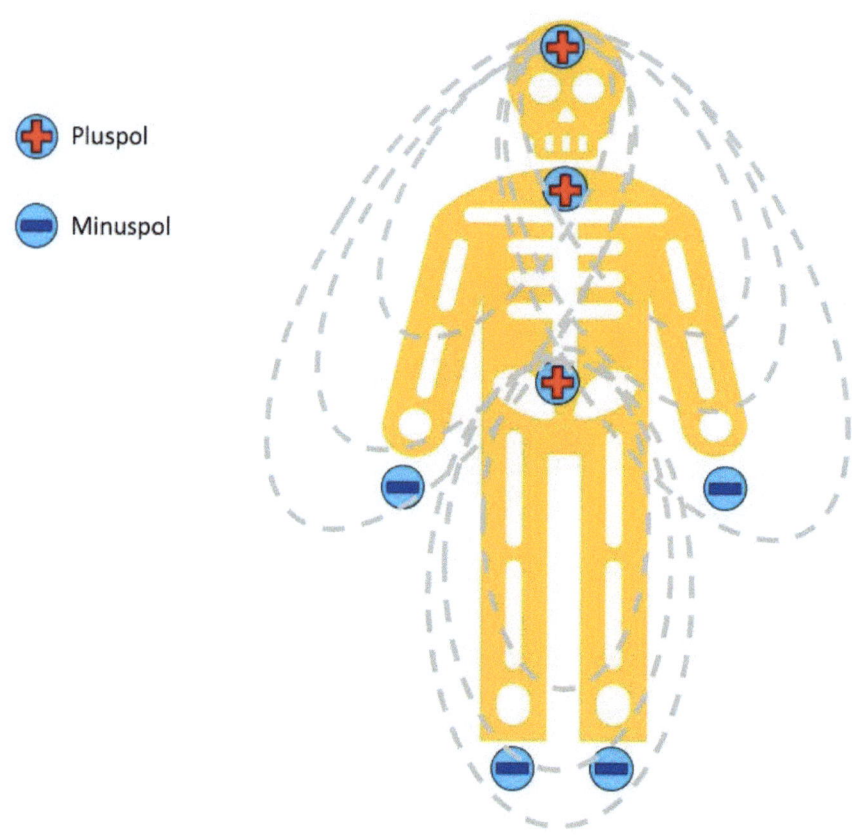

Abb.: Das Gleichstromfeld-Muster beim Menschen (mod. n. *R. Becker* in „The Body Electric").

Leider beschränkt sich das Wachstum beim Menschen nicht nur auf das normale Wachstum des Fötus und die Heilung von Schnitten und Brüchen. Es kann auch zu regelwidrigem Wachstum kommen, das uns zerstört. Der Krebs ist von allen Krankheiten die gefürchtetste. In den letzten Jahrzehnten haben Molekularbiologen große Fortschritte gemacht.

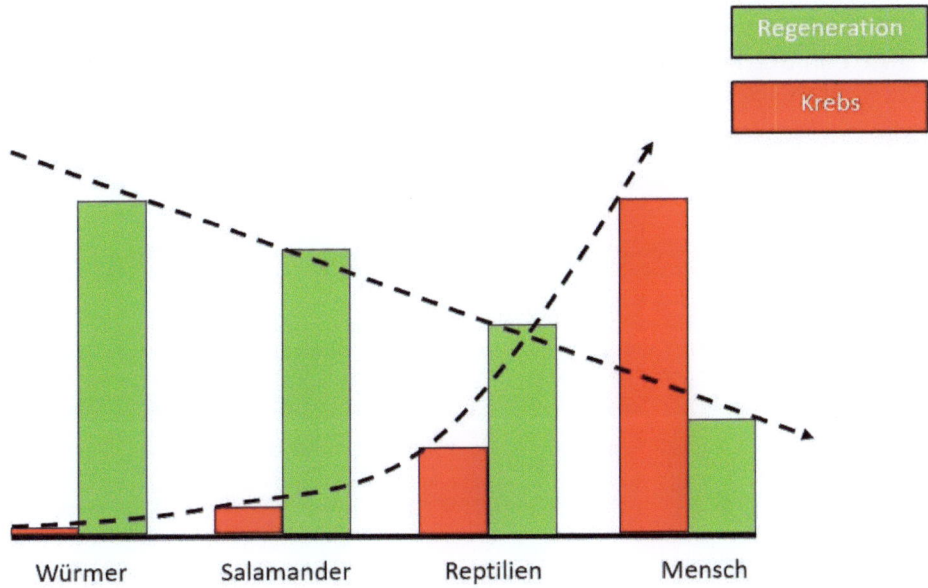

Abb.: Mit der Abnahme der Regenerationsfähigkeit nimmt die Anfälligkeit für Krebs zu (mod. n. R. Becker in „The Body Electric").

Wir wissen heute über den Mechanismus des Krebses viel mehr als je zuvor. Das Ei enthält die Informationen der DNA zur Bildung der verschiedenen Zellen, die im erwachsenen Körper vorkommen. Die verschiedenen Zellen werden gebildet, wenn alle Informationen exprimiert werden. In der Anfangsphase des Vorgangs differenzieren sich die drei Hauptgewebearten des Erwachsenen (Ektoderm, Mesoderm und Entoderm); für jede von ihnen wird die aktive DNA auf die Zelltypen beschränkt, die sich aus jeder schließlich bilden werden. Auch die ausgereiften Zellen enthalten noch die Information für alle Zellarten, doch ist nur eine bestimmte Information wirksam. Theoretisch könnte man also irgendeine Zelle eines Erwachsenen nehmen und die gesamte DNA aktivieren. Wenn die Zellen dann mit der Zellteilung beginnen würden, würde sich die embryonale Entwicklung wiederholen und einen „Klon" des ursprünglichen Spenders erzeugen. Dem stehen jedoch leider nicht die entsprechenden Fortschritte in der Krebsvorbeugung und Krebstherapie gegenüber.

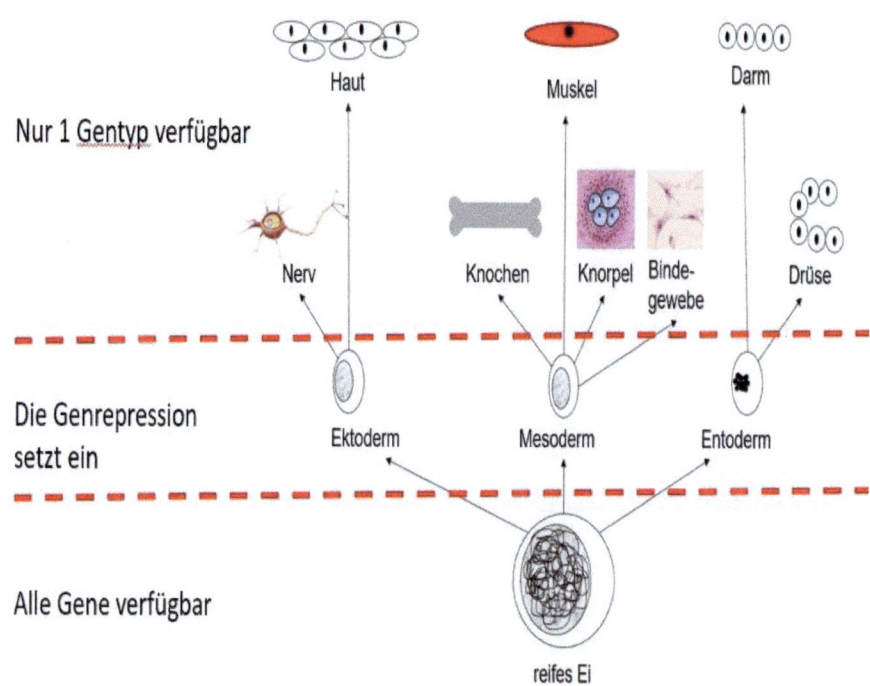

Abb.: Differenzierung – vom Ei zur spezialisierten Zelle.

Der Unterschied zwischen normalem und krebsartigem Wachstum der Zellen besteht einfach in der Art, wie der Wachstumsprozess gesteuert wird. Das Wachstum des Embryos und die Heilung beim Erwachsenen

werden von Steuerungssystemen genau reguliert, die sicherstellen, dass das Wachstum zum Gesamtorganismus passt. Krebs ist das unregulierte Wachstum, das auftritt, wenn die Zellen dieses Steuerungssystem umgangen haben.

Bereits 1877 hatte *Julius Friedrich Cohnheim*, einer der brillantesten deutschen Pathologen seiner Zeit, einige interessante Gedanken zum Krebs. Unter anderem war er davon überzeugt, dass sich kanzeröse Zellen sich ganz zum embryonalen Zustand zurückbilden und dann durch den normalen Prozess der Differenzierung als *normale* Zellen zurückkehren würden, wenn das embryonale Steuerungssystem im Krebsgewebe erzeugt werden könnte. Wenn man diesen epochalen Entdeckungen die Tatsache gegenüber stellt, dass die Forschungsarbeit *Robert Becker`s* in der aktuellen Wissenschaft keine Bedeutung mehr hat, ja viele Forscher weder seinen Namen, noch seine wissenschaftliche Arbeit kennen, muss man davon ausgehen, dass diese revolutionäre Forschungsarbeit 2008 mit ihm gestorben ist. Das ist vor allem deswegen höchst bedauerlich, weil damit möglicherweise auch die einmalige Chance auf eine funktionierende Krebstherapie verloren geht.

1980 wurde *Robert Becker* für den Medizinnobelpreis vorgeschlagen. Die Nominierung wurde allerdings zurückgenommen, weil sich *Dr. Becker* durch sehr kritische Äußerungen über die E-Smog-Belastung den Unwillen großer amerikanischer Telekom-Unternehmen zugezogen hat. Wie man aus gängiger Erfahrung weiß, werden in solchen Fällen die Bedürfnisse kranker Menschen ohne Zögern den Konzerninteressen untergeordnet.

2 Das naturwissenschaftlich-physikalische Weltbild – gestern und heute

Es ist normal, dass die Vorstellungen der Allgemeinheit stets weit hinter den Vorstellungen der Wissenschaft ihrer Zeit zurückbleiben. Selbst innerhalb der wissenschaftlichen Gemeinschaft sind die Vorstellungen der Mehrheit der Wissenschaftler weit von den Theorien derer entfernt, die in den Grenzbereichen der Wissenschaft forschen. Und wie waren die Vorstellungen der Physik des 19.Jahrhunderts?

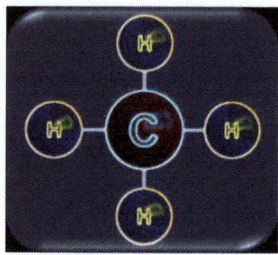

Abb. Kugel-Stabmodell

Sie waren vom Materialismus beherrscht. Man glaubte, dass Wesen der Welt sei Materie. Wegen der großen Erfolge, den die Physik hatte, wurden ihre Erkenntnisse und Gedankengebäude unantastbar, fast schon heilig. Der Materialismus bildete die Grundlage des Marxismus, der im 20.Jahrhundert die halbe Welt beherrschte. Obwohl der sozialistische Materialismus heute keine bedeutende Rolle mehr spielt, betet die Mehrheit der Menschen in aller Welt das Materielle und das Geld als neue

Götzen an. Das materialistische Weltbild der Physik des 19.Jahrhunderts ist heute noch so einflussreich, dass sogar einige Wissenschaftler glauben, dass Bereiche der Wissenschaft, sogar in der Psychologie und Biologie, den Charakter fester Materie besitzen, wie das eindrückliche Kugel-Stab-Modell der DNA und anderer Makromoleküle oder wie das ebenso beeindruckende und einleuchtende Mikro- Sonnensystem als Modell für das Atom beweist. Und das obwohl beide Modelle längst veraltet sind.

In solch einem materialistischen Denkschema ist überhaupt kein Platz für Seele, Geist und Leben, denn diese sind keine festen materiellen Gebilde. Eigenartigerweise gibt es in dieser schematischen Vorstellungswelt dennoch einige Wissenschaften, die nach Seele, Geist und Leben benannt sind. Das Wort Psychologie z.B. kommt aus dem Griechischen und setzt sich aus „psycho" für Seele und „logie" für Wissen oder Lehre zusammen.

Psychologie ist also das Wissen um die Seele, im erweiterten Sinn auch: um den Geist. Die Physik des 19.Jahrhunderts jedoch verneint den materialistischen Vorstellungen folgend die Existenz von Seele und Geist völlig. Das Problem für die Psychologie ist demnach: Was soll sie, wenn es weder Seele noch Geist gibt, erforschen und lehren? Die Situation der Biologie ist ganz ähnlich. Das griechische Wort „bios" heißt Leben, die Biologie ist also das Wissen vom Leben. Doch wie ist die Einstellung der Biologen zum Leben? Nach der schnellen Entwicklung der Biologie im 20.Jahrhundert von der Anatomie über die Histologie und die Zellbiologie bis hin zur Molekularbiologie, die am Ende des Reduktionismus steht, waren sie ganz enttäuscht, feststellen zu müssen, dass es im menschlichen Körper keine definierbare Einheit gibt, die das Leben an sich darstellt.

Die Einstellung der modernen Biologen zum Leben wurde in außerordentlich guter Weise vom Nobelpreisträger (Entdeckung des

Vitamin C, 1937 Nobelpreis für Chemie) *Albert von Szent-Györgyi (1893 – 1986)* zum Ausdruck gebracht. Er hat in seinem Buch über die Ordnung in der Biologie geschrieben: „So etwas wie das Leben gibt es nicht. Niemand hat es je gesehen, daher gibt es auch kein Leben."

So hat auch die Biologie das Problem: Was soll die *Lehre vom Leben* forschen, wenn es überhaupt kein Leben gibt? Vielleicht ist das auch der Grund warum viele Biologen aus ihrer Wissenschaft die Technologie der Makromoleküle und Zellen gemacht haben. Der Pionier der Psychologie, *Sigmund Freud (1856 – 1939)*, war ebenfalls ein Materialist. Seine Vorstellungen beeinflussten die Entwicklung der Psychologie stark. Seit seiner Zeit hat die psychologische Forschung versucht, die psychologischen Pathologien und Erscheinungen ausschließlich auf materieller Basis zu erklären. Neuerdings denken einige Biologen über das Vorhandensein eines morphogenetischen Feldes oder eines Biofeldes nach. Sie stehen damit aber noch ganz am Anfang. Einige Physiologen beginnen in zaghaften Versuchen, die Existenz einer Seele und eine Welt jenseits materieller Gesetzmäßigkeiten für möglich zu halten.

Spiritualität in der modernen Physik?

Und wie steht es in der Physik? Laien stellen sich vor, die Physiker hätten es mit einer toten Welt aus gefühllosen Materie-Partikel ohne Raum für Geist, Leben oder Seele zu tun. Aber nicht nur die Laien denken so, sondern auch die meisten Physiker! Die gegenwärtige Physik ist eigentlich nicht so materialistisch, wie man im Allgemeinen annimmt. Heute spricht zum Beispiel jeder über Energie. Wer aber hat die Energie je gesehen, oder wer kann sie anderen zeigen? Niemand hat sie je gesehen, denn sie ist etwas sehr Geisterhaftes, Immaterielles. Sollte man da nicht mit ähnlich wie *Szent-Györgyi* in der Frage des Lebens argumentieren: „So etwas wie Energie gibt es nicht; keiner hat sie je gesehen, also gibt es sie nicht."? Energie ist tatsächlich eine Art Geist. Der einzige Unterschied zwischen Energie und Geist ist die mathematische Formel und der Energieerhaltungssatz, sonst nichts.

Tatsächlich ist die Physik von Anfang an eine sehr spirituelle Disziplin gewesen. Am Anfang der Physik stand die Astronomie. Im Rahmen einer solchen Wissenschaft scheint kein Platz für Geister zu sein. Und doch ist wohlbekannt, dass es in der Astronomie etwas sehr Geisterhaftes, nämlich die Gravitation zwischen den Himmelskörpern, gibt. Niemand hat sie je gesehen und dennoch spielt sie eine große Rolle für deren kosmischen Bewegungen. Um es kurz zu machen: Der einzige Unterschied zwischen Schwerkraft, Energie, Leben, Seele und Geist, den es vielleicht gibt, besteht darin, dass die Physiker die quantitative Formel für die Schwerkraft bereits gefunden haben, die Formel für Leben, Seele und Geist aber noch nicht. Deshalb glauben wir, dass das Eine wissenschaftlich ist, das Andere aber nicht.

Wenn wir Leben, Seele und Geist aufgeschlossen gegenüberstehen, dann sollten wir bedenken, dass es die Pflicht der Naturwissenschaft ist, in Zukunft die quantitative mathematische Formel, den Erhaltungssatz für Leben, Seele und Geist zu finden, damit wir diese besser, auch naturwissenschaftlich, verstehen und mit ihnen umgehen können.

Alles ist Energie

Nach den Vorstellungen der Relativitäts- und Quantentheorie wird die Welt als eine Energiewelt gesehen. Nach der berühmten Einstein'schen Formel $E = mxc^2$ ist Masse (m) also Materie, ein spezieller Energiezustand. Demnach lässt sich alles auf die „Ursubstanz" Energie zurückführen. John

Wheeler schreibt: *„Einstein hielt stets an seiner prophetischen Vision, jenseits seiner Arbeiten und seiner Publikationen, fest: In der Welt gibt es nichts, außer dem gekrümmten leeren Raum. Geometrie ein wenig gebogen hier, beschreibt Gravitation. Ein bisschen anders gewellt dort, stellt sie alle Eigenschaften einer elektromagnetischen Welle dar. Wieder woanders erregt, zeigt sich das magische Material, Raum genannt, als Teilchen. Nichts Fremdes oder » physikalisches « ist im Raum eingebettet. Alles was ist, ist aus der Geometrie heraus gestaltet. Das ist Einsteins Vision.“*

Geometrie und Energie sind die gestaltenden Kräfte, die alle bekannten Erscheinungen der Welt, und somit auch das Leben, erzeugen.

Gleichzeitig Beobachter und Erschaffer der Welt

Eine der wesentlichsten Aussagen der Grundbeziehung der Quantenmechanik – der sogenannten *SCHRÖDINGER`schen Zustandsgleichung* – ist, dass diese keine „Materie-Teilchen" definiert, sondern nur die Wahrscheinlichkeit angibt, mit welcher ein solches Teilchen bei Beobachtung gefunden werden kann. Oder anders gesagt: Ist keine Beobachterfunktion gegeben, kann auch keine Aussage über einen möglichen Ort, an dem sich ein Teilchen befinden könnte, gemacht werden. *„Das Universum ist ein selbstangeregter, selbstorganisierender Kreislauf, während dessen Entwicklung mit der Zeit Beobachter-Partizipation entsteht. Diese Beobachter-Partizipation – und nur diese – lässt wieder das entstehen, was wir » fühlbare Realität « des Universums nennen (John Wheeler)".*

Das bedeutet, dass wir unsere Realität mit unseren Gedanken selbst erschaffen können. Kann man sich also gesund und glücklich denken?

Wenn die Quantenphysiker recht haben, ist das so. Also sollten wir dies auch z.B. bei Heilanwendungen berücksichtigen!

Was ist Materie?

Bisher wurden von den Physikern ca. 230 Elementarteilchen gefunden. Die Zahl dieser » *Elementarteilchen* « erhöht sich je nach Aufwand und Größe der Apparate, mit denen man die » *Materie zertrümmert* «. Das hat einige Physiker die Frage aufwerfen lassen, ob es überhaupt Teilchen gäbe. Von dem Philosophen und Mathematiker *Alfred North Whitehead* (1861-1941) – zusammen mit *Bertrand Russel*, Autor der »*Principia Mathematica*« - wurde schon in den 20er Jahren nicht mehr von Teilchen, sondern von »*event-particles*«, also Ereignis-Teilchen, gesprochen. Von *Whitehead* stammt der Satz: *„Die Welt, die wir kennen, ist ein kontinuierlicher Strom von Vorgängen, den wir in endliche Ereignisse aufteilen, die durch Überlappen, Ineinander-Aufgehen und Voneinander-Abspalten ein raumzeitliches Gefüge bilden."* Nach *Chews* »Bootstrap-Theorie« gibt es keine Teilchen, sondern nur einander überlappende Energievorgänge, die sich uns als Teilchen darstellen. *Fritjof Capra* schreibt: *„Das ganze Universum erscheint als dynamisches Gewebe von untrennbaren Energiestrukturen."*

Was ist Leben?

Eine der ursprünglichsten Fragen, die sich mit der Entstehung des Lebens ergibt ist: Wie kann »Ordnung aus Unordnung« entstehen, wenn doch einer der Hauptsätze der Thermodynamik – der sogenannte Entropiesatz – fordert, dass sich alle abgeschlossenen Systeme in Richtung größerer

Unordnung entwickeln sollen (2.Hauptsatz der Thermodynamik). *Erwin Schrödinger* (1887-1961), der sich bereits 1944 mit dieser Frage beschäftigte, kam zum Schluss, dass es – um das Verhalten lebender Substanz zu erklären – einen »neuen Mechanismus« geben müsse, der die Entstehung von »Ordnung aus Unordnung« ermöglicht. In der modernen Wissenschaft scheint die Entstehung von Leben »geklärt« zu sein. Es wird davon ausgegangen, dass Leben eine Eigenschaft der Materie ist. Diese »Erklärung« basiert u.a. auf der Entdeckung der Selbstorganisationsfähigkeit durch die beiden chilenischen Biologen *Humberto Maturana* (geb.1928) und *Francesco Varela* (1946-2001). In ihrem Buch »Der Baum der Erkenntnis« wird die biologische Selbstorganisation als Autopoiesis (altgriechisch *autos*, deutsch ‚selbst' und *poiein* „schaffen, bauen") bezeichnet und ihre evolutionäre Bedeutung dargestellt. Darauf basierend kann man behaupten: Die Grundsubstanz »Energie« wird zu »Materie«, indem sie sich in Form eines geordneten Musters begibt. *F. Capra* spricht von einem »Netz von Energievorgängen« bzw. von einem »dynamischen Gewebe von untrennbaren Energiestrukturen«. Das Universum mit allem was in ihm existiert und somit auch alles Lebendige ist letzten Endes Energie und Information.

Wissenschaftlicher Hintergrund

Die innere Funktion derart komplexer Systeme, wie es biologische Organismen sind, ist bei weitem nicht vollständig verstanden und daher nur schwer fassbar. In den Life-Sciences werden zur Modellbildung oft noch physikalisch-chemische Paradigmen des 19. Jahrhunderts herangezogen. Die meisten Biologen und Mediziner sind nur wenig mit neueren Konzepten vertraut, mit denen insbesondere die Physik des 20. Jahrhunderts unser Weltbild revolutioniert hat. Neben den besonders weitreichenden Implikationen der Quantenphysik fallen darunter auch die Begriffe aus der nichtlinearen Dynamik (deterministisches Chaos, komplexe Systeme...) und der Informationstheorie. Da viele der damit zusammenhängenden Effekte durch äußere Einflussnahme verändert oder gar zerstört werden, sind sie einer Untersuchung oder Messung schwer zugänglich und können im lebenden Organismus meist nur indirekt beobachtet werden. Dennoch haben sie unsere Modellvorstellung von biologischen Vorgängen zum Teil schon wesentlich beeinflusst und werden dies wohl weiterhin in noch stärkerem Maß tun.

Komplexe dynamische Systeme

Solche Phänomene werden daher oft besser mit Modellen der Kybernetik oder Systemtheorie beschrieben. Die Physiker und Chemiker des 19. und frühen 20. Jahrhunderts stellten sich molekulare Vorgänge meist so vor, als würden sie nahe dem thermodynamischen Gleichgewicht wie in einem Reagenzglas ablaufen. Nach einer solchen Reaktion stellt sich der Gleichgewichtszustand im System und mit der Umgebung rasch wieder ein. Dieser Zustand wird von Organismen jedoch erst beim Tod erreicht, weshalb lebende Systeme nur weitab vom thermodynamischen Gleichgewicht existieren können. Dazu müssen sie offene Systeme sein, die auf ständige Energiezufuhr von außen angewiesen sind. *Prigogine, Fröhlich* und andere haben derartige „dissipative Systeme" untersucht und dabei überraschende Eigenschaften gefunden. So entstehen z.B. spontan Strukturen, die gegenüber vielen äußeren Einflüssen stabil sind, was auf das erwähnte komplexe Verhalten vernetzter nichtlinearer Systeme zurückgeht. Auch der Physiker *Haken* weist in seiner Theorie der Synergetik darauf hin, dass größere Systeme ihre Untersysteme zu ganz neuen Verhaltensweisen „zwingen" können, die sich nicht allein aus den Eigenschaften der einzelnen Teile erklären lassen (er spricht dabei sogar von „Versklavung" der Teilsysteme durch die „höhere Ordnung").

Das Herz-Kreislauf-System ist ein nichtlineares Subsystem des Körpers, dessen qualitatives und quantitatives Verhalten („Heart-Rate Variability") beim HRV-Test zu diagnostischen Zwecken analysiert wird, um Rückschlüsse auf die Regulationsvorgänge im Körper zu ziehen. Denn dieses Teilsystem ist in seinem Verhalten vom Gesamtsystem beeinflusst. Zu diesem Thema existieren bereits umfangreiche Studien in der kardiologischen Fachliteratur – neu ist dabei der nichtlineare Analyseansatz und der Rückschluss auf die Gesamtregulation.

Quantenphysik und die mikroskopische Ebene

Molekulare Vorgänge und Informationsübertragung über elektromagnetische Wellen betreffen die Aussagen der Quantenphysik. Hier werden die Erwartungshaltungen des „gesunden Menschenverstandes" endgültig über den Haufen geworfen, und die Trennung zwischen Teilchen (materiellen Strukturen) und den auf sie wirkenden Wellen (Information und Energie) macht auf der mikroskopischen Ebene nur wenig Sinn. Beides sind Quantenobjekte, die sich je nach der Fragestellung eines Experiments entweder wie Teilchen oder wie Wellen verhalten. Je mehr man sich Atomen oder Molekülen experimentell zu „nähern" versucht, desto mehr verlieren sie ihren Teilchencharakter und lösen sich in die Schwingungsstruktur der

Elektronenhülle auf. Will man gar ein Elektron eines Atoms als Teilchen beobachten, muss man es aus der Hülle reißen und so das gesamte System zerstören (Ionisation). Eine weitere Besonderheit der Quantenphysik sind merkwürdige nichtlokale Effekte. Zwei Quantenobjekte (Atome/Moleküle/Photonen...), die einmal zu einem physikalischen System verbunden waren, haben auch nach ihrer Trennung noch eine fast geisterhaft erscheinende Form der Verbindung – die Verschränkung, welche überlichtschnell (jenseits der von der Relativitätstheorie postulierten Raum-Zeit-Grenzen) wirkt und auf keiner physikalischen Wechselwirkung beruht. Dieses sog. *Einstein-Podolsky-Rosen-Paradox* beunruhigte *Einstein* und andere Physiker seinerzeit derart, dass sie von einer Verletzung der Kausalität (des Ursache-Wirkungs-Prinzips) sprachen. Trotz ihrer Zweifel liefert das Experiment, das in neuerer Form u.a. von *Zeilinger* bestätigt wurde, eben den paradoxen Effekt. Über elektromagnetische Schwingungen und Felder, die auf dieser Ebene als Quanten (Photonen) betrachtet werden müssen, wechselwirken die Kerne und Elektronenhüllen der Atome und Moleküle untereinander. Im Wellenbild wirken also Schwingungsmuster aufeinander durch den Austausch von Schwingungen. Bildet sich dabei Ordnung über größere Distanzen hinweg, entstehen meso- und makroskopische Strukturen wie Festkörper oder Gewebe. Aber auch in Flüssigkeiten können sich größere Strukturen ausbilden; so sind z.B. die Wassermoleküle zwischen den Gewebszellen aufgrund der elektromagnetischen Eigenschaften eingelagerter Ionen und Moleküle und der angrenzenden Zellen anders angeordnet als in Leitungswasser. *Pischinger* und andere betrachten die extrazelluläre Flüssigkeit (Interstitium) als wichtiges Regulationssystem des Körpers, das für die Funktion der ständig mit ihm Materie, Energie und Information austauschenden Zellen wesentlich ist. Auch hier scheinen

Ströme und elektromagnetische Wellen für die Steuerung und den Informationsaustausch eine zentrale Rolle zu spielen. Beim Elektrodermal-Test (z.B. mit dem **B.E.A.T*biomonitor*®**) wird das Antwortverhalten dieses Systems auf kleine Spannungsimpulse untersucht, was Rückschlüsse auf den mikroskopischen Zustand und die Regulationsfähigkeit des Interstitiums zulässt. Die Messwerte (µA) werden mit Hilfe der 128 Pins (Elektroden) von der Hautoberfläche des Patienten in den Computer geleitet und dort für die nachfolgende Auswertung gespeichert. Die statistische Verteilung der gewonnenen Messwerte werden mit 3 Idealverteilungen verglichen. Dies geschieht im sog. *Hilbert`schen* („unendlich-dimensionalen") Raum. Als Referenz-Verteilungen dienen:

- **Gauß-Verteilung** : Messwerte aus einem ideal chaotischen System

- **Delta-Verteilung** : Messwerte aus einem ideal kristallinen System

- **Logarithmische Normalverteilung** : Messwerte aus einem ideal kohärenten System

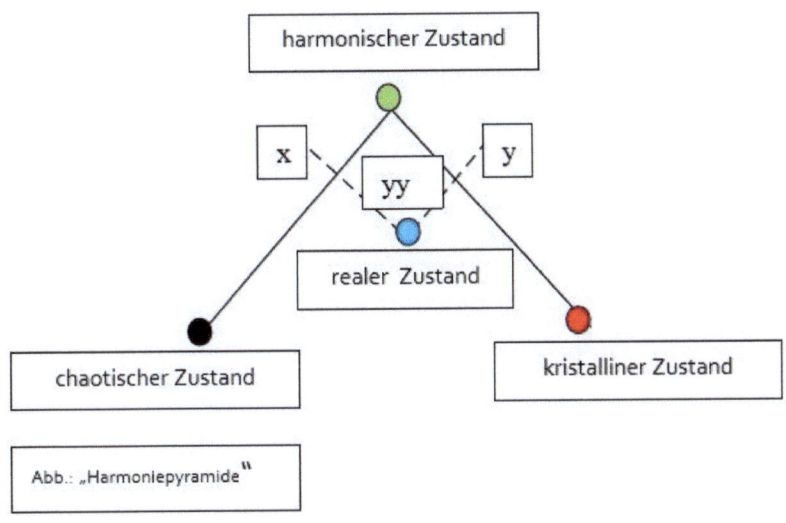

Abb.: „Harmoniepyramide"

Kein reales System wird diesen Idealverteilungen zur Gänze entsprechen, sondern befindet sich immer zwischen diesen Idealverteilungen. Daher ist auch die Wahrscheinlichkeitsverteilung aus einem realen System immer zwischen den 3 typischen Verteilungen. Die grafische Darstellung erfolgt in Form der „Harmoniepyramide". Wie weit der Patient vom perfekten Harmoniezustand entfernt ist, wird im Hilbert- Raum berechnet. Im *Hilbert-Raum* gibt es ein verallgemeinertes Entfernungsmaß, mit dem die „Entfernung" zwischen zwei mathematischen Funktionen, selbst wenn sie aus einer unendlichen Anzahl von Elementen oder Faktoren bestehen, gemessen werden kann. Das Koordinatensystem wird durch die drei Idealverteilungen, die im *Hilbert'schen Raum* zu Punkten verdichtet werden, gebildet. Der *Hilbert-Raum* und die spezielle Koordinate zur Beurteilung des Grades der Harmonie bzw. Kohärenz sieht wie eine Pyramide aus. Wir sprechen also von einer „Harmoniepyramide".

Der grüne Punkt an der Spitze der Pyramide ist der ideal harmonische Zustand, der mit der *logarithmischen Normalverteilung* beschrieben werden kann. In der linken unteren Ecke der Harmoniepyramide ist ein schwarzer Punkt. Der entspricht dem idealen chaotischen Zustand, der mit der *Gaußverteilung* dargestellt werden kann. In der unteren rechten Ecke ist ein roter Punkt; das ist der ideale Kristallzustand, der seine Entsprechung in der *Deltaverteilung* findet. Im Inneren der Harmoniepyramide ist ein blauer Punkt; das ist der Zustand einer realen Person, der aus einer realen Messung quantitativ errechnet werden kann.

Was ist Bewusstsein?

Cogito, ergo sum – Ich denke, also bin ich. Zu dieser Erkenntnis kam im siebzehnten Jahrhundert der französische Philosoph, Mathematiker und Naturwissenschaftler *René Descartes.* Als cartesianischer Dualismus wird das Konzept der Trennung von Körper und Geist oder Gehirn und Bewusstsein bezeichnet.

Generell wollten alle mystisch-esoterischen Richtungen in den Religionen (z.B. Gnostizismus, Kabbala, Sufismus u.a.) eine Bewusstseinsveränderung des Menschen bewirken. Tatsächlich zeigen „neurotheologische" Forschungen mit bildgebenden Verfahren, dass durch langjährige Meditationspraxis ungewöhnliche neuronale Aktivitätsmuster und sogar neuroanatomische Veränderungen entstehen können.

Wohl mit keinem Phänomen im Universum sind wir so innig verbunden wie mit unserem eigenen Bewusstsein. Sobald wir über etwas nachdenken, tun wir dies bewusst – Bewusstsein lässt sich also nicht anzweifeln oder wegdiskutieren. Wie schon gesagt fasste *Descartes* diese Erkenntnis in dem berühmten Satz: „Ich denke, also bin ich" zusammen. Bewusstsein ist das, was Wachsein etwa vom Koma unterscheidet. Es ist aber immer auch Bewusstsein von etwas, bezieht sich also auf einen Gegenstand. Und es lassen sich viele weitere begriffliche Differenzierungen vornehmen, so dass mitunter bezweifelt wird, ob es „das" Bewusstsein als einheitliches Phänomen tatsächlich gibt. Für die Philosophie kristallisiert sich im Bewusstsein das alte „Leib-Seele-Problem": Wie hängen geistige und materielle Welt, die doch offensichtlich nach ganz verschiedenen Gesetzmäßigkeiten funktionieren, zusammen?

Das Wort „Bewusstsein" wurde von *Christian Wolff* als Lehnübersetzung des lateinischen *conscientia* geprägt. Das lateinische Wort hatte ursprünglich eher **Gewissen** bedeutet und war zuerst von *Rene Descartes* in einem allgemeineren Sinn gebraucht worden. Der Begriff „Bewusstsein" hat im Sprachgebrauch eine sehr vielfältige Bedeutung, die sich teilweise mit den Bedeutungen von „Geist" und „Seele" überschneidet. *Bei Bewusstsein sein*: Hier ist der wachbewusste Zustand von **Lebewesen** gemeint, der sich unter anderem vom **Schlafzustand,** der **Bewusstlosigkeit** und anderen Bewusstseins-zuständen abgrenzt. In diesem Sinn lässt sich Bewusstsein empirisch und objektiv beschreiben und teilweise eingrenzen. Viele wissenschaftliche Forschungen setzten hier an; insbesondere mit der Fragestellung, auf welche **Weise Gehirn und** Bewusstsein zusammenhängen.

Bewusstsein als phänomenales Bewusstsein: Ein Lebewesen, das phänomenales Bewusstsein besitzt, nimmt nicht nur Reize auf, sondern erlebt sie auch. In diesem Sinne hat man phänomenales Bewusstsein, wenn man **etwa Schmerzen hat,** sich freut, **Farben wahrnimmt** oder friert.

Im Allgemeinen wird angenommen, dass Tiere mit hinreichend komplexer Gehirnstruktur ein solches Bewusstsein haben. Phänomenales Bewusstsein wurde in der *Philosophie des Geistes als Qualiaproblem thematisiert.* ***Bewusstsein als gedankliches Bewusstsein***: Ein Lebewesen, das gedankliches Bewusstsein besitzt, hat Gedanken. Wer also etwa denkt, sich erinnert, plant und erwartet, dass etwas der Fall ist, hat ein solches Bewusstsein. ***Bewusstsein des Selbst***: Selbstbewusstsein in diesem Sinne haben Lebewesen, die nicht nur phänomenales und gedankliches Bewusstsein haben, sondern auch wissen, dass sie ein solches Bewusstsein haben. ***Individualitätsbewusstsein*** besitzt, wer sich seiner selbst und darüber hinaus seiner Einzigartigkeit als Lebewesen bewusst ist und die Andersartigkeit anderer Lebewesen wahrnimmt. Man trifft es beim Menschen und andeutungsweise im Verhalten einiger anderer Säugetierarten an.

Wie entsteht Bewusstsein?

Teilhard de Chardin (1881-1955) war Jesuit und Wissenschaftler. Man könnte ihn als »Mystiker der Materie« bezeichnen. Vor allem wegen seiner Forderung nach einer Synthese von Wissen und Glauben, was seiner Meinung nach einen Übergang von einem statisch-dogmatischen zu einem dynamisch-offenen Weltbild ermöglichen würde. Sein wissenschaftliches Werk ist bis heute nur wenig bekannt. Aus diesem Grund wurde auch die grundsätzliche Bedeutung seiner Ideen nicht ausreichend wahrgenommen. In gewisser Weise erinnert sein Schicksal an das von Kopernikus, dessen wichtigste Bücher, und damit auch seine Ideen, ebenfalls erst nach seinem Tod veröffentlicht wurden. *De Chardin`s* wissenschaftliche Theorie ruht auf den **drei** Säulen:

der Idee von der »Innenseite der Dinge«, dem Bewusstsein;
der Vorstellung einer dynamischen Weltentwicklung;
der Synthese von Wissen und Glauben.

De Chardin nimmt einen »Weltstoff« an, die Materie, die aber im Gegensatz zur mechanistischen Anschauung besondere Eigenschaften zeigt. Dieser »Weltstoff« zeigt die Tendenz immer größere Komplexe zu bilden. Materie zeigt auch die ihr innewohnende Eigenschaft zur Selbstorganisation. Sie bildet von sich aus immer komplexere Systeme. Die Erklärung *De Chardin`s* für dieses Phänomen der Materie ist die sogenannte »Innenseite der Dinge«. *De Chardin* schreibt: „*Zwischen Materialisten und Spiritualisten, zwischen Deterministen und Finalisten dauert der Streit in der Wissenschaft immer noch fort. Meine Überzeugung ist, dass die beiden Auffassungsweisen nach einer Vereinigung verlangen, und dass sie bald in einer Art von Phänomenologie oder verallgemeinerten Physik vereinigen werden, wo man die Innensicht ebenso betrachten wird wie die Außenseite der Welt. Anders scheint es mir unmöglich, für das kosmische Phänomen in seiner Gänze eine ausreichende und zusammenhängende Erklärung zu finden, wonach die Wissenschaft doch streben muss. Die Dinge haben ihr inneres Sein, ihr »an sich«. Wir müssen unter dieser ersten mechanischen Schicht eine »biologische« Schicht annehmen, die zwar äußerst dünn, aber absolut unentbehrlich ist, um den Zustand des Kosmos in den folgenden Zeiten zu erklären. Ein Innen, ein Bewusstsein, und deshalb Spontanität; diese drei Ausdrücke meinen die gleiche Sache.*"

In einer Fußnote wird dann dieser wichtige Begriff des Bewusstseins näher erläutert: „*Hier wird der Ausdruck »Bewusstsein« in seiner allgemeinsten Bedeutung angewandt, um jede Art psychischer Äußerung zu bezeichnen, und zwar von den einfachsten Formen innerer Empfindung bis zum menschlichen Phänomen der reflektierten Erkenntnis."* Die damit gegebene Definition scheint aber noch nicht weitgehend genug, denn *de Chardin* sagt an anderer Stelle: *„....dass wir die Existenz dieses »Innen« (also von Bewusstsein) in diesem oder jenem Grade und seit jeher in der Natur voraussetzen müssen. Da der Stoff des Universums irgendwo eine Innenseite hat, ist er notwendigerweise von zweiseitiger Natur, und zwar in jedem Raum- und Zeitabschnitt: es gibt eine Innenseite der Dinge, die sich ebenso weit erstreckt, wie ihre Außenseite."*

Zusammenfassung:

- Der Stoff des Universums – die Materie – hat eine inhärente Eigenschaft zur Selbstorganisation.

- Alles Sein hat eine Innenseite, d.h. hat Bewusstsein.

- Es gibt keinen Bruch zwischen prävitalem und vitalem Sein.

Definitionsversuch von Bewusstsein

Normalerweise versteht man unter dem Begriff »Bewusstsein« das menschliche Bewusstsein. In den letzten Jahren hat sich die Verwendung des Wortes »consciousness« (deutsch: »Bewusstsein«) auch für andere Seinsformen eingebürgert. Auf der internationalen Cordoba-Konferenz 1979, die unter dem Titel »Wissenschaft und Bewusstsein« stand, stellten sich die Teilnehmer die Frage: „Hat ein Stein Bewusstsein?" Und die Antwort der Forscher, unter ihnen so renommierte Leute wie *David Bohm, Fritjof Capra, Olivier Costa de Beauregard, Brian Josephson, Paul Chauchard und Hubert Reeves*, lautete: „Ja, auch ein Stein hat Bewusstsein."

Die Ergebnisse der modernen Physik weisen uns darauf hin, dass es eine

Dimension unseres Seins gibt, in der

- es Synchronizität, d.h. »keine Zeit«,
- Nicht-Lokalität, d.h. »keinen Raum«,
- und Akausalität gibt.

Man kann auch sagen: Alles Sein scheint auf eine »seltsame Weise« untereinander verbunden zu sein. Ergebnisse aus der Biologie können uns nahebringen, dass alles Sein, letztendlich Bewusstsein ist. Wie kann man sich das vorstellen? Aus der Physik wissen wir, dass es nur eine Grundsubstanz gibt – die Energie. Mit der *Einstein`schen Formel E=mxc²* wurde gezeigt, dass auch Materie eine Energieform darstellt. Die Energie allein genügt aber zur Beschreibung der verschiedenen Daseinsstufen – Mineral, Pflanze, Tier, Mensch - nicht. Die Energie ist in jeder dieser Daseinsformen strukturiert – es sind Muster, es ist eine Ordnung, es ist »Information« vorhanden. Der Begriff der Information hat gerade in den letzten Jahrzehnten vor allem durch die Kybernetik gewaltig an Bedeutung gewonnen. Bereits von *Norbert Wiener*, einem der Väter der Kybernetik, wurde auf die Bedeutung des Informationsbegriffes für Physiologen, Soziologen und Psychologen – vor allem im Zusammenhang mit der Rolle der Rückkoppelung (Feedback) – hingewiesen.

Da alles „Sein" Energie ist, wird der Urstoff Energie die Grundlage für das Bewusstsein abgeben. Dann fehlt noch ein allgemeiner Begriff, der den Ordnungszustand eines bestimmten Energiezustandes angeben kann. Für diesen wird hier der Begriff der *Information I* gewählt, wobei gelten würde:

I = 0   Anfangszustand = Chaos

I = 1   Endzustand vollkommener Ordnung oder Harmonie

Diese Anfangs- und Endbedingung des Informationsgrades sollen sowohl für das Gesamtsystem als auch für jeden Teil des Systems gelten. Diese Annahme ist spekulativ, da über den vollkommenen Ordnungszustand wenig ausgesagt werden kann.

Wir können damit aber eine Beziehung zwischen Energie und Information herstellen. Diese trägt nur Symbolcharakter und stellt keine mathematische Formel dar, da über die Art des Zusammenhanges zwischen B und I keine Angaben gemacht werden können. Diese Beziehung soll symbolisch wie folgt dargestellt werde:

BEWUSSTSEIN = ENERGIE + INFORMATION

Im Bewusstsein manifestiert sich der Urstoff Energie auf allen Seinsebenen in der Form eines Ordnungsprinzips.

Bewusstsein – Energie – Medizin

Da es einen offensichtlichen Zusammenhang zwischen Energie als »Urstoff« des Universums mit der Information und dem Bewusstsein gibt, ist es nur naheliegend diese Beziehung auch für die Medizin anzunehmen. Es lassen sich verschiedene Ebenen biologischer Systeme unterscheiden, die verschiedenen therapeutischen Zugängen zugeordnet sind. Der Ebene der Organe entspricht beispielsweise die chirurgische Intervention, jener der Zellen, Moleküle und Atome die pharmakologische, und der Ebene der sub-atomaren Quanten entsprechen etwa die Homöopathie und quantenmedizinische Methoden. Umgekehrt stellen die Molekularinformation, die Zellinformation, die Organinformation etc. bis zur Gesamtinformation des Lebewesens hierarchische Ebenen von zunehmender Komplexität und zunehmendem Integrationsgrad des biologischen Informationsfeldes dar. Um diese Ordnung aufrecht zu erhalten muss jede Aktion sofort mit einer entsprechenden Reaktion beantwortet werden. Lebende Systeme befinden sich in einem polaren Spannungsfeld zwischen Ordnung und Chaos. Sie reagieren als *dissipitative Strukturen (I. Prigogine)* weit ab vom thermodynamischen Gleichgewicht und müssen zur Aufrechterhaltung ihres Ordnungszustandes mit ihrer Umgebung ständig Energie, Materie und Information austauschen. Um diese funktionelle und morphologische Kontinuität zu erreichen zeichnen sich lebende Systeme durch die Eigenschaft der Selbstähnlichkeit und der Fähigkeit zur Selbstorganisation aus.

Vor mehr als 40 Jahren wurde vom deutschen Biophysiker *F.A. Popp* die Bedeutung der Biophotonen (Wechselwirkungsquanten) für die Kommunikation lebender Zellen entdeckt. In den Jahren 1994 und 1995 wurde experimentell nachgewiesen (*F. J. Senekowitsch et alt., P.C.Endler et alt.*), dass diese biologischen Informationsfelder (Low Energy Bioinformation) digitalisiert werden können und als digitale Information, bei Übertragung auf Tiere oder Pflanzen, dieselbe Wirkung erzielen wie ihre materiellen Ausgangsstoffe (z.B. highly diluted Thyroxine).

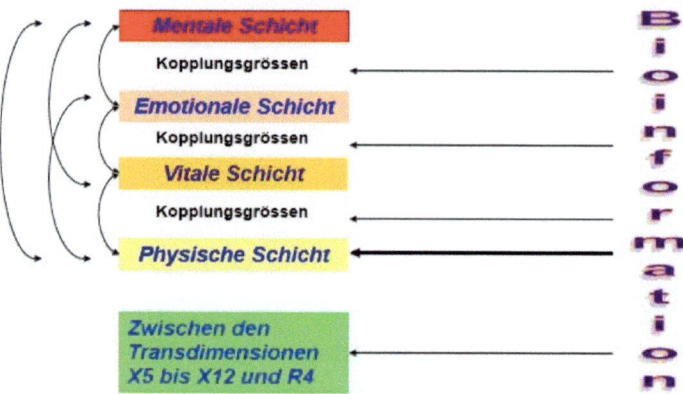

Abb. Modell 12 - dimensionales Universum nach Burkhard Heim

Welche Vorteile hat die Informationsmedizin gegenüber der konventionellen Medizin?

Durch die bereits beschriebene Beziehung *Bewusstsein = Energie + Information* wird klar, dass sowohl die informationsmedizinische Diagnostik als auch die informationsmedizinische Therapie am Ort der höchsten Vernetzung ansetzt, sie sind somit holistisch d.h. es werden obligatorisch psychosomatische Zusammenhänge berücksichtigt.

Die Funktion und das Zusammenspiel von Bewusstsein, Energie und Informationswirkungen werden vom modernsten Diagnose/Therapie-System (**B.E.A.Tsource®**, *Fa. BIREGS/Germany*) hochpräzise untersucht und dargestellt. Der Vorteil dieser Methode liegt klar auf der Hand. Jede Maßnahme (z.B. Therapie) und jede pathologische Veränderung wird in ihrer ganzheitlichen Auswirkung dargestellt. Das hat für die Individualisierung der Therapie eine enorme Bedeutung. Jede Informationswirkung setzt

Resonanz voraus. Ein Analphabet kann z.B. unmöglich auf einen Zeitungs-artikel reagieren, weil ihm die Resonanzfähigkeit auf die geschriebenen Worte fehlt. Diese von einer Resonanzkoppelung abhängige Wirkung birgt noch einen anderen Vorteil in sich – das Auftreten von therapeutischen Nebenwirkungen ist nahezu unmöglich. Anders als bei der Therapie mit unpräzisen chemischen Pharmazeutika oder der schlecht steuerbaren physikalischen Strahlentherapie, ermöglicht die Informationstherapie durch ihre Resonanzbeziehung höchste Präzision und Sicherheit in ihrer Anwendung.

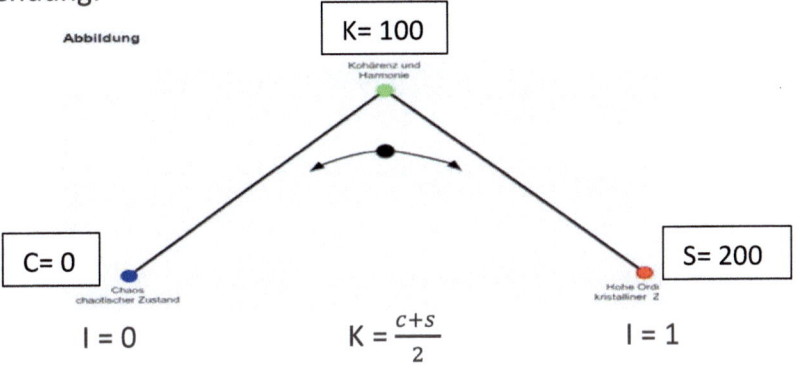

Abb.: Attraktormodell : I=Information; C=Chaos; S=Starre; K=Kohärenz (mit Erlaubnis der Fa.Biregs, **B.E.A.Tbiomonitor®**)

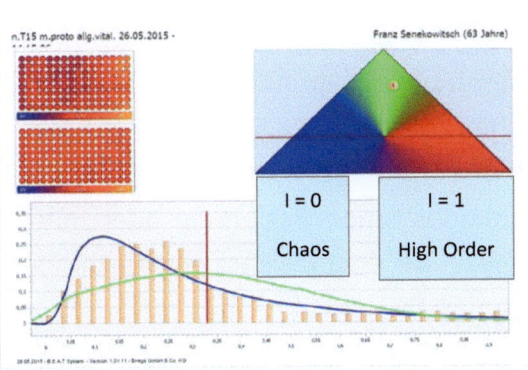

Abb.: Attraktordarstellung mit **B.E.A.Tbiomonitor** (mit Genehmigung der Fa.Biregs)

3 Einfluss sozialer Faktoren wie Angst, Unterdrückung und körperlicher Gewalt auf unsere Gesundheit?

Der britische Theoretiker, Physiker und Kosmologe *Stephen Hawking* sagte einmal, es gebe eine viel akutere Bedrohung als Asteroide, globale Seuchen und Riesenvulkane – nämlich unser eigenes Verhalten.

„Das menschliche Versagen, das ich am liebsten korrigieren würde, ist Aggression", sagte Hawking laut der Zeitung "Independent". „Für Höhlenmenschen hatte Aggression Überlebensvorteile, um mehr Essen, Territorium oder einen Partner ergattern zu können, mit dem man sich fortpflanzen kann. Aber jetzt könnte sie uns alle zerstören."

Hawking warnte, dass ein Nuklearkrieg zum Ende der Zivilisation und möglicherweise sogar zum Ende der menschlichen Rasse führen könne. Wir müssten Aggression durch Empathie ersetzen, was uns „zusammenbringen und in einen friedlichen Zustand versetzen würde", sagte er.

Nach einer Umfrage in Österreich, machen Friede und Gesundheit glücklich!

 In der großen Glücksumfrage, die im Auftrag der Regionalmedien Austria und den österreichischen Lotterien von Market durchgeführt wurde, wünschen sich die Österreicher für das Jahr 2019 vor allem immaterielle Dinge wie Frieden, eine funktionierende Beziehung oder mehr Freizeit. Geld spielt für das Glücklichsein der Österreicher eine nachrangige Rolle.

Unter den Top Ten der Wünsche für das kommende Jahr findet sich nur zweimal Handfestes: Der Wunsch nach mehr Geld schafft es auf Platz 3 und der Wunsch nach den eignen vier Wänden liegt im Mittelfeld auf Platz 6. Auf die Frage, was glücklich macht, fiel als häufigste Antwort die Gesundheit. Auch Zeit mit Familie und Freunden zu verbringen, macht glücklich.

Der Glaube ans Glück bleibt stabil: 2017 waren es 75 Prozent, heuer waren es 74 Prozent der Österreicher, die ans Glück glauben. Gleichbleibend ist auch die Zahl der Optimisten, als die sich auch 2018 wieder über die Hälfte der Befragten selbst bezeichnet. 24 Prozent sind Skeptiker und der Rest ist unentschlossen.

Zum Glauben ans Glück gehören auch Glücksbringer: Mehr als jeder Fünfte besitzt einen. Zu den beliebtesten Glücksbringern gehören religiöse oder spirituelle Symbole wie etwa Kreuze. In Kärnten sind Glücksbringer im Bundesländervergleich am meisten verbreitet.

Noch beliebter als Glücksbringer sind Glückszahlen. Fast ein Drittel gab an, eine zu haben. Die Glückszahl 13 wurde dabei am häufigsten genannt. Zum Glück gehört auch die Umwelt. So sind die Österreicher besonders stolz auf die Natur in ihrem Land, gefolgt von der heimischen Kultur und der Sicherheit im Land.

Für die repräsentative Umfrage führte das Marktforschungsinstitut Market 1.593 Online-Interviews mit Personen ab 16 Jahren im Zeitraum von 10. bis 23. Oktober 2018 durch (Quelle: meinbezirk.at).

Gesundheit ist Ganzheit

Eine friedliche Umgebung, gegenseitiger Respekt und Selbstbestimmung sind entscheidende Faktoren, uns gesund zu erhalten. Die Vorstellung, dass mit dem Abwenden brutaler Gewalt gegen einzelne und Gruppen, ausreichende Bereitstellung von Nahrungsmittel sowie freier Bildungszugang bereits ausreichende Garantie für eine gesunde Gesellschaft sei, ist theoretisch der richtige Ansatz. Leider sehen wir aber, dass die UNO-Menschenrechte in keinem Land unbeschränkt gelten bzw. umgesetzt werden.

Bisherige Friedensbemühungen fehlgeschlagen

Wie ein roter Faden zieht sich der Wunsch des Menschen nach Frieden durch unsere Geschichte. Die Geschichtsbücher allerdings bestehen aus der Aneinanderreihung der frustranen Versuche diesen Wunsch zu verwirklichen. Statistische Berechnungen stellen fest, dass seit 1.000 v. Chr. weltweit ca. 8.000 Friedensverträge geschlossen wurden, wobei keiner im Durchschnitt länger als 9 Jahre gehalten hat. Keine der bisher angewandten Friedensbemühungen – sei es mit militärischen Mitteln, durch diplomatische Verhandlungen oder wirtschaftlichen Druck – konnte einen dauerhaften friedlichen Zustand auf der Welt erzeugen.

Dauerhafter Friede wurde und wird nie durch militärische Macht und Waffengewalt herbeigeführt

Kurzfristig kann Gewalt durch den Einsatz von noch mehr Gewalt im Zaum gehalten werden, es wird dabei jedoch nicht die Ursache für den Ausbruch der Gewalt beseitigt. Kriege sind daher in jedem Fall ein sinnloses Verursachen von unvorstellbarem Leid, Zerstörung und Armut. Sie lassen keinen dauerhaften Frieden entstehen, sondern sie tragen bereits den Keim für den nächsten Konflikt in sich.

Stresszunahme hebt das Aggressionspotential

Es ist bekannt, dass Aggressivität, Gewaltbereitschaft und Kriminalität ganz allgemein in direkter Korrelation stehen mit dem Stressniveau bzw. der Stresstoleranz. Stress ist ein Phänomen, das den einzelnen Menschen aber auch eine Gruppe von Menschen, bzw. die gesamte Gesellschaft betreffen kann. Man spricht daher von individuellem und kollektivem Stress. Aggressive und kriminelle Handlungen nehmen zu, wenn das Stressniveau im Bewusstsein des einzelnen Menschen und in der Umgebung zunehmen. Die Ansammlung von Stress in der Gesellschaft senkt das Toleranzniveau, hebt das Aggressionspotential und verursacht damit einen Anstieg von Gewalt und Kriminalität - und führt schließlich zum Ausbruch kriegerischer Auseinandersetzungen. Es ist daher eine gefährliche Illusion weiterhin zu glauben, dass durch den Einsatz von militärischen oder diplomatischen Mitteln Gewalt und Aggressivität verhindert werden könnte.

„Kriege entstehen im Geist der Menschen"

Laut UNESCO Charta entstehen Kriege im Geist der Menschen - daher können sie auch nur dort verhindert werden. Die Grundlage einer friedlichen Welt sind einzelne friedliche Menschen. Das einzig wirksame neue Konzept einer sinnvollen Friedenspolitik kann daher nur im Abbau von Stress im Bewusstsein des einzelnen Menschen und der Gesellschaft als Ganzes bestehen.

Kollektivbewusstsein

So wie der einzelne Mensch sich in einem harmonischen oder disharmonischen, in einem geordneten oder ungeordneten, in einem gesunden oder kranken Zustand befinden kann, so kann auch eine Gruppe von Menschen – also ein Kollektiv – sich in einem geordneten oder ungeordneten, in einem harmonischen oder disharmonischen Zustand befinden. Dieses Phänomen wird als Kollektivbewusstsein bezeichnet. Es ist das „Klima", das in einer Gruppe, bzw. einer Gesellschaft vorhanden ist und es entsteht durch die Summe der Gefühle, Gedanken und Handlungen der einzelnen Menschen. Der Zustand des Kollektivbewusstseins ist entscheidend für die Lebensqualität der Menschen.

Pathophysiologische Aspekte von Stress

Stress und Burnout

Stress gilt als einer der gefährlichsten „Killer" unserer Zeit. Es sind nicht allein die Belastungen am Arbeitsplatz und in der Familie, sondern auch Mangel an gesunder Ernährung, Bewegung und sinnvoller seelisch/geistiger Entspannung, die uns in Summe krank machen. Herz-Kreislauferkrankungen, Allergien, Krebs und viele andere Erkrankungen können durch fehlenden oder mangelhaften Stressabbau auftreten. Dabei wäre es für jeden sehr einfach, sein Krankheitsrisiko zu senken. Neben gesunder Ernährung, ausreichender Trinkmenge und körperlicher Bewegung gilt vor allem das bioinformative Feedbacktraining als ideale Methode die körpereigenen Abwehrkräfte zu stärken. Ähnlich wie in der Homöopathie und Akupunktur werden auch bei dieser völlig neuartigen Therapieform biologisch wirksame Mikrosignale, die digital und absolut schmerzlos auf den Patienten übertragen werden, verwendet, um Spannungen zu lösen und das notwendige seelisch/körperliche Gleichgewicht wiederherzustellen. Die Optimierung des „inneren Arztes", wie die Selbstheilungskräfte auch bezeichnet werden, führt zu einer raschen und nachhaltigen Gesundung des Kranken. Das Einsatzgebiet der bioinformativen Feedback-Methode ist sehr breit gefächert, besonders günstige Ergebnisse lassen sich mit ihr bei chronischen Krankheiten wie z.B. Allergien, Migräne, anderen Schmerzzuständen und dem Burn-out-Syndrom erzielen.

Das bioinformative Feedbacktraining kann abhängig von der ärztlichen Beurteilung als Monotherapie oder zusammen mit anderen medizinischen Maßnahmen eingesetzt werden.

Endokrine Insuffizienz

Umweltfaktoren die unser Hormonsystem, egal ob substanziell als Umweltgifte oder durch psychosozialen Stress, belasten, können dieses hochkomplexe Steuersystem in seiner Funktion beeinträchtigen und damit gesundheitliche Störungen auslösen. Die Schilddrüse, die Nebennierenrinde und die Gonaden arbeiten nämlich nicht autonom, sondern werden durch _Releasinghormone_ in einem komplexen und damit störanfälligen Regelkreis mit Feedback-Mechanismus gesteuert. Wissenschaftliche Untersuchungen in der Vergangenheit haben gezeigt, dass physische und psychische Belastungen zu signifikanten neuroendokrinen, hormonellen und immunologischen Reaktionen führen können. Dabei dienen Hormone, Neurotransmitter und Zytokine als Signalvermittler in einem komplexen Netzwerk, das nicht nur der Steuerung einzelner Organfunktionen dient, sondern mit Reizvermittlung über die Blut-, Nervenbahn und Extrazellulärraum als ein ganzheitliches Kommunikationssystem fungiert. Es ist der Verdienst des Wiener Histologen _Alfred Pischinger_, der diese Vernetzung bereits in der Mitte des vorigen Jahrhunderts erkannt und im „System der vegetativen Grundregulation" beschrieben hat.

Die neuroimmunologische Forschung hat die Vernetzung neuroendokriner und immunologischer Regelkreise, das Zusammenspiel von Körper, Geist und Seele in den letzten Jahrzehnten durch neue wissenschaftliche Erkenntnisse bestätigt. So konnte in den 70er Jahren erstmals gezeigt werden, dass das autonome sympathische System und das neuro-endokrinologische System Immunreaktionen beeinflussen können. Führt eine Insuffizienz des Hypophysenvorderlappens zu einer reduzierten Ausschüttung an *adrenokortikotropem Hormon (ACTH)*, kommt es in der Folge zu einem Abfall der Cortisolproduktion. *ACTH* stimuliert die Freisetzung von *Glukokortikoiden*, *Mineralkortikoiden* und *androgenen Steroiden* aus der Nebenniere. *ACTH* wird vor allem bei physischem und psychischem Stress abgegeben, deshalb wird es auch als „Stresshormon" bezeichnet. Ein Mangel an *ACTH* mit konsekutiver Reduktion der Kortisolproduktion führt zu einer eingeschränkten Stressantwort. Die Folge sind Adynamie, Müdigkeit, Bradycardie und Hypotonie. Ein chronischer *ACTH-Mangel* kann zu degenerativen Krankheiten wie Allergosen, Dermatosen, Resistenzschwäche und Arteriosklerose führen.

Die Insuffizienz des Hypophysenvorderlappens bedingt auch häufig die verminderte Ausschüttung der Gonadotropine *LH (Luteinisierendes Hormon)* und *FSH (Follikelstimulierendes Hormon)*. *LH* und *FSH* kontrollieren die Gonadenfunktion. *LH* stimuliert bei der Frau die Östrogen- und Progesteronproduktion im Ovar, löst in der Zyklusmitte die Ovulation aus, stimuliert die Umwandlung des Follikels in das Corpus luteum und regt die Bildung von Progesteron durch den Gelbkörper an. *FSH* stimuliert die Follikelreifung und zusammen mit LH die Östrogenproduktion im Ovar. Beim Mann stimuliert *LH* die Testosteronproduktion in den *Leydig-Zellen*, während *FSH* für die Reifung der Spermatozoen notwendig ist.

Ein Mangel an Gonadotropinen führt bei beiden Geschlechtern zu einer Unterfunktion der Keimdrüsen mit entsprechenden Folgen.

Die Nebenierenrinde (NNR) bildet drei Gruppen von Steroiden: *Glukokortikoide (Cortisol)*, *Mineralkortikoide (Aldosteron)* und *Sexualsteroide (Androgene)*. Glukokortikoide stimulieren u.a. den Energiestoffwechsel (Katabolie). Sie liefern Substrate für den Intermediärstoffwechsel und führen zum Abbau von Knochen, Bindegewebe und Muskeln. Mineralkortikoide dienen der Aufrechterhaltung der Natrium-Kalium-Konzentration und des Extrazellulärvolumens. Die Androgenproduktion der NNR ist sehr gering (5%).

Die bedeutungsvollste Gruppe der Nebennierenrindenhormone sind die Glukokortikoide. Ein Mangel führt zur Appetitlosigkeit, Gewichtsverlust, Hypokaliämie, Hypoglykämie, Hypotonie, chronischer Schwäche, leichter Ermüdbarkeit, Amenorrhoe und anderen Ausfallserscheinungen. Die übliche Lebhaftigkeit des Stoffwechsels und der Psyche scheint reduziert. Auf somatischer Ebene kann es zu Allergosen, Dermatosen, Schleimhautentzündungen, Leberfunktionsstörungen und Abwehrschwächen kommen.

Neurobiologische Aspekte von Stress und Angst

Das menschliche Gehirn enthält in seinem Aufbau die ganze Evolutionsgeschichte von den einfachsten Tierarten bis zum Menschen. Es besteht im Wesentlichen aus den Teilen: Hirnstamm - Kleinhirn - Mittelhirn - Zwischenhirn - Großhirn (Endhirn).

Das limbische System als Zentrum der Affekte

Das *limbische System* hat sich aus dem Riechhirn (Rhinencephalon, olfaktorischer Lappen) entwickelt und umringt den oberen Teil des Hirnstamms. Es weist einen äußeren und einen inneren Ring auf. Im engeren Sinn umfasst es folgende Teile: *Amygdala (Mandelkern), Hippocampus, Mammillarkörper des Hypothalamus, Septum, Fornix, Gyrus cinguli (cingulärer Kortex) und Bulbus olfactorius*.

Das *limbische System* steht in enger Verbindung mit vielen anderen Hirnregionen (*frontaler Kortex, Hypothalamus, Thalamus, Stammganglien, Locus coeruleus und Formatio reticularis im Hirnstamm*), sodass eine Vernetzung der angstaktivierenden Systeme gegeben ist.

Ohne unsere bewusste Aufmerksamkeit verarbeiten unsere Sinnesorgane alle Reize außerhalb und innerhalb unseres Körpers. Sobald etwas Ungewöhnliches passiert, wird über das *ARAS* (Aufsteigendes retikuläres Aktivierungssystem) unsere Aufmerksamkeit aktiviert und infolgedessen unser Denken, Fühlen und körperliches Reagieren in Gang gesetzt. Es kommt zu einer Alarm- oder Bereitstellungsreaktion. Der Körper wird in Bruchteilen einer Sekunde auf Reaktionsbereitschaft geschaltet, vermittelt über das motorische und autonome Nervensystem.

Sobald die äußere oder innere Gefahr identifiziert, beseitigt oder erträglich erscheint, lässt die Aktivierung der Aufmerksamkeit wieder nach. Zwischen Angst und Gedächtnis besteht eine enge Beziehung. Bei der *posttraumatischen Belastungsstörung* zeigt sich das traumatische Wiedererinnern als Wiedererleben der extremen Bedrohungssituation.

Angst ist häufig mit bildhaften Erinnerungen verknüpft, wodurch die Unmittelbarkeit emotionaler Reaktionen gewährleistet ist.

Der Mandelkern im limbischen System als Angstzentrum

Die *Amygdalakerne* sind von zentraler Bedeutung bei der Entstehung von Furcht und Angst. Neben der direkten Beeinflussung aktiviert die Amygdala den Kortex auch in indirekter Weise über Verbindungen zu den Erregungssystemen im Gehirn, die die Wachsamkeit und Aufmerksamkeit und damit das Erregungsniveau des Kortex steuern. Vier Erregungssysteme im Hirnstamm aktivieren bei neuen bzw. bedeutsamen Reizen den ganzen Bereich des Vorderhirns, indem die entsprechenden Axon-Endknöpfe jeweils einen Neurotransmitter (Acetylcholin, Noradrenalin, Dopamin oder Serotonin) ausschütten.

Ein fünftes Erregungssystem mit dem Neurotransmitter Acetylcholin befindet sich im Vorderhirn in der Nähe der Amygdala. Dieses Erregungszentrum besteht aus dem *Basalkern* und ist besonders wichtig. Bei Gefahr aktiviert die *Amygdala* den *Basalkern*, der im ganzen Kortex Acetylcholin ausschüttet.

Mandelkern und *Hippocampus*, die tief im medialen Teil des Temporallappens liegen, waren die wichtigsten Teile des primitiven Riechhirns, aus dem sich im Rahmen der Evolution der Kortex und der Neokortex entwickelt haben.

Nach *Abraham Maslow* gehört das Bedürfnis nach Sicherheit zu den menschlichen Grundbedürfnissen. Normalerweise lernt der Mensch im Laufe seiner Kindheit und Jugend, dass seine Bedürfnisse nach Sicherheit und Schutz vor Gefahren befriedigt werden. Eine Ausnahme bilden hier Kinder, die von ihren Eltern vernachlässigt, misshandelt oder missbraucht wurden.

Nach einem Trauma scheinen diese Grundüberzeugungen oft in Frage zu stehen. Die Welt erscheint nun feindselig, unberechenbar und chaotisch. Die Überzeugung, dass die Welt verlässlich ist, geht verloren. Symptome können sowohl direkt nach Erleben des Traumas als auch mit einer Verzögerung von vielen Jahren oder Jahrzehnten auftreten.

Schwierigkeiten, ins spätere Leben zurückzufinden

Viele Menschen haben nach einem Trauma Schwierigkeiten, ihr altes Leben wieder aufzunehmen. Oft fällt es schwer, Beziehungen und soziale Kontakte, wie auch Hobbys und frühere Interessen weiterzupflegen. Es gibt Statistiken, nach denen jeder vierte Obdachlose auf Amerikas Straßen Veteran eines Krieges ist.

Körperliche Beschwerden

Traumatisierte Menschen befinden sich in einer Art ständiger Alarmstimmung, weil die Erregungsschwelle im ZNS nach einem Trauma abgesenkt ist und bereits kleine Belastungen eine nachhaltigere und stärkere Erregung auslösen können.

Erhöhte Sterblichkeit

Wolff (1960) fand in einer Studie an ehemaligen Gefangenen des Zweiten Weltkrieges heraus, dass innerhalb der ersten sechs Jahre nach der Freilassung neunmal so viele dieser Menschen an Tuberkulose starben, wie es im Zivilleben zu erwarten wäre. Die Raten für Todesfälle durch gastrointestinale Erkrankungen, Krebserkrankungen und Herzerkrankungen waren ebenfalls erhöht.

4 Informationsmedizinische Methoden

Ziel normaler Zellkommunikation ist immer die optimale Durchführung aller körperlichen, geistigen und seelischen Prozesse (Homöostase d.h. Ausgewogenheit aller Lebensvorgänge). Die Zellkommunikation übermittelt laufend Zustandsdaten aller Körperzellen und regelt deren Anpassung an die aktuellen Anforderungen. Krankheit bedeutet immer eine massive und anhaltende Störung dieses seelisch - geistig - körperlichen Informationsflusses. Unser Organismus befindet sich zeitlebens in einem Prozess zwischen Chaos und Ordnung (Modell der Laserschwelle). Hochwertige Energie wird über unsere Nahrungsmittel aufgenommen, in minderwertige Wärmeenergie umgewandelt und diese an die Umgebung abgegeben. Ständig ist das körpereigene Regulationssystem bemüht, den hohen Ordnungsgrad aufrechtzuerhalten. Diese fortwährende Arbeit sichert uns eine stabile Reaktionsbasis unserer körperlich-geistig-seelischen Einheit und damit den physiologischen (normalen) Ablauf aller Körpervorgänge.

Treten nun kurzfristig starke (akute Erkrankung) oder über einen längeren Zeitraum weniger starke (chronische Erkrankung) Störungen auf, so wird die Stabilität unseres Regulationssystems abnehmen und immer mehr chaotische, unvorhersagbare Reaktionen auftreten. Das anwachsende Chaos löst in unserem Körper eine Alarmreaktion aus, die immer in ganz bestimmter Form abläuft: Jeder Schädigungsreiz ab einer bestimmten Größe verursacht einen Schock (Krankheit), der im Idealfall durch geeignete, in Phasen verlaufende, Regulationsmaßnahmen von unserem Organismus selbst überwunden wird. Ist jedoch der Schädigungsreiz (z.B. Viren, aber auch psycho-soziale Belastung etc.) zu groß oder der Körper zu schwach, um den akuten Schock (akute Erkrankung) zu überwinden, so wird als registrierbares Resultat eine bleibende krankhafte Störung (chronische Erkrankung) bestehen bleiben. In der Regel werden die Organe mit den größten Vorbelastungen zuerst mit Funktionsstörungen reagieren. Bleibt das Störsignal weiter bestehen, werden von ihm in einer Art Dominoeffekt auch die nächst schwächeren Organsysteme erfasst und in ihrer normalen Funktion beeinträchtigt. Die Schwerpunkte der „Störsignale" können im körperlichen wie auch im psychischen Regulationsverhalten (z.B. Depression) liegen.

Gemeinsam ist allen krankmachenden Störungen die Tatsache, dass sie durch ihre chaosfördernde Wirkung den Informationsfluss zwischen den einzelnen Organsystemen nachhaltig behindern. Von dieser internen Kommunikationsstörung ist aber auch der Informationsaustausch mit der Umwelt und damit das anpassungsgerechte Verhalten des Gesamtorganismus betroffen. Folge davon kann eine erhöhte Unfallwahrscheinlichkeit („Unfallpersönlichkeit") oder, allgemein gesagt, eine gesteigerte Störungs- und Erkrankungsbereitschaft sein.

Aurachirurgie
Desiree Pfundner

Die Gesellschaft für biophysikalische Medizin in Bad Liebenzell widmet sich vor allem der Erforschung von Informationen als Auslöser für Erkrankungen. Dieser Ansatz geht davon aus, dass es vor der Erkrankung eines Organs immer eine gestörte Funktion geben muss, der wiederum eine gestörte Information vorausgeht. Es geht um die Übertragung von Information, damit sich gestörte Funktionsabläufe normalisieren und chronische Krankheiten verbessern, ja oft sogar ausheilen können.[1]

Die Aurachirurgie stellt eine Form der modernen „Informationsmedizin" dar, bei der durch „Operationen" in der Aura die in dieser gespeicherte Information verändert und dadurch Heilung im physischen Körper in Gang gesetzt wird.

Was ist die „Aura"?

Jedes Atom eines jeden Stoffes besteht aus Elektronen und Protonen, die sich in ständiger Bewegung befinden. Diese Elektronen und Protonen sind elektrische und magnetische Energieschwingungen. Also hat alles, was eine atomare Struktur hat, auch ein Energiefeld. Dieses Energiefeld wird auch als Aura bezeichnet.

Die menschliche Aura ist das Energiefeld, das den physischen Körper umgibt. Sie ist dreidimensional und umhüllt den ganzen Körper in einer ovalen, elliptischen Form, wenn der Mensch gesund ist.[2]

Jede Aura hat ihre eigene, einzigartige Frequenz, es gibt keine zwei völlig identischen Energiefelder.[3] Sie verändert Form und Farbe je nach physischem und seelischem Zustand des Menschen oder auch aufgrund äußerer Einflüsse, denen sie ausgesetzt ist.

Durch die natürliche Interaktion zwischen zwei Energiefeldern nimmt die menschliche Aura Energien auf, die von außen kommen: das kann die Energie von Pflanzen oder Tieren oder von unbelebter Materie wie Kristallen sein, ist aber natürlich auch die Energie der Nahrungsmittel und Getränke, die wir zu uns nehmen. Diese Energien werden im Körper in körpereigene Stoffe umgewandelt.

Die Aura eines Menschen interagiert naturgemäß auch mit den Aurafeldern anderer Menschen. Sie gibt wegen ihrer elektromagnetischen Eigenschaften Energie ab und nimmt Energie von außen auf. Bei einem Zusammentreffen zweier Menschen kommt es zu einer energetischen Veränderung der Aura. [4]

Die Aura des Menschen setzt sich aus zwei Komponenten zusammen. Zur Einen zählen die Energie-Emanationen des physischen Körpers selbst, die elektrische, magnetische, elektromagnetische und akustische Felder sowie Hitze- und Lichtfelder umfassen.[5] Die zweite - und für die Aurachirurgie relevante - Komponente des Aurafeldes betrifft die Energien der sog. „feinstofflichen Körper". Diese feinstofflichen Körper sind Energieschichten von unterschiedlicher Dichte und Ausdehnung, die den physischen Körper umgeben und ihn durchdringen.

Jede dieser feinstofflichen Körperschichten (Auraschichten) hat eine weitere Ausdehnung und höhere Schwingungsfrequenz als die vorige. Sie durchdringen einander und tauschen ihre Informationen untereinander durch Schwingungen aus.

Je nach System werden unterschiedlich viele (meistens 3 bis 9) Schichten dieses feinstofflichen Körpers beschrieben, die zum Teil eng mit den sieben Hauptchakren verbunden sind. Sie beinhalten auch die energetischen Informationen des physischen Körpers und bilden somit für sich ein Abbild des Menschen. Sie enthalten aber auch Informationen aus früheren Leben (siehe weiter unten), womit auch Erlebnisse und Erfahrungen aus vergangenen Zeiten ständig energetisch gegenwärtig sind.

Für die Aurachirurgie sind vorrangig der Ätherkörper, der Emotionalkörper und auch der Kausalkörper von Bedeutung:

Der Ätherkörper umgibt den physischen Körper seiner Form entsprechend in einem Abstand von wenigen Zentimetern. In ihm sind alle Körperteile und Organe auch feinstofflich angeordnet. Physische Empfindungen, sowohl angenehme als auch schmerzhafte, aber auch Sinneswahrnehmungen wie Riechen oder Schmecken sind an den Ätherkörper gebunden.

Ist der Ätherkörper stark, fühlt man sich „energiegeladen", ist der Ätherkörper jedoch schwach, fühlt man sich insgesamt kraft- und lustlos. Werden Organe nicht richtig versorgt und erkranken, wird auch der Ätherkörper an der Stelle, wo sich das kranke Organ befindet, geschwächt. Das kann vom Aurachirurgen erspürt werden und ihm wichtige Hinweise liefern.

Der Emotionalkörper folgt ebenfalls in etwa dem Umriss des physischen Körpers, jedoch sind weder Körperteile noch Organe in ihm abgebildet, vielmehr ist er der Spiegel unserer Gefühle. In ihm schlagen sich Gedanken, Gefühle, Erinnerungen und Emotionen nieder. Er durchdringt sowohl den physischen Körper als auch den Ätherkörper, wobei seine Struktur viel „feinflüssiger" ist als die des ätherischen Körpers. Auf diesen Teil der Gesamtaura beziehen wir uns übrigens, wenn wir empfinden, dass eine Person „gute oder schlechte Schwingungen" aussendet.

Da der Emotionalkörper nicht nur als den Körper durchdringende Energieschicht sondern auch über das limbische System mit unserem Körper verbunden ist, haben Emotionen auf diesem Weg direkten Einfluss auf unser körperliches Wohlbefinden: Sorgen, Ängste, Kränkungen, unterdrückte Gefühle oder gar Traumata führen zu Störungen oder Blockaden im Emotionalkörper, was auch in den benachbarten Auraschichten und damit im „Energiehaushalt" zu einer energetischen Störung oder gar Stagnation führen kann. Diese Störungen und Blockaden können sich wiederum auf körperlicher Ebene als Beschwerden oder Krankheiten manifestieren.

Unsere Emotionen wiederum werden von Gedanken erzeugt, von unseren (Be)Wertungen einer Situation, eines Erlebnisses oder einer Handlung. Damit sind - neben Umwelteinflüssen - immer (auch) unsere Gedanken ursächlich für unser körperliches Befinden und Krankheiten. Der Mensch muss beachten, dass auch die Muster seiner Aura auf alles, worauf seine Gedanken auch immer gerichtet sein mögen, ausgerichtet sind. Die Aura verändert die Frequenz entsprechend der Gedanken und wirkt damit auf den physischen Körper ein. Energie folgt der Aufmerksamkeit.

Im Emotionalkörper ist auch unser „feinstoffliches Gedächtnis" lokalisiert, das nicht nur psychische Muster sondern auch Erinnerungen gespeichert hat. Diese Erinnerungen können auch aus früheren Leben oder auch dem morphogenetischen Feld (siehe weiter unten) stammen; Gerhard Klügl nennt solche Erinnerungen, die über die „Antenne" des limbischen Systems empfangen werden, und deren Auswirkungen „karmische Muster".[6]

Der Kausalkörper

Die Aufgaben des Kausalkörpers sind die Regulierung des Energieflusses zwischen der Aura und dem umgebenden Raum sowie Schutz und Hülle für die darunterliegenden feinstofflichen Körper. Er steht mit der geistigen Ebene in Verbindung.

Die Aura sehen

Sehr wahrscheinlich war es früher mehr Menschen als heute möglich, die Aura zu sehen. Das ergibt sich u.a. aus unzähligen künstlerischen Darstellungen des Menschen aus verschiedensten Epochen, in denen diese von einem Strahlenkranz, glänzendem Lichtschein oder einem Lichtfeld (meist im Kopfbereich) umgeben sind.

Heute ist es eher die Ausnahme, dass ein Mensch „aurasichtig" ist. Deshalb wurden wohl auch im Laufe der Zeit verschiedene Methoden entwickelt, um die Aura sichtbar zu machen.

Die in jeder einzelnen Zelle unseres Körpers gespeicherten Erlebnisse und Erfahrungen sind ebenso wie unsere Gedanken und Emotionen letztlich reine Energie und schwingen (daher) in einer bestimmten Frequenz. Diese Frequenzen können gemessen und in Bilder „übersetzt" werden.

Die erste Fotografie einer Aura wurde bereits 1891 von Nicola Tesla gemacht. Diese Art der Aurafotografie wurde durch den kalifornischen Ingenieur Guy Coggins, selbst aurasichtig, von 1980 bis 1992 so lange weiterentwickelt, bis seine Kamera die Aura so wiedergab, wie er sie sehen konnte. Es gelang ihm, die Kamera und entsprechende Sensoren so in Einklang zu bringen, dass diese mit Hilfe von Biofeedbacktechnologie das Energiefeld, das jeden Körper umgibt, abbildet: Der Proband legt seine Hände auf zwei Sensorplatten, mittels derer die abstrahlende Energie gemessen wird. Diese Messdaten werden sofort von einem eingebauten Computer weiterverarbeitet. Die gemessenen Schwingungen ordnet der Computer der entsprechenden Farbschwingung zu und sendet sie zur Kamera. Dort werden sie auf ein Sofortbild belichtet.[7]

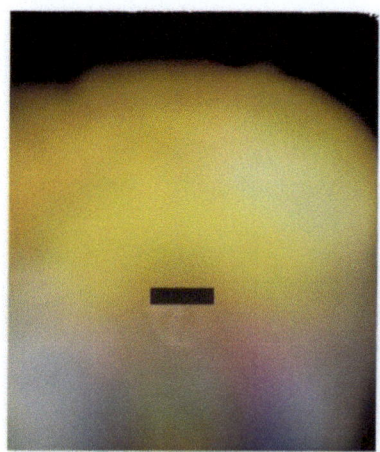

Abb.: Aurafotografie

Ein anderes (fotografisches) Verfahren zur Sichtbarmachung der Aura entwickelte das sowjetische Ehepaar Valentina und Semyon Kirlian aus Russland ab dem Jahr 1937, auch wenn es damals ausschließlich wissenschaftlichen Zwecken diente: Die nach ihnen benannte „Kirlianfotografie" ist eine Hochspannungsfotografie, die elektrische Koronaentladungen (vorwiegend über die Fingerspitzen) als Lichterscheinung sichtbar macht. Blockaden energetischer Leitbahnen im Körper zeigen sich auf diesen Abbildungen als Unterbrechungen oder Löcher des dargestellten Umrisses des Körpers.

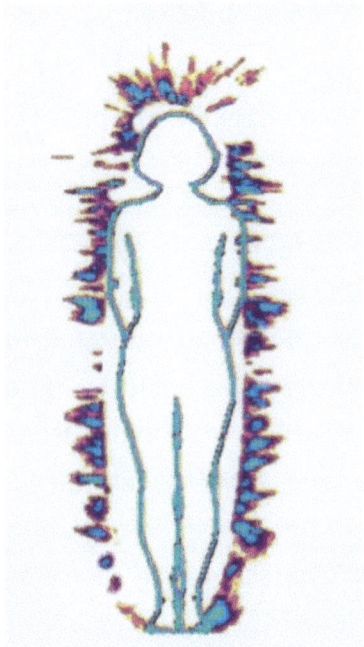

Abb.: Kirlianfotografie eines Klienten mit Schmerzen im Hüft- und linken Kopfbereich

Morphogenetische Felder

Die Aura interagiert aber nicht nur mit unserer Umwelt, sondern auch mit den sog. „morphogenetischen Feldern".

Nach Rupert Sheldrakes Überlegungen sind Systeme oder „Organismen" auf allen Ebenen der Komplexität in hierarchischer Weise organisiert. Er bezeichnet diese Systeme als morphische Einheiten. Die morphische Einheit einer höheren Ebene ist imstande, die Anordnung der Teile, aus denen sie besteht, zu koordinieren. Das tut sie durch den Einfluss ihrer morphogenetischen Felder auf die morphogenetischen Felder ihrer untergeordneten morphischen Einheiten.[8]

Die Orbitale von Elektronen um einen Atomkern betrachtet er als Strukturen innerhalb des morphogenetischen Feldes des Atoms; sie lassen sich durch die Schrödinger-Gleichung beschreiben. Nach der Quantenmechanik kann die genaue Umlaufbahn eines Elektrons nicht bestimmt werden, sondern nur die Wahrscheinlichkeit, mit der es an bestimmten Stellen zu finden ist. Die Orbitale werden daher als Wahrscheinlichkeitsverteilungen im Raum angesehen, weshalb auch die morphogenetischen Felder als Wahrscheinlichkeitsstrukturen bezeichnet werden.

Übergeordnete Wahrscheinlichkeitsstrukturen haben Einfluss auf untergeordnete Strukturen und verändern die Wahrscheinlichkeitsstrukturen dieser Felder, somit die Wahrscheinlichkeit von möglichen Ereignissen in diesem Feld.[9]

Morphische Felder stehen in Beziehung zu materiellen Systemen. Über morphische Felder ist aber auch das bewusste Selbst direkt mit der äußeren Umgebung und den Zuständen des Körpers verbunden, sowohl bei Wahrnehmungsprozessen als auch bei bewusst kontrollierter Aktivität.[10]

Das bedeutet anders ausgedrückt: Nimmt man in fokussierter Weise Einfluss auf ein (bestimmtes) (übergeordnetes) morphogenetisches Feld, kann man Materie beeinflussen und den Eintritt von Ereignissen (zumindest) „forcieren".

Sheldrake stellt aber darüber hinaus auch die Hypothese auf, dass morphische Resonanz (ein System gerät unter den Einfluss einer alternierenden Kraft, die mit seiner natürlichen Schwingungsfrequenz übereinstimmt) ungeachtet einer zeitlichen oder räumlichen Distanz unvermindert wirksam bleibt.[11] Dies wiederum ist für das Entstehen und auch Lösen karmischer Muster von Bedeutung.

Karma und „karmische Muster"

Der aus dem Sanskrit stammende Begriff „Karma" bezeichnet ein spirituelles Konzept, nach dem jede Handlung - physisch wie geistig - unweigerlich eine Folge hat, die nicht unbedingt im gegenwärtigen Leben wirksam werden muss, sondern sich möglicherweise auch erst in einem zukünftigen Leben manifestiert. In den indischen Religionen ist die Lehre des Karma mit der Gültigkeit eines Ursache-Wirkungs-Prinzips auf geistiger Ebene, auch über mehrere Lebensspannen hinweg, verbunden. Auch im Hinduismus und Buddhismus bezeichnet der Begriff die Folgen und Wirkungen aller Handlungen und Gedanken in jeder Hinsicht, insbesondere die Rückwirkungen auf den Handelnden selbst. Karma entsteht demnach durch eine Gesetzmäßigkeit und nicht als Strafe durch einen Gott.[12]

Karmische Muster

Nach dem Prinzip der karmischen Muster können Beschwerden oder auch Krankheiten durch negative oder traumatische Erinnerungen ausgelöst werden, die in unserer Aura aus diesem oder früheren Leben gespeichert sind oder über das morphogenetische Feld in die Aura „geladen" wurden. Sie manifestieren sich früher oder später auf körperlicher Ebene, dies nicht nur wegen des Einflusses der feinstofflichen auf den physischen Körper, sondern auch, weil sie gelöst werden „wollen" und auf diese Weise auf sich „aufmerksam machen".

Zu den von Gerhard Klügl so genannten karmischen Mustern zählen unter anderem diverse, vor allem früher übliche, Hinrichtungsarten oder auch Auswirkungen eines Lebens als Sklave. Sie alle verursachen relativ spezifische körperliche Beschwerden, die sich nahezu bei allen Betroffenen in gleicher oder sehr ähnlicher Weise zeigen.

Karmische Muster aufzulösen hilft nicht nur, den physischen Körper von Beschwerden zu befreien, sondern auch, damit zusammenhängende seelische Belastungen, auch unbewusster Natur, hinter sich zu lassen. So haben Menschen, die zB Erfahrungen als Sklave durchlebt haben, oftmals ein „Thema" mit Ungerechtigkeit, Demütigung oder Hilflosigkeit.

Sowohl für das Lösen karmischer Muster als auch für erfolgreiche aurachirurgische Maßnahmen ist die Resonanz des Klienten (unabdingbare) Voraussetzung.

Resonanz

Der Begriff Resonanz (von lateinisch resonare „widerhallen") stammt ursprünglich aus der Akustik, wo er das Mitschwingen von Saiten bei Tönen geeigneter Tonhöhe beschreibt. In Physik und Technik wird darunter das (verstärkte) Mitschwingen eines schwingungsfähigen Systems bei Anregung durch eine äußere Kraft verstanden. Resonanzen werden in der Technik oft ausgenutzt, um eine bestimmte Frequenz herauszufiltern oder zu verstärken. Synonyme für Resonanz sind neben Widerhall und Mitschwingen (u.a.) die Begriffe Reaktion, Echo, Antwort, Zustimmung, Akzeptanz, Verständnis, Wechselwirkung, aber auch Konzentration und Aufmerksamkeit.

Wie sich somit schon aus dem Begriffsverständnis ergibt, bedeutet Resonanz auch im Zusammenhang mit der Aurachirurgie das Einverständnis und „Mitmachen" des Körpersystems des Klienten. Ohne diese Resonanz ist Aurachirurgie wenig sinnvoll, da zum Einen diese Resonanz als „Erlaubnis" des Körpers anzusehen ist, dass überhaupt Veränderungen (durch dem Aurachirurgen) vorgenommen werden dürfen, eine Erlaubnis, die unbedingt zu respektieren ist. Zum Anderen signalisiert die Resonanz während der Behandlung, dass der Körper aktiv die Veränderungen zulässt und verarbeitet. Nicht zuletzt bedeutet das Mitschwingen des Klienten, dass quasi die „doppelte Aufmerksamkeit" auf die Heilung gerichtet ist. Während der aurachirurgischen Arbeit dient die Resonanz auch der Kontrolle, ob die richtigen Maßnahmen in ausreichendem Maße gesetzt werden.

Als Resonanz im Zusammenhang mit der Aurachirurgie sind jegliche Empfindungen des Klienten während der Sitzung anzusehen, sei es das

Verspüren von Wärme oder Hitze, Druck, Kitzeln, Stechen oder Ziehen, unabhängig von der Intensität der Empfindungen. Viele Klienten nehmen auch plötzlich Bilder und Gefühle wahr, die wichtige Hinweise zur Behandlung oder Lösung liefern können.

Die – im Allgemeinen eintretende – Resonanz kann weder erzwungen noch suggeriert werden. Sie ist keine Einbildung, da sie auch zu körperlichen Reaktionen führt, wenn der Klient nicht sehen kann, was der Aurachirurg gerade macht, und tritt auch unabhängig von der Einstellung des Klienten zur Aurachirurgie oder seinen Überzeugungen ein.

Eine aurachirurgische Sitzung

Am Beginn einer Sitzung wird die Aura abgetastet. Energieblockaden sind spürbar und in Entsprechung der Körperhöhe, auf der sie sich befinden, nun erst einmal grob einer Körperstelle oder einem Organ bzw. speziellen Beschwerden zuordenbar. Auf diese Weise kann sich der Aurachirurg einen ersten Eindruck verschaffen. Durch das Abtasten der Aura wird auch erkennbar, ob karmische Muster vorliegen.

Der nächste Schritt ist in weiterer Folge das Auflösen der karmischen Muster. Eine Behandlung von Beschwerden, ohne zuvor die vorhandenen karmischen Muster zu lösen, ist nicht sinnvoll, da Beschwerden, die von karmischen Mustern verursacht oder mitverursacht werden, dann entweder gar nicht verschwinden oder aber recht bald wiederkommen – die Ursache dafür wurde ja nicht behoben.

Wenn das Ausführen bestimmter Handbewegungen, wie z.B mit der Handfläche einer Hand dem Hals des Klienten nähern (eine Testbewegung für das „Erhängen") bei diesem Reaktionen auslöst (z.B ein Engegefühl am Hals), besteht das – getestete – karmische Muster bei ihm. Sehr wahrscheinlich hat er die zugehörigen „Symptome" (beim „Erhängen" zum Beispiel, dass er keine Schals, enge Krägen oder Rollkrägen mag) ebenfalls.

Mit einem kinesiologischen Test wird sodann abgefragt, ob der Körper bereit ist, das Muster aufzulösen. Zeigt sich im kinesiologischen Test die notwendige Resonanz, kann das Muster aufgelöst werden. Kommt es zu keiner resonanten Reaktion, steht der Auflösung des Musters entweder ein Schweigegelübde entgegen, das vorweg aufgelöst werden muss, oder der Körper hat andere „Prioritäten".

Wenn Resonanz besteht, wird das Muster aufgelöst, indem – im weiteren Sinn – das Erlebnis oder dessen Folgen rückgängig gemacht werden: In diesem Beispiel wird der Strick, den der Klient noch um den Hals spürt, ab- und aufgeschnitten und entfernt. Anschließend werden noch körperliche Veränderungen, die üblicherweise mit der Tötungsart einhergehen (im Fall des Erhängens eine Verschiebung der Halswirbel) wieder in Ordnung gebracht, indem diese (in der Aura) korrigiert werden. Danach wird kinesiologisch nachgetestet, ob das Körperbewusstsein die Auflösung erfasst hat.

Auf diese Weise können mehrere verschiedene karmische Muster aufgelöst werden. Der Körper zeigt im Allgemeinen (nur) jene vorhandenen karmischen Muster an, deren Auflösung vorrangig erfolgen soll; irgendwann geht er in der Testung nicht mehr in Resonanz, auch wenn alle Beschreibungen und Symptome des Klienten dafür sprechen, dass noch ein oder

mehrere andere karmische Muster vorhanden sind. Der Körper „weiß",
wieviel Veränderung er auf einmal verkraften kann.

Wenn sich keine karmischen Muster mehr zeigen, wird die Sitzung mit
„rein" aurachirurgischen Maßnahmen fortgesetzt. Mit Hilfe eines Anato-
miebuches oder eines Modells, manchmal auch in der Aura selbst, wird in
der Region, in der der Klient Beschwerden hat, zunächst getestet, ob eine
Resonanz zum Aurachirurgen besteht. Diese zeigt sich in Form einer (ech-
ten) körperlichen Reaktion auf Berührungen oder Druck, die der Aurachirurg jedoch nicht auf den physischen Körper, sondern nur im Buch, am
Modell oder in der Aura ausübt. Besteht eine solche Resonanz, wird entsprechend der Beschwerden bzw. des erwünschten Zustandes am Buch,
dem Modell oder in der Aura des Klienten gearbeitet.

Dabei werden durchaus auch echte chirurgische Instrumente verwendet
oder ein Laser eingesetzt. Knorpel werden geglättet, fehlende (frische)
Zellen oder notwendige Flüssigkeiten aufgebracht, Bandscheiben aufge-
füllt, Sehnen gelockert, Muskeln mit Akupunkturnadeln entspannt, Wirbel
eingerichtet oder Gallensteine entfernt. Obwohl der Klient selbst dabei
körperlich in keiner Weise berührt wird, spürt er im Allgemeinen jede einzelne Maßnahme an und in seinem Körper mehr oder weniger deutlich
und kann den Aurachirurgen dadurch auch bei seiner Arbeit unterstützen,
indem er Rückmeldungen gibt. Immer wieder wird während der Behandlung über die Resonanz getestet, ob die Beschwerden noch gespürt werden. Erst wenn keine Reaktion mehr erfolgt, der Klient auf Druck im Buch
etc keine Resonanz mehr zeigt, wird die Behandlung beendet, weil dann
das gewünschte Ergebnis erzielt worden ist.

Am Ende einer aurachirurgischen Sitzung steht noch die Auflösung von „ewigen Eiden und Gelübden", sowie das Auflösen von Schuld. Beides kann ebenfalls Ursache für Beschwerden oder Einschränkungen sein: Auch wenn beim Patienten der Wille zur Heilung vorhanden ist, können Programme auf der emotionalen Ebene die Heilung verhindern. Diese hindernden Programme können aus einem vor langer Zeit geleisteten „ewigen" Eid resultieren oder Folge einer Schuldüberzeugung sein. Die Auflösung dieser Bindungen ist ein wichtiger Schritt auf dem Weg zur Heilung.

Zusammenfassung

Da die Aura den physischen Körper nicht nur wie eine Hülle umgibt, sondern ihn auch durchdringt, wirken nicht nur Einflüsse auf den Körper auch auf die Aura, sondern auch umgekehrt. Hier setzt die Aurachirurgie an: durch Veränderung der bestehenden Informationen im Energiefeld lassen sich Veränderungen im physischen Körper bewirken.

Ein gut geschulter Aurachirurg ist in der Lage, feinstofflich gespeicherte Informationen in der menschlichen Aura zu erfassen. Bei entsprechender Resonanz zwischen Aurachirurg und Klienten können diese Informationen „therapeutisch" genutzt und so verändert werden, dass Heilung in Gang kommen kann. Dazu richtet der Aurachirurg seine Aufmerksamkeit auf die Lösung des gesundheitlichen Problems und setzt die notwendigen Schritte oder Impulse, um die Informationen in der Aura des Klienten zu verändern. Der physische Körper wird der geänderten Information in der Aura folgen und auf physischer Ebene dementsprechend Heilung in Gang setzen.

Die Aurachirurgie kann somit als Informations- oder auch energetische Medizin betrachtet werden, die sich auf die Suche nach der Ursache körperlicher Beschwerden macht und diese durch Umprogrammierung von Informationen im Energiefeld des Menschen und damit der Herbeiführung physischer Veränderung konzentriert.

Fußnoten:

1 PD Dr. med. habil. Albrecht Hempel in Gerhard Klügl & Tom Fritze: Quantenland. Ein Leben als Aurachirurg, Arkana, München 2012, S15

2 Ted Andrews: Die Aura sehen und lesen. Feinstoffliche Energien wahrnehmen und deuten, Schirner Verlag, Darmstadt, 2004, S 17

3 Ted Andrews, aaO, S 274 Ted Andrews, aaO, S 29

5 Ted Andrews, aaO, S 22

6 Gerhard Klügl & Tom Fritze, aaO, S 99

7 Rositta Virag: Aura-Fotografie,GELA, 2003, S 14

8 Rupert Sheldrake: Das schöpferische Universum. Die Theorie der morphogenetischen Felder und der morphischen Resonanz, Nymphenburger,   München, 1981, 2008, S 117

9 Rupert Shelddrake, aaO, S 126f

10 vgl. Rupert Sheldrake, aaO, S 272

11 Rupert Sheldrake, aaO, S 143

12 Wikipedia

Craniosacrale Osteopathie
Desiree Pfundner

„Panta rhei – alles fließt" verkündete schon Heraklit im Zusammenhang mit seiner Lehre von der Einheit aller Dinge. Alles fließt und ist in Bewegung. Bewegung ist Leben. Leben ist Rhythmus.

Gerät man aus dem Takt, wird eine Bewegungsabfolge gestört, Bewegung eingeschränkt, ist ein ungehinderter Fluss nicht mehr möglich. Ein Stau entsteht. Sind Bewegung und Beweglichkeit im Körper eingeschränkt, können die Flüssigkeiten des Körpers (zB Blut, Lymphe) ihre Funktionen nicht mehr ausreichend erfüllen. Die Folge ist eine Einschränkung der Nährstoff- und Sauerstoffversorgung der Gewebe einerseits und ein verminderter Abtransport von Giftstoffen andererseits. Das Gewebe verliert seine Vitalität, Körper und Immunsystem werden geschwächt, Krankheiten können Fuß fassen.[1]

Überblick

Im Körper existiert außer der Atmung und dem Herzschlag ein weiteres System, das rhythmische Bewegungen ausführt und verursacht: Das craniosacrale System. Es ist eng verbunden mit dem Nervensystem, dem Hormonsystem, dem Lymphsystem und dem Bewegungsapparat. Es interagiert mit all diesen Systemen, ist ihnen möglicherweise sogar übergeordnet.

Das craniosacrale System umfasst äußerlich die knöchernen Teile des Schädels (Cranium), die Wirbelsäule und das Kreuzbein (Sacrum). Innerlich umfasst es die verschiedenen Hirn- und Rückenmarkshäute und das Hirn- und Rückenmarkswasser (Liquor cerebrospinalis), das rhythmisch fließt. Es ist ein homöostatischer, interner regelnder Mechanismus zur Aufrechterhaltung des bestmöglichen Gleichgewichts der Körperstrukturen, des optimalen Funktionierens der Organe, der Erhaltung der Gesundheit und Förderung der Selbstheilung des Organismus.

Osteopathie

Die klassische Osteopathie umfasst manuelle Techniken an Muskeln, Faszien, Knochen und Gelenken sowie die Behandlung von Organen (viszerale Osteopathie). Sie wurde von Andrew Taylor Still (1828-1917) begründet, der – unzufrieden mit den Methoden der Ärzte der damaligen Zeit – ein ganzheitliches System entwickelte. Er verstand unter Gesundheit ein harmonisches Zusammenwirken von Körper, Seele und Geist und entwickelte drei Prinzipien der Osteopathie:

1. Der Körper ist eine Einheit
Alle Teile des physischen Körpers, der Geist und die Seele sind miteinander verbunden und stehen in Wechselbeziehung zueinander. Alle Zellen, Gewebe und Organe des Körpers arbeiten zusammen und sind als eine Einheit anzusehen, im gesunden wie auch im kranken Zustand. Die einzelnen Teile formen ein lebendiges Ganzes, das mehr als die Summe seiner Teile darstellt.[2]

2. Der Körper verfügt über selbstregulierende Kräfte und die Fähigkeit, sich selbst zu heilen und gesund zu erhalten

Er ist ständig bestrebt, zu entgiften, krankmachende Einflüsse zu bekämpfen oder zu kompensieren, und auszugleichen.

3. Struktur und Funktion beeinflussen sich wechselseitig

Als Struktur werden die knöchernen, muskulären, faszialen, viszeralen und neuralen Strukturen und selbst die Körperflüssigkeiten im Sinne einer beweglichen Struktur des Organismus bezeichnet. Eine normale Struktur und ein physiologischer Spannungszustand der gesamten Körpergewebe sind notwendig, um seine optimale Funktion zu gewährleisten. Demgegenüber können abnorme strukturelle Veränderungen zu einer Verschlechterung der Funktion wie z.B. zu einer verminderten lokalen Durchblutung von Geweben oder zu einer gestörten Verdauung führen, sodass es über lange Sicht zu krankhaften Erscheinungen kommen kann. Das Muskel-Faszien-Skelett-System ist dabei von besonderer Bedeutung für den Osteopathen. Die Gefäßsysteme und Nerven bieten nach Still ein integrierendes und unterstützendes Gerüst für den Gesamtorganismus.[3]

Diese drei Prinzipien der Osteopathie gelten natürlich auch für die craniosacrale Osteopathie.

Die eigentliche osteopathische Behandlung ist manuell und hat das Ziel, durch einen minimalen Eingriff, insbesondere am Muskel-Faszien-Skelett-System, ursächliche mechanische und strukturelle Hindernisse zu beseitigen, um auf die Physiologie des Körpers einzuwirken und ihm die Selbstkorrektur und die Heilung zu ermöglichen.

Entstehung der craniosacralen Osteopathie

Ein Teilgebiet der klassischen Osteopathie ist die craniosacrale

Osteopathie (Cranium = Schädel, Sacrum = Kreuzbein), die in den 1930er Jahren von William Garner Sutherland (1873-1954) entwickelt wurde: Ausgehend von der Überlegung, dass jede Form eine Funktion erfüllt, und fasziniert von den Schädelnähten (Verbindungsflächen zwischen Schädelknochen), vermutete er, dass die Schädelnähte gelenkartig funktionieren und somit Bewegungen ermöglichen, auch wenn die Anatomiebücher lehrten, dass die Schädelnähte verknöchern würden und deshalb der Schädel ein unbewegliches Ganzes sei.

In jahrzehntelangen Studien fand er – häufig durch Selbstversuche, u.a. mit Hilfe eines selbst konstruierten Helms – heraus, dass Druck auf verschiedene Schädelteile sowohl körperliche als auch psychische Folgen hatte: Die Einschränkungen der Schädelnähte führten nicht nur zu Kopfschmerzen, sondern auch zu Halluzinationen, Seh- und Hörstörungen und sogar zu Persönlichkeitsveränderungen. Er analysierte die Bewegung jedes einzelnen Knochens im Schädel und entwickelte das noch heute gültige biomechanische Zahnradmodell. Darüber hinaus erfühlte er langsame, rhythmische Bewegungen des Schädels, die ihn an die Lungenatmung erinnerten. Weil dieses neu entdeckte System alle weiteren Körperfunktionen reguliert, nannte Sutherland es den „primär respiratorischen Mechanismus" und bezeichnete es als „Atem des Lebens".

Von der Knochenebene gelangte er zur Membranebene und entdeckte, dass die Schädelknochen durch Membranen im Schädel miteinander verbunden sind. Er erkannte, dass die Hirn- und Rückenmarkhäute die Bewegung der Schädelknochen koordinieren und bezeichnete sie deshalb als „reziproke Spannungsmembran".

Schließlich wandte er sich auch noch den fluiden (von lateinisch *fluidus* „fließend") Bestandteilen des Körpers zu, insbesondere dem Liquor cerebrospinalis (Gehirn-Rückenmarks-Flüssigkeit), und stellte fest, dass er durch feine Impulse auf die Fluida Einschränkungen fester Körperstrukturen lösen konnte.

Aus all seinen Forschungen, Untersuchungen und Experimenten entwickelte er im Laufe der Zeit eine neue Behandlungsmöglichkeit, nämlich die craniosacrale Osteopathie, für deren Wirkung er physiologische Gründe ausgearbeitet hatte. Die Bezeichnung „craniosacrales System" weist besonders auf die funktionelle Einheit zwischen Schädel (Cranium) und Kreuzbein (Sacrum) im primär respiratorischen Mechanismus hin.

Durch John E. Upledger und weitere Osteopathen wurden unterschiedliche Formen der kranialen Osteopathie in weiterer Folge auch einer breiteren Öffentlichkeit bekannt. Upledger hatte einem Kollegen bei einem operativen Eingriff assistiert, bei dem einem Patienten ein Kalziumflecken von der spinalen Dura (Rückenmarkshaut) entfernt werden sollte. Seine Aufgabe während der Operation bestand darin, die Häute des Rückenmarks mittels Pinzetten ruhig zu halten, eine Aufgabe, die er außerordentlich schwierig fand, da die Membran des anästhesierten Patienten zu seiner großen Überraschung und Sorge in ihrer Bewegung fortfuhr. Dieses bemerkenswerte Ereignis fesselte seine Aufmerksamkeit und bildete den Anfang seiner langen Forschung und Faszination in Bezug auf craniosacrale Arbeit.[4]

Der craniosacrale Rhythmus

Der Schädel besteht aus 22 Schädelknochen, die untereinander über 100 Verbindungen bilden.[5] Diese Schädelnähte verwachsen und verknöchern nicht völlig, sondern bilden gelenkartige Verbindungen zwischen den

Schädelknochen, sodass eine Art „biomechanisches Zahnradsystem" entsteht. Die gelenkartigen Verbindungen ermöglichen den Schädelknochen minimale Bewegungen in einem messbaren Bereich zwischen 40 Mikron und 1,5 mm. Das scheint nicht viel zu sein, jedoch ist die Bewegung des Trommelfells beim Mithören eines ruhigen Gespräches noch wesentlich kleiner (nämlich kleiner als der Durchmesser eines Wasserstoffatoms) und reicht dennoch aus, um die Knochen des Innenohrs zu aktivieren.[6]

Auch die Hirnhäute (Membranen) im Inneren des Schädels bewegen sich. Da sie sich nach dem großen Hinterhauptsloch als Rückenmarkhäute bis zum Kreuzbein am Ende der Wirbelsäule fortsetzen, bewegt auch dieses sich im Rhythmus mit. Die Funktion der Membranen besteht darin, die rhythmischen Impulse aufzufangen, an die Schädelknochen zu übertragen und so die unwillkürliche Bewegung der Schädelknochen zu koordinieren. Sie sind in der Lage, auf funktionelle Anforderungen adäquat zu reagieren, und gewährleisten, kontrollieren und begrenzen die einheitliche Bewegung der Schädelknochen und des Kreuzbeins.[7]

Die Hirn- und Rückenmarksflüssigkeit (der Liquor) bewegt sich langsam und rhythmisch im Schädel und im Rückenmarkskanal, an Ebbe und Flut erinnernd.[8]

Alle diese Bewegungen gemeinsam ergeben eine physiologisch unwillkürliche, rhythmische Bewegung, den craniosacralen Rhythmus (auch „Primäratem"). Er ist mit ca. 6-12 Zyklen pro Minute im ganzen Körper spürbar. Dieser Rhythmus besteht unabhängig von Herz- und Atemrhythmus; er ist darüber hinaus bereits beim Fötus vorhanden und bleibt nach dem Tod noch etwa 15 bis 20 Minuten spürbar.

Es gibt verschiedene Theorien, durch welche Strukturen die Primäratmung verursacht und/oder gesteuert wird; eine endgültige Klärung ist jedoch bis heute nicht möglich gewesen.

(Aus)Wirkungen des craniosacralen Systems

Zunächst bedeutet die – uneingeschränkte/freie - natürliche Bewegung der Schädelknochen Raum und Eigenbewegung im gesamten Gehirn:

Die Hirnnerven erhalten mehr Raum, besonders ihre Ein- und Austrittsstellen, die schon durch Stress eingeengt werden können. Bereits die kleinste Druckentlastung der Hirnnerven lässt diese besser funktionieren. Dies wirkt sich auf die Verarbeitung und Integration aller motorischen, sensorischen und sensomotorischen Reize und Reizübermittlungen positiv aus.

Von der Weitung ihrer Ein- und Austrittstellen im Schädel profitieren auch die Hirnarterien und Venen. Die uneingeschränkte Blutversorgung ist von großer Wichtigkeit für die zahlreichen Hirnfunktionen.[9]

Auch das Membransystem bleibt elastisch und der Liquor kann ungehindert fließen. Der Liquor wird in den Hirnventrikeln (kommunizierende Hohlräume im Schädel) aus dem Blut produziert und erneuert sich etwa alle 5 -7 Stunden komplett. Er ist lebenswichtig für Gehirn und Rückenmark: Er schützt das Gehirn, indem er einen „Wasserpolster" bildet, der von außen einwirkende Kräfte verteilt und dämpft. Er dient der Ernährung und dem Stoffwechsel der Nervenzellen und stellt das „Fortbewegungsmittel" der Immunzellen dar.

Durch die Bewegungen von Schädelknochen und Gehirn wird auch das Hormonsystem stimuliert. Hormone sind Botenstoffe, die wichtige Körperfunktionen, sowie Verhalten und Empfindungen des Menschen beeinflussen. Das Entspannen der Schädelknochen und Hirnhäute regt zB die Hypophyse, die Epiphyse und den Hypothalamus an und fördert dadurch ein gut abgestimmtes und vitales Hormonsystem.[10]

Sowohl an den Schädelöffnungen als auch in den Zwischenwirbellöchern durchqueren alle aus- oder eintretenden Nerven, die Hirn- bzw. Rückenmarkshaut (Dura) und werden dabei von dieser für eine kurze Strecke umhüllt. Diese Umhüllungen setzen sich außerhalb des Schädels bzw. der Wirbelsäule in faszialen Nervenscheiden fort, die die Nerven auf ihrem gesamten Weg im Organismus umhüllen. Diese Nervenscheiden sind bis zu einem gewissen Grad beweglich. Der craniosacrale Rhythmus wird über sie und Muskelketten von den Öffnungen an der Schädelbasis und der Wirbelsäule zu Hals-, Brust-, Bauch- und Beckenfaszien und schließlich auf den gesamten Körper übertragen.[11] Durch die Entspannung von Muskeln, Faszien und Bindegewebe profitiert der gesamte Körper.[12]

Austauschprozesse bestehen auch in das lymphatische System. Nach Sutherland haben diese Austauschprozesse große physiologische Bedeutung.[13]

Demgegenüber können abnorme strukturelle Veränderungen zu einer Verschlechterung der Funktion wie z.B. zu einer verminderten lokalen Durchblutung von Geweben oder zu einer gestörten Verdauung führen, sodass es über lange Sicht zu krankhaften Erscheinungen kommen kann.[14]

Die craniosacrale Therapie kann nicht nur körperliche Blockaden lösen, sondern stärkt u.a. das vegetative Nervensystem, das wichtige Organfunktionen stimuliert und kontrolliert, die unwillkürlich und unbewusst ablaufen: Dazu gehören die quer gestreifte Herzmuskulatur, die meisten Drüsen und die glatte Muskulatur, die in vielen Organen vorhanden ist.[15] Sie begünstigt eine freie Atmung und sorgt auch für eine gut funktionierende arterielle und venöse Durchblutung.[16]

Die verbesserte Gesamtkörperregulation und die Harmonisierung von Sympathikus und Parasympathikus, des vegetativen und des sozialen Nervensystems, stärken das Immunsystem.[17]

Über das Körperliche hinaus...

Craniosacrale osteopathische Arbeit in ihrer heutigen Form ist in ihrer Anwendung aber nicht nur manuell, sondern auch energetisch:

Im 21.Jahrhundert sind Intelligenz und Geist als „Bewusstseinsfeld" akzeptiert - ein Feld, das nicht durch unsere Haut begrenzt wird, sondern mit jedem Bewusstsein, mit dem wir in Kontakt treten, verknüpft ist, es beeinflusst und von ihm beeinflusst wird.[18]

Dieses Energiefeld und der physische Körper sind letztlich eins[19], das Energiefeld ist nur der am wenigsten dichte Teil dieser Einheit, der physische Körper der dichteste Teil. Beide beeinflussen einander wechselseitig, dh wird das Energiefeld verändert, verändert sich auch der Körper und umgekehrt. Darüber hinaus ist nicht nur jede Zelle im Körper vom Feld durchdrungen, sondern jedes Körperteil ist auch ein „Hologramm" des Ganzen; deshalb können wir das Ganze durch seine Vertretung im einzelnen Teil erreichen.[20]

Nach Hugh Milne ist die „kraniale Welle" eine Ausdrucksform des Geistes und reagiert sensibel auf umliegende Felder.[21]

Da die Quantentheorie besagt, dass die Anwesenheit eines Beobachters das Verhalten subatomarer Partikel verändert, verändert also auch die Anwesenheit/Präsenz eines Therapeuten das Energiefeld des Klienten und damit auch dessen kraniale Welle. Streng genommen geschieht dies mit oder ohne Berührung; ein kranialer Knochen muss nicht berührt werden, wenn seine Bewegung verändert werden soll. Schon die Tatsache, dass man den Knochen wahrnimmt, kann dessen Feld und so auch seine Bewegung verändern.[22] Daraus folgt: Präsenz ist wichtiger als Technik.[23]

Die Fähigkeit, das Bewusstsein willentlich auf beliebige Teile eines Körpers zu richten, bedeutet, den Fokus des Feldes verändern zu können. Fred Wolf beobachtete, dass das Atom bis zu jenem Augenblick, in dem ein Beobachter ein Atom sieht, eine unbegrenzte Anzahl von möglichen Positionen gleichzeitig einnimmt. Unter Beobachtung schrumpfen alle Möglichkeiten zu einer einzigen Wirklichkeit zusammen. Bewusstsein verwandelt somit Strukturen, sowohl unsere eigenen als auch diejenigen von Menschen, mit denen wir in Kontakt kommen.[24]

Visionäre Cranio-Sacral-Therapie berücksichtigt diese Umstände und macht sie sich zunutze: Über die Veränderung eines Feldes durch gezielte Fokussierung des Bewusstseins auf craniale Strukturen können diese wieder ins Gleichgewicht gebracht werden.

Zusammenfassung

Die craniosacrale Osteopathie ist eine sanfte, aber umfassende Methode, um Muskeln und Bindegewebe zu entspannen, für einen freien Fluss des Liquors und eine freie Bewegung der Hirn- und Rückenmarkshäute sowie der Schädelknochen zu sorgen und damit zahlreiche lebenswichtige Funktionen zu unterstützen. Sie ist wichtig für Regeneration und Gesunderhaltung, aber auch heilungsunterstützend bei der Therapie von Beschwerden, Syndromen und Krankheiten.

Fußnoten:

1 Torsten Liem: Kraniosakrale Osteopathie. Ein Praktisches Lehrbuch, Hippokrates Verlag, Stuttgart, 5. Aufl. 2010, S 2
2 Torsten Liem, aaO, S 4
3 Torsten Liem, aaO, S 6
4 Hugh Milne: Aus der Mitte des Herzens lauschen. Eine visionäre Annäherung an die Craniosacralarbeit, Verlag Via Nova, Petersberg 1999, Bd 1, S 77

5 Torsten Liem, aaO, S 22

6 Hugh Milne, aaO, S 22

7 Torsten Liem, aaO, S 22

8 Daniel Agustoni: Cranioscral-Rhythmus. Praxisbuch zu einer sanften Körpertherapie, Kösel-Verlag, München, 2. Aufl. 2009, S 34

9 Daniel Agustoni, aaO, S 48

10 vgl. Daniel Agustoni, aaO, S 58

11 vgl. Torsten Liem, aaO, S 26

12 Daniel Agustoni, aaO, S 47

13 Torsten Liem, aaO, S 21

14 vgl. Torsten Liem, aaO, S 2

15 Daniel Agustoni, aaO, S 50

16 Daniel Agustoni, aaO, S 47f

17 Daniel Agustoni, aaO, S 62

18 Hugh Milne, aaO, S 81

19 vgl. Hugh Milne, aaO, S 21

20 Hugh Milne, aaO, S 22

21 Hugh Milne, aaO, S 102

22 Hugh Milne, aaO, S 102

23 Hugh Milne, aaO, S 18

24 Hugh Milne, aaO, S 103

Aromatherapie

Aromatherapie ist die Behandlung von Befindlichkeitsstörungen und Erkrankungen mit ätherischen Ölen. Sie ist Bestandteil der Phytotherapie (Pflanzenheilkunde) und Teil komplementärmedizinischer Methoden. Der deutsche Gesetzgeber definiert als Aromatherapeuten Personen, die im Besitz der Erlaubnis zur beruflichen Ausübung der Heiltätigkeit sind – also Ärzte und Heilpraktiker. Die Aromatherapie ist in Deutschland in einer berufsergänzenden Ausbildung zu erlernen. Die Verwendung von Duftstoffen in Privathaushalten ist schon längst üblich geworden, auch wenn selten das Wort Aromatherapie dafür herangezogen wird. Erkältungsbä-der, Geruchspflaster, Massageöle und Duftlampen sind Beispiele dafür. Aromatherapie wird auch als ergänzende Erweiterung für den Whirlpool angeboten. Dabei werden dem aufgeheizten Wasser Duftstoffe beige-mengt, die durch die ständige Umwälzung durch Düsenpumpen beson-ders gut während des Bades aufgenommen werden können.

Duftstoffe allgemein können in verschiedenen Weisen auf den menschli-chen Körper einwirken:

- Der Geruchssinn wird angesprochen; dies führt zu einer Sinnes-wahrnehmung mit all den damit verbundenen Nebeneffekten (Ge-fühlseindruck, Erinnerung, reflektorische Beeinflussung verschie-dener Körperfunktionen, etc.). Ein Beispiel hierfür ist die Aromatherapie-Massage: Sie ist die wichtigste Methode der Aro-matherapeuten auf dem Sektor der alternativen Gesundheits-pflege. Wesentlich geprägt wurde dieses Anwendungsgebiet von der Französin Marguerite Maury: Sie untersuchte die Wirkung von Aromen, wenn sie auf die Haut aufgetragen werden. Dies erfordert Kenntnisse zur Anatomie und Massage sowie über die Eigenschaf-ten der einzelnen ätherischen Öle.
- Nach Einnahme oder Inhalation können ätherische Öle auch eine direkte Wirkung auf die Organe haben. Lavendelöl soll zum Bei-spiel beruhigend wirken, Thymian aktivierend, Jasminöl stark spas-molytisch, sedativ, antidepressiv, Orangen- und Zitronenöl sollen die Stimmung aufhellen.
- „biologischer Antibiose": Einige ätherische Öle besitzen antibioti-sche Eigenschaften, wodurch sie sich gut für die Prophylaxe und zur Behandlung leichterer Infekte eignen. Neben den reinen

Aromaölen eignen sich hierfür auch bestimmte Heilkräuter und Gewürze, wie Thymian, Salbei und Zitronenmelisse. Besonders häufig findet diese Therapieform Verwendung bei der Behandlung von Erkältungskrankheiten, wofür sich neben der oralen Einnahme ganz besonders die gezielte Inhalation, wie auch eine Anreicherung der Raumluft über Verdunstung eignen.

- Es ist auch möglich, Öle direkt (mit Vorsicht zu genießen) oder verdünnt (2%ige Mischung auf ein Trägeröl z. B. Olivenöl) auf die Haut aufzutragen. Ätherische Öle, die in Reinform auf die Haut aufgetragen werden können sind z. B. Zitrone (bei Warzen) oder Lavendel (zeigt bei Verbrennungen und Brandblasen sehr gute Wirkung), auch Immortelle soll auf Wunden Aufgetragen eine wundreinigende, heilungsfördernde und -beschleunigende Wirkung haben. Wirkstoffe von ätherischen Ölen, die in einer Massage verwendet wurden, lassen sich bereits nach 15 Minuten im Urin der behandelten Person nachweisen.

Schon immer hat man versucht mit Pflanzen Krankheiten zu heilen und so im Laufe der Zeit in den verschiedenen Kulturen immer wieder dieselben Pflanzen auf, die Heilung versprechen sollen. Bei vielen Indianerstämmen als auch in Russland verwendete man die kanadische Blutwurzel (Sanguinaria canadensis) gegen Karzinome. Einige Bestandteile von ätherischen Ölen zeigen antitumorale Aktivität: *Sclareol (Diterpen des Muskatellersalbeis Salvia sclarea)* wirkt gut gegen Leukämiezellen. Auch *Myrrhe* besitzt einen antikarzinogenen Effekt und *Bergamottin* in Bergamotte und Zitrone hemmt tumorfördernde Substanzen. Limonen wird im Körper zu *Perillyl-Alkohol* metabolisiert und findet man in *Lavendel, Pfefferminze* und *Krause Minze. Perillyl- Alkohol* bewirkt im Tierversuch eine Wachstumshemmung von Tumoren der Brust, des Kolons, der Haut, der Lunge, des

Pankreas und der Leber. Die Tumorzellen werden dabei auch zu einer höheren Differenzierung angeregt. Die häufigsten Nebenwirkungen der Strahlen- und Chemotherapie sind Übelkeit, Erbrechen, Obstipation, Depression, Erschöpfung, stechende Schmerzen, das Gefühl brechender Knochen, Lymphödeme, Strahlenschäden, Haarausfall und Schlaflosigkeit. Bei richtiger Auswahl, Dosierung, Mischung und Anwendungsform kommt es in all diesen Bereichen zu nachhaltigen Erleichterungen. Auch Appetitlosigkeit und ein verändertes Geschmacksempfinden zählen zu den Nebenwirkungen, die durch Antiemetika vermindert werden können. Auch in ätherischen Ölen befinden sich starke antiemetische Substanzen, die sowohl allein als auch komplementär genützt werden können. Eine Aromatherapie kann vor einer Behandlung oder auch erst danach begonnen werden. *Aloe-Vera- Gel* oder *Tamanu (Calophyllum inophyllum)* werden gemischt. Außerdem eignen sich der *Asiatische Wassernabel (Centella asiatica)* und der *Gemeine Beinwell (Symphytum officinale)* für die lokale Linderung und fördert die Heilung von Strahlenschäden. Auch Alopezie wird durch ätherische Öle vermindert. Hier wird eine Mischung aus *Jojoba und Traubenkernöl* mit den ätherischen Ölen *Thymian, Rosmarin. Lavendel* und *Zeder* verwendet.

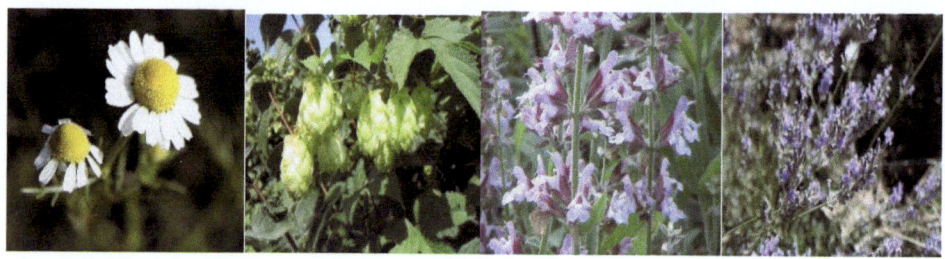

Abb.: Kamille   Hopfen   Salbei   Lavendel
Quelle: Wikipedia

Bachblüten

Bei Bachblüten handelt es sich um pflanzliche Extrakte, mit denen man als störend empfundene Gefühle und Zustände wie *Ängste, Depressionen, Stress, Nachdenklichkeit* oder ein *geringes Selbstwertgefühl* behandeln kann.

Der Erfinder war *Dr. Edward Bach* (1886-1936), der diese Blüten und ihre heilenden Kräfte zum ersten Mal entdeckte und ihnen seinen Namen gab. Bereits vor 70 Jahren vertrauten viele Menschen auf die positive Wirkung von Bachblüten und man beobachtete, dass sogar Kinder durch die heilenden Kräfte Genesung finden können. Ängste vor Prüfungen, vor dem Fliegen, Konzentrationsprobleme oder auch Schuldgefühle lassen sich durch die Gabe von Bachblüten aus der Welt räumen.

-

Die Wirkung von Bachblüten

Was Bachblüten so beliebt macht ist vor allem die Eigenschaft, dass man negative Gefühle in den positiven Gegenpol umwandeln kann. Hat beispielsweise jemand Angst vor dem Fliegen, so kann er durch die Einnahme bestimmter Bachblüten dafür sorgen, all die Ängste zu vergessen und das Schöne am Fliegen zu erkennen. Es ist wichtig zu wissen, dass negative Emotionen nicht etwa unterdrückt werden, sondern in ihr positives Gegenstück geändert werden. Somit kann Versagensangst in ein höheres Selbstvertrauen verändert werden.

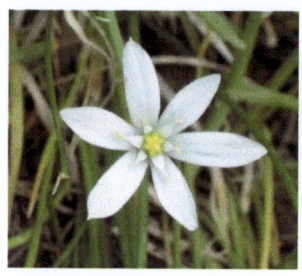 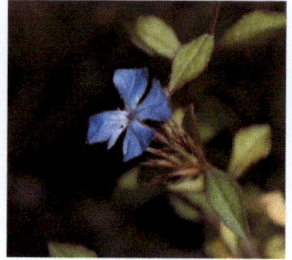 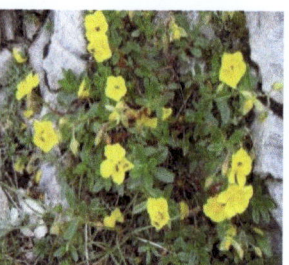

Star of Bethlehem   Cerato   Rock Rose
Quelle:Wikipedia

Anwendung:

Bei Bachblüten handelt es sich um ein zu 100% natürliches und unbedenk-
liches Produkt, das man auch problemlos Kindern und sogar Babys verab-
reichen kann. Bachblüten können keine Nebenwirkungen verursachen
und somit kann es auch nicht passieren, dass man eine zu hohe Dosis verabreicht. Auch braucht man keine Angst davor zu haben, dass Bachblüten
süchtig machen könnten. Die Kombination mit anderen Medikamenten ist
völlig unbedenklich, da mit diesen keine Arzneimittel-Interaktionen auftreten können. Somit lässt sich auch eine Homöopathische Behandlung
parallel zur Einnahme von *Bachblüten* durchführen.

Mikroimmuntherapie

Die Mikroimmuntherapie wurde vor über 30 Jahren vom belgischen Arzt
und Homöopathen *Dr. Maurice Jenaer* begründet. Er wollte durch homöopathische Verdünnungen von unspezifischen Nucleinsäuren (DNS, RNS)
als Grundinformation für Zellsysteme verwenden, um den Allgemeinzu-
stand von Tumorpatienten zu unterstützen und kam zu überraschend

positiven Ergebnissen. So konnte er zeigen, dass immunkompetente Substanzen in homöopathischer Form regulierend auf ein gestörtes Immunsystem wirken. Diese Kenntnis beruht auf den wissenschaftlichen Grundlagen, dass mit Hilfe hochverdünnter und homöopathisch potenzierter immuneigener Substanzen (Zytokine, spezifische Nucleinsäuren,...) gezielt Informationen an das Immunsystem übermittelt und so die natürlichen Reaktionsabläufe wiederhergestellt werden. So kann ein gestörtes Immunsystem wieder natürlich und effizient auf Immunstörungen reagieren. Die Substanzen werden sublingual verabreicht, wodurch die Wirkstoffe direkt vom Immunsystem resorbiert und die natürlichen, kaskadenartigen Reaktionsabläufe des Immunsystems (Zytokinkaskade) nachgeahmt werden. Da die Wirkstoffe durch chemische oder biochemische Synthese gentechnologisch rekombinant hergestellt werden, sind sie weder tierischen noch menschlichen Ursprungs. Durch die Entdeckung der Zytokine (Botenstoffe) kam es zu einem raschen Aufschwung der Mikroimmuntherapie. Die Zytokine haben drei wichtige Effekte:

- Sie regen lokale Immunreaktionen an,
- übertragen Informationen über das Lymphsystem in die Peripherie
- und aktivieren ein Netzwerk, das die Zytokine als Antigene wirken lässt.

Ein weiterer bedeutender Schritt in der Entwicklung der Mikroimmuntherapie war die Entdeckung und Entwicklung der spezifischen Nucleinsäuren (SNA) durch den belgischen Arzt und Wissenschaftler *Dr. Bernhard Marichal*. Spezielle Laboruntersuchungen geben Aufschluss über den Immunstatus des Patienten und über eventuell existierende virale, bakterielle, parasitäre oder mykotische Belastungen und über genetische Prädispositionen:

- Lymphozytentypisierung
- Virale-, bakterielle-, parasitäre oder mykotische Serologien
- HLA-Typisierung

Lymphozytentypisierung

Bei der Lymphozytentypisierung werden die Konzentrationen der wichtigsten Immunzellen bestimmt. Mithilfe des Immunstatus erhält man einen sofortigen Einblick in die Dynamik (Hypo- oder Hyperreaktivität) des Immunsystems. Die Untersuchungswerte des Patienten sind normalisiert (%) und den Normwerten einer Bezugspopulation gegenübergestellt. Die Auswertung der fünf Lymphozyten-Unterpopulationen ermöglicht drei wichtige diagnostische Aussagen:

- B-Lymphozyten (vorherrschende Wirkung beim Vorhandensein von extrazellulären Antigenen = Synthese spezifischer Antikörper)
- T4- und T-Helfer-Lymphozyten (Koordination der Immunantwort für alle Angriffsarten: viral, bakteriell oder parasitär)
- T8-Lymphozyten (wichtig für die Abwehr mikrobieller Angriffe)
- Zytotoxische T8-Lymphozyten, eine Unterpopulation der T8-Lymphozyten, (verantwortlich für die Zytolyse virusinfizierter Zellen)
- T8-Suppressor-Lymphozyten, eine Unterpopulation der T8-Lymphozyten, die die Steuerung der Immunabwehr sichern; unterbinden die Aktivität der B- und zytotoxischen Lymphozyten

Identifikation der Immunzellen

Jede Immunzelle besitzt an ihrer Oberfläche Membranmarker (CD = *Cluster of Differenciation*), die als Identitätskennzeichen gelten. Mithilfe einer entsprechenden Laboruntersuchung werden diese Membranmarker erkannt und quantifiziert. In der untenstehenden Tabelle werden die in der Mikroimmuntherapie relevanten CD aufgeführt.

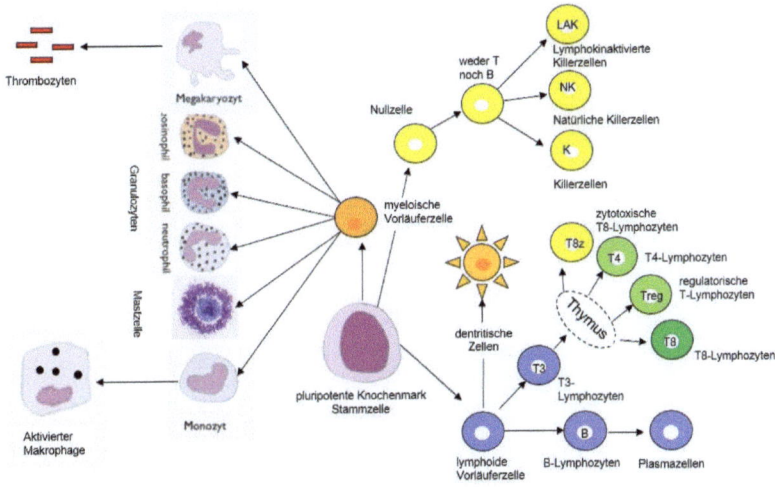

Abb.: Herkunft der Immunzellen mod. n. C. Heitz

CD	Population	Bezeichnung
CD4+	T4	T-Helfer-Lymphozyten
CD8+	T8	T8-Lymphozyten
CD8+CD57- oder CD8+CD11a+	Tz	zytotoxische T8-Lymphozyten
CD8+CD57+ oder CD8+CD11a-	T8s	T8-Suppressor-Lymphozyten
CD19+	B	B-Lymphozyten

Bestimmung des allgemeinen Immunstatus

Die Aktivität des Immunsystems wird hauptsächlich über die Werte der vier Hauptsäulen einer immunologischen Untersuchung bestimmt. Diese sind B-, T4-, gesamte T8- und zytotoxische T8-Lymphozyten.

Die Lymphozytentypisierung stellt eine Momentaufnahme dar, die die Aktivität des Immunsystems zu einem bestimmten Zeitpunkt widerspiegelt.

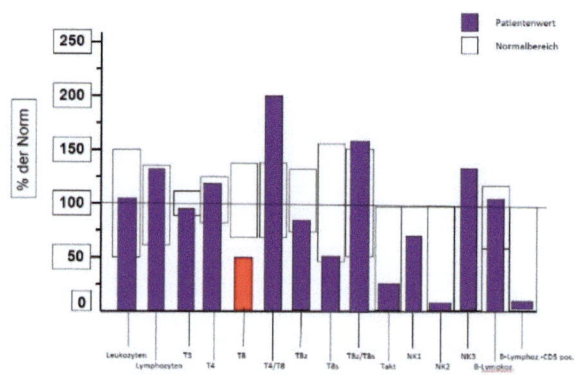

Abb.: Zustand der immunitären Hyporeaktivität

Wenn mindestens eine der Säulen unterhalb des Referenzbereiches liegt, dann befindet sich das Immunsystem im Zustand der immunitären Hyporeaktivität.

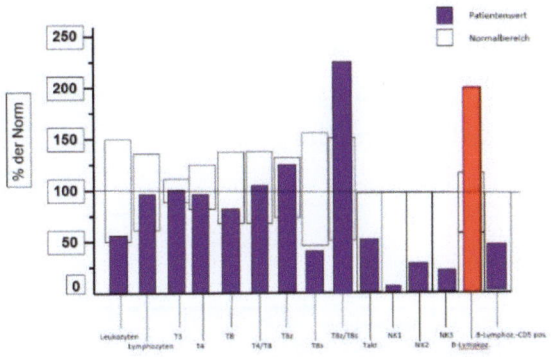

Abb.: Zustand des immunitären Hyperreaktivität

Wenn sich jedoch mindestens eine der Säulen über dem Referenzbereich liegt, dann befindet sich das Immunsystem im Zustand der immunitären Hyperreaktivität.

Virus-, Bakterien- oder Parasitenserologien

Mithilfe der verschiedenen Serologien kann man das Pathogen und dessen Aktivitätsgrad identifizieren. Bei einer Serologie wird die Konzentration der verschiedenen Antikörper-Isotypen (IgM u. IgG, selten IgA) gemessen. Durch die für die Mikroimmuntherapie charakteristischen quantitativen Serologien kann man die Virulenz einer Infektion und das

Vorhandensein einer Reaktivierung bestimmen. Eine gegenüber dem Normgrenzwert des Labors um das 5- bis 6-fache erhöhte Serologie deutet auf eine Reaktivierung des Krankheitserregers hin.

Die Möglichkeit einer Virusreaktivierung sollte unbedingt in die immunologische Untersuchung einbezogen werden. Während die meisten Viren vom Immunsystem problemlos beseitigt werden, bestehen einige Viren (verschiedene Herpesviren, Hepatitisviren, Papillomavirus, Parvovirus B19) in latenter Form im Organismus fort und stellen ein dauerhaftes Risiko für eine Virusreaktivierung dar.

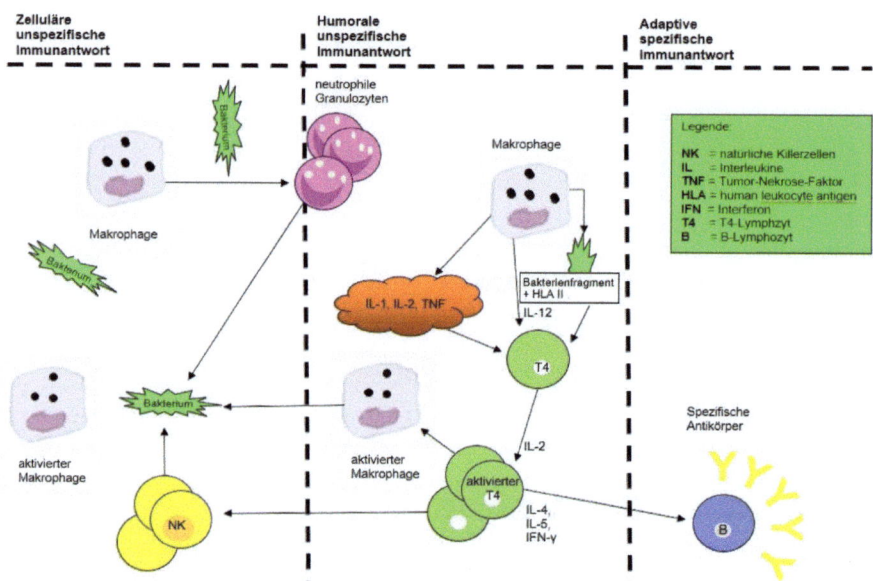

Abb.: unspezifische Immunabwehr mod. n. C. Heitz

Viren können auch häufig Ursache von Autoimmunerkrankungen, chronischen Erkrankungen und Krebserkrankungen werden. Die Lymphozytentypisierung und die verschiedenen Serologien geben dem Therapeuten

genaue Informationen über den Immunstatus des Patienten wie auch dessen Krankheitserreger und ermöglichen so eine genau ausgerichtete Behandlung mit der Mikroimmuntherapie.

HLA-Typisierung

Die HLA-Typisierung besteht in der Identifizierung verschiedener Oberflä-chen-Antigene mit deren Allelen, die durch den MHC (= Haupthistokom-patibilitäts-Komplex) der Zellen im Organismus exprimiert werden. Diese Untersuchung wird nur einmal im Leben durchgeführt. Sie wird deswegen auch als immunologische Genkarte bezeichnet. Sie gilt alswesentliche Da-tengrundlage und definiert das Aktionsfeld der Immunabwehr und dies vor allem bei Autoimmunerkrankungen.

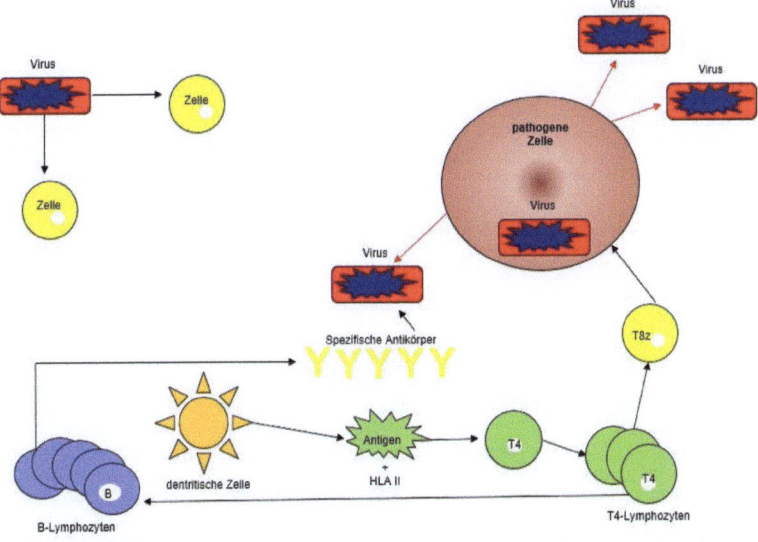

Abb.: spezifische Immunabwehr mod. n. C. Heitz

Lichttherapie

Das neue Zauberwort der Quantenmedizin heißt Protonenresonanz. Es ist der Schlüssel zu den Schwingungen der Protonen, aus denen alle Materie besteht. Diese "Melodie der Schöpfung" regelt den harmonischen Ablauf zellbiologischer Prozesse und ist deshalb von entscheidender Bedeutung für die Vitalität und Regenerationsfähigkeit der Zellen in unserem Organismus.

Die Erforschung der zellbiologischen Wirkung modulierten Lichtes war Inhalt einer Projektarbeit, die 2002 am *Institut für Raum Energie Forschung GmbH in memoriam Leonard Euler (IREF)* in Wolfratshausen begann und seit 2005 durch die Zusammenarbeit mit dem Institut für Zellbiologie der Russischen Akademie der Wissenschaften am *Pushchino Scientific Center* neue Impulse erhielt. Im Ergebnis der Projektarbeit wurde das Verfahren der Lichttherapie auf Grundlage modernster LED-Technolgie entwickelt. Internationale Studien belegen, dass monochromatisches (einfarbiges) rotes Licht bestimmter Wellenlänge die Enzyme des Antioxidschutzes stimuliert. Außerdem bewirkt es eine Steigerung der Glutathionperoxidase-Produktion durch die Leber. Es stimuliert die Bildung von ATP, das den Brennstoff und Energievorrat der Zellen ausmacht. Man hat auch festgestellt, dass das Kalzium-Ionen-Gleichgewicht in den Zellen positiv beeinflusst wird. Rotes Licht reguliert oxidative Prozesse, die ihrerseits den Zellenmetabolismus und die Kollagensynthese bei Fibroblasten steigern sowie das Aktionspotential der Nervenzellen, die Bildung von DNA und RNA im Zellkern fördern und die Mitochondrien und Leukozyten stimulieren. Auch die Enzyme des Antioxidschutzes Katalase und Superoxidismutase haben ein Absorptionsmaximum für rotes Licht. An der *Medizinischen Akademie Volgograd (Russische Föderation)* wird Licht-therapie zur Behandlung von chronischen Lebererkrankungen eingesetzt.

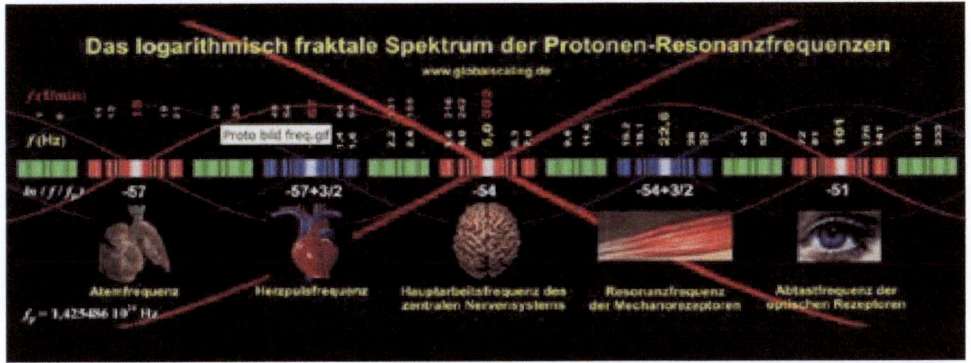

Abb.: Sie zeigt einen Ausschnitt aus dem Spektrum der Protonen - Resonanzen im Frequenzbereich von 1 Hertz bis etwa 5000 Hertz.

Das gesamte Spektrum ist logarithmisch skaleninvariant. Man kann gut erkennen, dass physiologische außerordentlich wichtige Frequenzen aus dem Spektrum der Protonen-Resonanzen stammen, zum Beispiel charakteristische Frequenzen der Atmung, des Herzschlages (Puls), Frequenzen der Hirnströme usw. Insbesondere für die Lichttherapie sind Frequenzen interessant, die in der Nähe der Protonenresonanz bei 101 Hertz liegen. In diesem Frequenzbereich arbeiten nicht nur die hochspezialisierten Sinneszellen des Auges. Änderungen des Membranpotenzials (Depolarisation) durch Licht-einwirkung, die in jeder Zelle stattfinden können, schwingen sich besonders leicht auf den 101-Hertz-Rhytmus ein. Deshalb werden beim Lichtverfahren rotes und infrarotes Licht unter anderem mit der Protonenfrequenz 101 Hertz moduliert. Indikationsabhängig kommen auch weitere Protonen-Resonanzen und -Subresonanzen zur Anwendung.

Im Auftrag vom *Institut für Raum-Energie-Forschung* testete das Institut für Zellbiologie der Russischen Akademie der Wissenschaften am *Pushchino Scientific Center* dieses spezielle Verfahren der Lichttherapie. Dabei wurde die Wirkung des protonenresonanzmodulierten Lichtes auf lebendes Gewebe dokumentiert.

Die zellbiologische Studie kam zu folgenden Ergebnissen:

Nach der Lichtbehandlung erhöht sich die Regenerationsfähigkeit geschädigten bzw. alternden Gewebes. Auf alterndes oder geschädigtes Gewebe (mechanisch, thermisch oder durch elektromagnetische Strahlung) ist die positive Wirkung dieser Behandlung ausgeprägter als auf junges, gesundes Gewebe. Die Behandlung wirkt auch vorbeugend. In Abhängigkeit von der gewählten Protonenresonanz - Modulation wirkt die Lichtbehandlung spezifisch.

Endogene/ Exogene Frequenztherapie

Prinzipiell gibt es zwei Formen der Frequenztherapie: *die endogene und die exogene Frequenztherapie.*

Endogene Frequenztherapie:

Durch die Verwendung körpereigener Signale bei dieser Anwendungsform wird

- durch Löschung von Störfeldsignalen der Organismus *entlastet*
- durch Verstärkung geschwächter, physiologischer Schwingungen der Organismus *gestärkt,*
- durch schmale Frequenzbanden eine *gezielte Störfeld-Behandlung* ermöglicht.

Zusammenfassend kann gesagt werden, dass *endogene Frequenztherapie* in erster Linie eine *Entlastungstherapie* ist, wodurch der Organismus von Störungen befreit wird und dadurch wieder regulationsfähig wird.

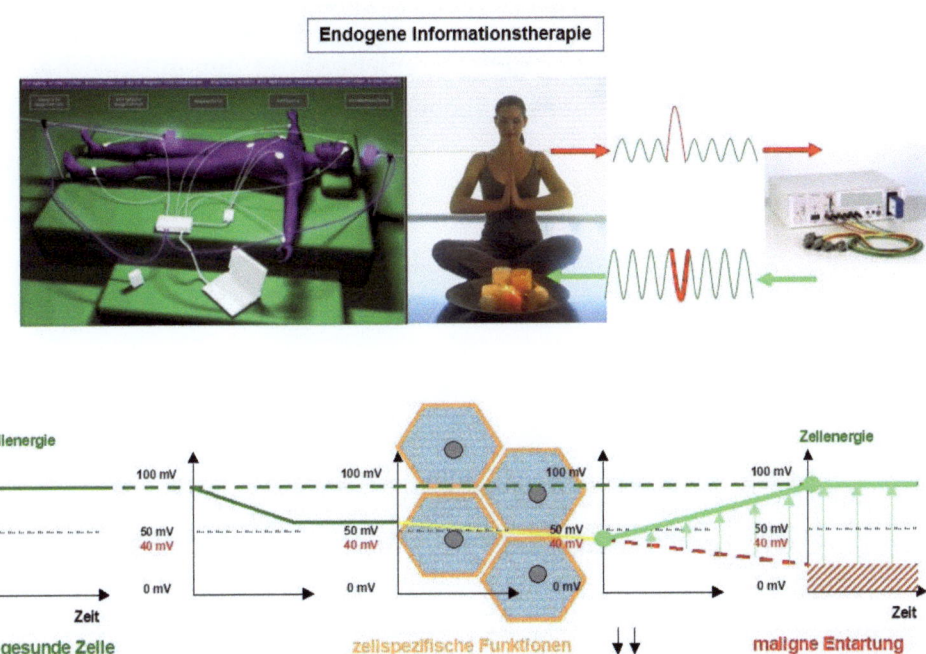

Mora-Therapie und Bioresonanz

Die Bioresonanztherapie ist eine biophysikalische Behandlungsmethode mit körpereigenen Schwingungen, die in den 70er Jahren des 20 Jahrhunderts von *Dr. Franz Morell* und *Erich Rasche* entwickelt wurde. Das Prinzip dieser Therapie beruht darauf, dass alle lebenden Organismen als auch

Stoffe aufgrund ihrer Zusammensetzung aus Teilchen ständig elektromagnetische Schwingungen abgeben. Diese Schwingungen werden mit Hilfe leitender Elektroden von der Körperoberfläche aufgenommen und in ein Bioresonanzgerät geleitet. Ein biologischer Filter trennt gesunde und kranken Schwingungen. Die gesunden Schwingungen werden verstärkt wieder an den Körper zurückgegeben und die kranken werden in ihrem Informationswert umgekehrt, abgeschwächt oder ganz gelöscht. Außerdem können Globuli (Traubenzuckerkügelchen) mit den entsprechenden Informationen über das Bioresonanzgerät aufgeladen werden. Diese nimmt der Patient dann ein. Wenn z. B. bei Heuschnupfen die auslösenden Allergene bekannt sind, wird diese Information gezielt gelöscht.

Die *Mora- und Bioresonanztherapie* hilft z.B. gegen: Allergien, Rheuma, Giftbelastung, Narbenstörungen, akute Krankheiten, Schmerzen, chronische Gelenkerkrankungen.

Exogene Frequenztherapie:

Die exogene Frequenztherapie ist in erster Linie eine Konstitutionstherapie, wobei die Störfrequenzen zunächst nicht beachtet werden, sondern das geschwächte energetische Potential des Organismus aktiviert wird, damit er dadurch wird seine Regulationsfähigkeit zurückgewinnt.

Diese Form der Frequenztherapie stellt ein Therapieverfahren dar, das

- konstitutionell wirkt und damit den Gesamtorganismus *aktiviert*,
- durch gezielten Einsatz von Therapieschwingungen *Energieblockaden löst*,
- gestörte Biorhythmen *synchronisiert*,
- den Energieaustausch mit der Umgebung regelt (Chakra-

Therapie), selbst in schwersten, energetisch völlig verarmten Fällen noch wirken kann, da alle notwendigen physiologischen Frequenzgemische in Resonanz gebracht werden können.

R. Rife - der Erfinder der Frequenztherapie

Der Wissenschaftler *Dr. Royal Raymond Rife* ist eines der großen Genies des letzten Jahrhunderts. Er entwickelte ein Mikroskop (bis zu einer 30.000-fache Vergrößerung) und eine hocheffektive Frequenztherapie. 1934 beauftragte die Universität von Südkalifornien ein Forschungskomitee Fachbereich Medizin, sechzehn im Endstadium befindliche Krebspatienten vom Pasadena County Hospital in *Rifes* Kliniklabor in San Diego zu bringen, um sie zu behandeln. Im Team befanden sich Ärzte und Pathologen, die die Patienten nach 90 Tagen untersuchen sollten, sofern diese noch lebten. Nach den drei Monaten Behandlung schloss das Komitee, vierzehn Patienten seien vollständig genesen. Die Behandlung wurde nun leicht verändert, und die verbliebenen zwei wurden während der darauffolgenden vier Wochen ebenfalls gesund.

Dr. Rife´s Lebenswerk

Rife entdeckte, dass Krankheiten durch Frequenzen, die auf ihrer individuellen elektromagnetischen Signatur beruhen, geheilt werden können. Wenn bei seinen Experimenten eine erforderliche Technologie nicht existierte, erfand Rife sie einfach: die ersten Mikrodissektoren, Mikromanipulatoren und ultravioletten Überlagerungsmikroskope. *Rife* wurde von der Universität Heidelberg der Ehrendoktor der Medizin verliehen. Mit dem von ihm entwickelten Universalmikroskop war er der erste Mensch, der ein lebendes Virus in dessen natürlicher Farbe sehen konnte. Nach zahllosen Fehlschlägen isolierte und identifizierte *Rife* schließlich ein Krebsvirus, das er für die Hauptursache von Krebs hielt. Er brachte das sogenannte BX-Virus in 400 Labortiere ein, schuf 400 Tumore und eliminierte sie wieder. Ähnlich erzeugte und heilte er viele andere Krankheiten.

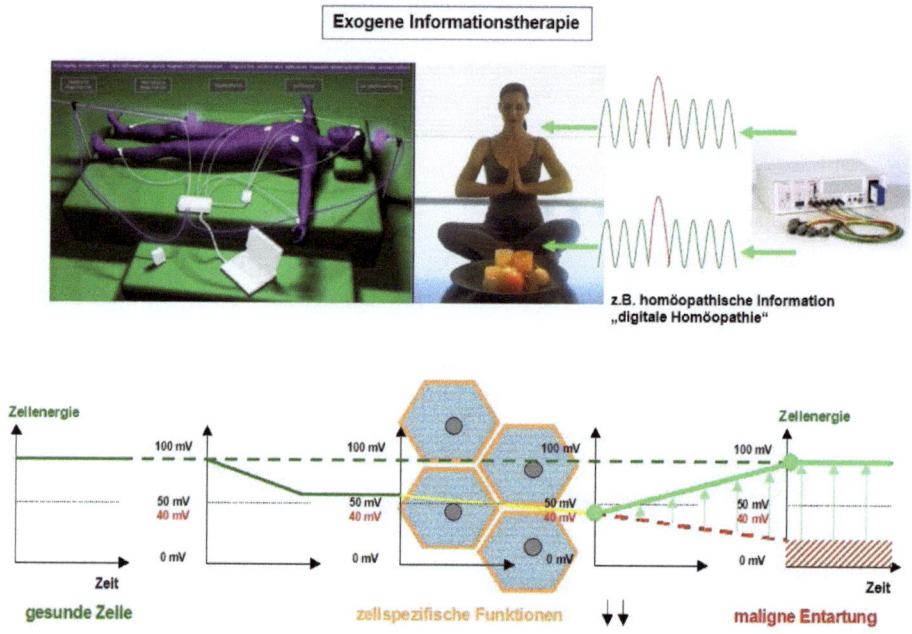

Über Jahrzehnte hinweg untersuchte *Rife* mit seinen Spezial-Mikroskopen die für jede Krankheit typischen Erreger. Er stellte fest, dass jeder Erreger in seinem ureigenen Frequenzmuster oszillierte. Daraufhin setzte er die Krankheitserreger nur einer für sie zerstörerischen Resonanz aus, die er von ihrem eigenen unverwechselbaren Oszillationsmuster ableitete. So wie die Resonanzfrequenz, die ein Weinglas zerbricht, nur diese Art von Glas bersten lassen kann, so zerstören Frequenzen nur Krankheitserreger mit dem genau gleichen Oszillationsmuster. Die Nebenwirkungen bei der Rife-Therapie werden daher vorwiegend durch die Abtötung der Krankheitserreger (z. B. *Herxheimer-Reaktion* durch Bakterien-Endotoxine)

verursacht. Ohne *Enderlein* und *Béchamp* zu kennen, entdeckte und beschrieb auch *Rife* das Phänomen des *Pleomorphismus*. Nach *Rife* entwickeln sich Krankheitserreger je nach Körpermilieu aus einem normalerweise in Symbiose lebenden Urkeim.

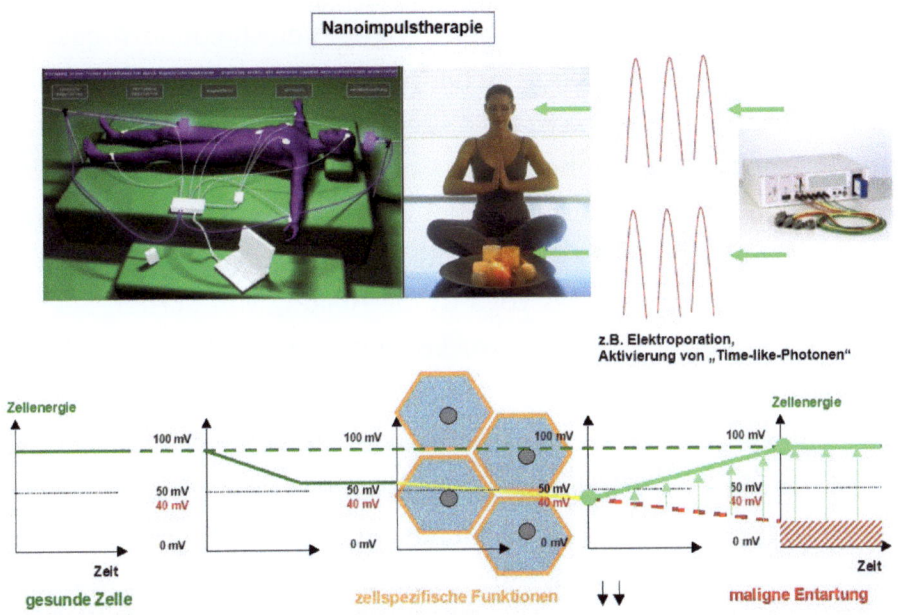

Die Nanoimpuls-Therapie ist eine Sonderform der exogenen Frequenztherapie, bei der sehr hohe Spannungen in extrem kurzen Impulsen auf den Patienten einwirken. Sie wird vor allem in der Schmerztherapie eingesetzt.

Chakra-/digitales Chakra-System

Die Chakren sind ein System, das in starker Wechselwirkung steht. Ist ein Chakra in seiner Funktion gestört, wird dieses oft von anderen Chakren kompensiert. Probleme in einem Chakra betreffen zudem fast immer auch das darüber und das darunter liegende Chakra. Außerdem gibt es zu jedem Chakra auch ein Resonanzchakra, das von einer Störung oft ebenfalls in Mitleidenschaft gezogen wird. Der Zustand der Chakren soll auf die zugehörigen Organe ebenso wie auf Emotionen, Psyche und Charakter wirken. Störungen und Blockaden können sich daher sowohl auf der physischen als auch auf psychischer Ebene zeigen. Verschiedene Yogasysteme bieten Möglichkeiten, Chakren zu harmonisieren und Blockaden aufzulösen. Die Chakren sollten nicht als einzelne Teile betrachtet werden, sondern als Aspekte eines einheitlichen Ganzen. Der Mensch ist, bildlich gesprochen, eben keine Maschine, bei der bloß einzelne Teile repariert werden können, sondern ein ganzheitliches und fein ausbalanciertes System. Das postulierte Ziel des Yoga ist die Heilung von Körper, Seele und Geist, um so zu einer Ganzheit zurückzufinden und in der spirituellen Entwicklung voranzuschreiten.

Sind alle sieben Hauptchakren einschließlich des Kronenchakras vollständig geöffnet und kann die Lebensenergie (Prana) ohne Blockaden und Störungen fließen, dann hat das Individuum nach hinduistischer sowie nach buddhistischer Lehre Erleuchtung erlangt.

Das menschliche Energiesystem durchläuft während der spirituellen Entwicklung verschiedene Entwicklungsstufen bzw. Schwingungsniveaus. Idealerweise entwickeln sich dabei alle Chakren gleichmäßig und harmonisch zueinander – praktisch ist dies aber selten der Fall. So kann es sein, dass das System besonders in Heilungsphasen vorübergehend aus dem Gleichgewicht gerät. Hier kann ein Chakrenausgleich helfen.

Chakra-Funktion

Die Chakren auf verschiedene Weise in ihrer Funktion beeinträchtigt sein. Eine erste generelle Unterscheidung kann durch die Bestimmung des energetischen Zustandes eines Chakras getroffen werden:

- *Harmonische Funktion*
  Das Chakra ist vielleicht nicht vollständig geöffnet, erfüllt aber seine Funktion gemäß des Entwicklungsstandes des Gesamtsystems in gesunder, harmonischer Weise.
- *Unterfunktion*
  Die Funktion des Chakras ist stark beeinträchtigt, es ist energetisch abgeschnitten und unterversorgt und kann darum seine Funktion nicht erfüllen.
- *Überlastung*
  Während das Symptom zeigende Chakra unterversorgt oder ganz abgeschnitten ist, zeigt ein oder beide direkt angrenzenden Hauptchakren eine Blockade und Stauung der Lebensenergie. Diese Chakren sind dann in der Regel stark überlastet bzw. überenergetisiert.

Übersicht: Qualitäten und Organverbindungen der Chakren

Chakra	gestörte Funktion	Sinnesorgan, Hormone, körperliche Zuordnung	Element, Farbe
Wurzelchakra	Hyper: Wut, Aggression	Riechen	Element Erde Rot

Muladhara LAM	Hypo: verliert den Boden unter den Füßen	Nebennieren, Adrenalin, Noradrenalin Wirbelsäule, Knochen, Zähne, Nägel, bd. Beine, anus, Rektum. Sigma, Kolon, Prostata, Blut, Zellaufbau	
Sakralchakra Svadhisthana VAM	Hyper: unkontrollierte Emotionen Hypo: Gefühlsblockade	Schmecken Keimdrüsen, Prostata, Östrogene, Testosteron Beckenraum, Fortpflanzungsorgane, Nieren, Blase, alle Flüssigkeiten (Blut, Lymphe, Verdauungssäfte usw.)	Element Wasser Orange
Solarplexuschakra Manipura RAM	Hyper: Überaktivität, nervöse Gereiztheit Hypo: hilflose Nervosität, Ohnmachtgefühle	Sehen Pankreas, Leber, Insulin Bauchhöhle, Verdauungssystem, Magen, Milz, Galle, vegetatives Nervensystem, unterer Rücken	Element Feuer Gelb
Herzchakra Anahata YAM	Hyper: Herzklopfen unter Stress, Rhythmusstörung Hypo: Gefühl, das Herz bleibt gleich stehen	Tasten Thymus, Thymushormone Brustkorb, Brusthöhle, Herz, unterer Lungenbereich, Blut, Kreislauf, oberer Rücken, Haut, Hände	Element Luft Grün
Halschakra Vishuddha HAM	Hyper: Redeschwall, unausgegorene Worte Hypo: Stottern, Kloß im Hals, Kehle zugeschnürt	Hören Thyreoidea, Parathyreoidea, Thyroxin Lunge, Bronchien, Speiseröhre, Kiefer, Kinn, Sprechapparat (Stimme), Kehle, Nacken	Element Äther Blau
Stirnchakra Ajna KSHAM	Hyper: Kopfschmerzen Hypo: kann unter Stress keinen klaren Gedanken fassen	alle Sinne Hypophyse, STH, ACTH, TSH, Prolactin, FSH, Vasopressin usw. Kleinhirn, Ohren, Nase, Nebenhöhlen, Augen, Stirn, Gesicht, z.T. Nerven	indigo
Kronenchakra Sahasrara OM	Keine Blockaden, nur mehr oder weniger ausgeprägte Entwicklung des Chakras	Epiphyse Serotonin, Melatonin Großhirn, Schädeldecke	Purpur

Digitale Chakra-Therapie

Da die Schwingungsspektren der 7 Hauptchakra seit längerer Zeit bekannt sind, bietet sich die Möglichkeit, Balance und die korrekte Funktion der Chakren auf digitalem Weg zu überprüfen. Dieser Test erfolgt mit einem nicht-invasiven Echtzeit-Diagnosegerät (z.B. *B.E.A.Tsource*® *Fa. BIREGS/D*) und analysiert jedes einzelne Chakra wie auch das Zusammenwirken aller Chakren (regulative Gesamtbalance). Darüber hinaus besteht die Möglichkeit auf der gemeinsamen digitalen Funktionsebene alle für die lebenswichtige Basisregulation bedeutsamen Informationssysteme – TCM-Meridiane, Chakren, autonomes Nervensystem – zu kombinieren umso den bestmöglichen Therapieeffekt zu finden. Durch die Verwendung der Rieman`schen Typologie ist auch die homöopathisch-konstitutionelle Therapie höchst effektiv kombinierbar. Die ultimative Steigerung der Therapiewirkung wird aber erst durch den physiologisch-authentischen Regulationstest, den moderne Diagnosegeräte (z.B. *B.E.A.Tsource*®, *B.E.A.Tbiomonitor*®) bieten, ermöglicht.

YANG		YIN	
Sympathicus		**Parasympathicus**	
Cakra 1 + 7	Cakra 5	Cakra 3	Cakra 2 + 6
schizoid antike Typologie: *Melancholiker*	**zwanghaft** antike Typologie: *Phlegmatiker*	**depressiv** antike Typologie: *Choleriker*	**hysterisch** antike Typologie: *Sanguiniker*
Ich-bezogene Mittel : Das ICH als ZENTRUM der Welt Gruppe der **"Schizoiden"** n.Rieman	**Soziale Mittel :** Das ICH und die Gemeinschaft. Gruppe der **"Zwanghaften"** n.Rieman	**Kindliche Mittel :** Das ICH und das UNVERTRAUTE. Gruppe der **"Depressiven"** n.Rieman	**Kommunikative Mittel :** Das ICH und die ANDEREN Gruppe der **"Hysterischen"** n.Rieman

Sulfur

Sulfur-Gruppe :
Anacardium

Nat.chlorat.,Sepia,Lyc.
Ars.alb., Nux vom.
Natrium-Gruppe: Causticum,
Nat.carb.,Apis
Sepia-Gruppe:
Chamomilla, Thuja
Nux vom.-Gruppe:
Ignatia
Lycopodium-Gruppe:
Mg chlor.,Na sulf. ,
Chelidonium,Antimon.
crud., Antimon.tart.
kleinere zwanghafte Mittel:
Kal.carb.
Gruppe d.Kohlenstoffderivate:
Carbo veg., Graphites,Petroleum

Pulsatilla
Pulsatilla-Gruppe :
Staphisagria
Kalium sulf.

Silicea
Silicea-Gruppe :
Mercurius solub.
Hepar sulf.
Kalium jod.
Spongia

Calcium carb.
Calcium carb.-Gruppe :
Barium carb., Calcium
phosph.,
Calcium sulf.

Silicea,
Phosphorus, Lachesis
Phosphor-Gruppe:
Coffea
Lachesis-Gruppe:
Stramonium,Platinum,
Conium,Anacardium,

Abb.: Synoptische Diagnose und synergistische Therapie

Akupunktur / digitale Akupunktur

Die Akupunktur, erstmalig wurde sie vor ca. 5000 Jahren in den Schriften des „gelben Kaisers" erwähnt, ist eine empirische Heilmethode, die therapeutische Wirkungen durch Nadel-, Wärme- oder Laserlichtreize bestimmter Punkte (Akupunkturpunkte) erzielt. Diese Akupunkturpunkte liegen, wie Perlen aufgereiht, entlang gedachter Linien auf der Hautoberfläche (Akupunkturmeridiane). Über diese Akupunkturpunkte lässt sich nicht nur der Aktivitätszustand einzelner Organe beeinflussen, sondern der Fluss und die Verteilung der Lebensenergie Qi insgesamt. So kann man z.B. in Meridianen mit zu hoher Energiekonzentration deren Qi-Energie senken und in anderen, energetisch schwachen Meridianen, das Qi erhöhen. Wesentlicher Aspekt dieser traditionellen Heilmethode ist es auch, den Qi-Energiefluss aufrechtzuerhalten (*„fließende Energie ist gesunde Energie"*). Diese meridianen Energiezustände entsprechen den Vorstellungen der traditionellen chinesischen Medizin (TCM) und stimmen im Wesentlichen mit den westlichen Bezeichnungen akut (zu viel Qi), chronisch (zu wenig Qi) und Schmerz, Verspannung, Stau (Qi - Stagnation) überein.

Philosophische Aspekte des Qi

Dieses älteste Konzept der chinesischen Kultur zeigt einen grundlegenden Unterschied des chinesischen zum westlichen Denken auf: Anders als die westliche Philosophie, die in ihren Hauptströmungen nie das Leib-Seele-Problem auflösen konnte, sondern diesem gegenüber meist extreme Positionen einnahm, kennt die chinesische Philosophie eine grundlegende einheitliche Energie, die allem Leben, sowohl in seinen materiellen wie in seinen psychischen Ausprägungen, zugrunde liegt: das Qi.

So kann man dem Qi auch keine eindeutige Eigenschaft in Kategorien von „materiell" oder „immateriell" zuweisen, sondern das Qi kann gewissermaßen beide Zustände annehmen, es kann zu Materialität kondensieren oder in die Immaterialität diffundieren. Die Chinesen unterscheiden dabei drei Abstufungen oder Manifestationen des Qi, die, ebenso wie das Qi selbst, als vitale Substanzen bezeichnet werden. Dies sind:

- Blut – xue
- Essenz – jing und
- Körperflüssigkeiten (Säfte) – jinye.

Die gröberen Manifestationen von Qi werden von den chinesischen Philosophen häufig unter dem Begriff Erde kategorisiert, während die leichten, immateriellen Formen von Qi dem Himmel zugerechnet werden.

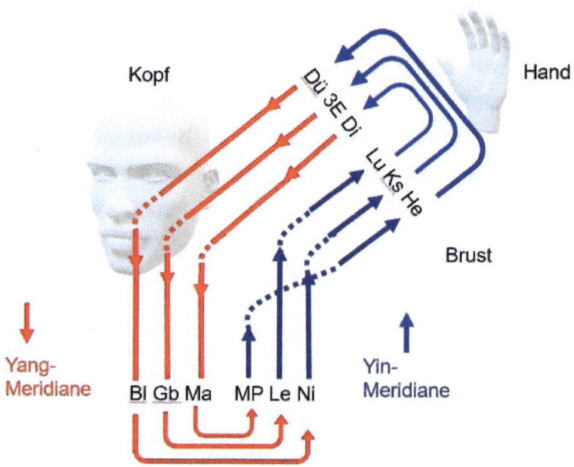

Abb.: Anordnung der Hauptmeridiane im Energiekreislauf

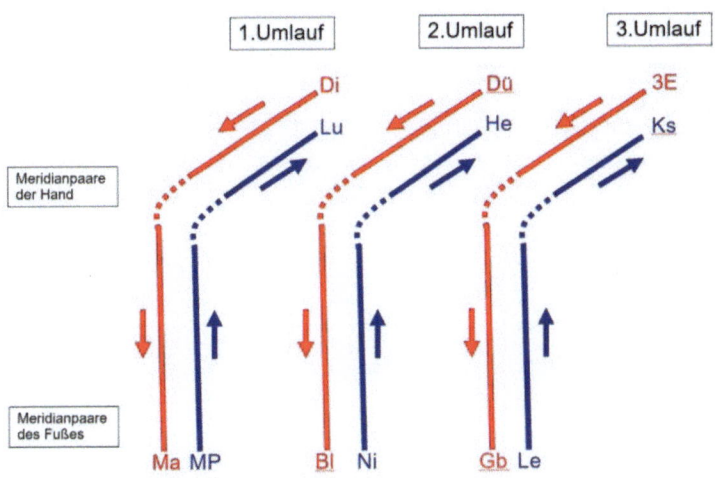

Abb.: Übersicht über die drei Meridian-Umläufe

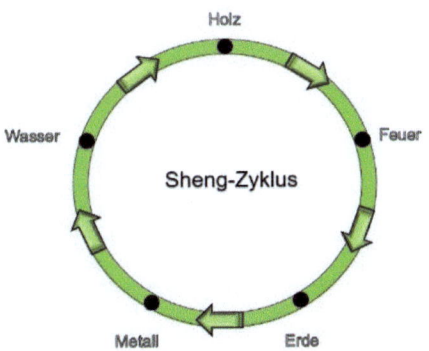

Abb.: Gesetz der Erzeugung

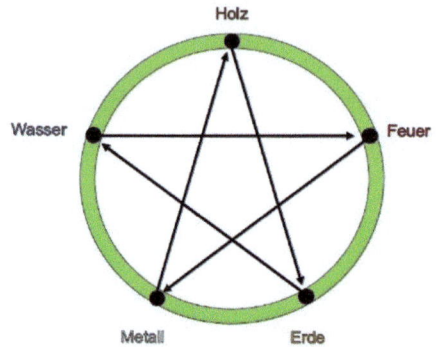

Abb.: Gesetz der Zügelung

Der Mensch wird von den Chinesen als ein Wesen betrachtet, dessen Qi aus der Interaktion von Himmel und Erde resultiert. Die medizinische Relevanz dieser Aussage liegt darin, dass diese Interaktion bestimmten Gesetzmäßigkeiten folgt. Befindet sich der Mensch und der Fluss seines Qi im Einklang mit diesen Gesetzmäßigkeiten, so kann man von körperlicher und seelischer Gesundheit sprechen. Ist aber der Fluss des Qi über längere Zeit gestört, so entsteht Krankheit. Ein blockierter Qi-Fluss kann zu übermäßiger Kondensation des Qi führen, woraufhin z.B. Tumore entstehen können. Demgemäß gilt es für den Arzt, den Qi-Fluss eines Patienten in seinen natürlichen Bahnen zu gewährleisten, bzw. ihn wiederherzustellen, wenn er gestört ist. Dazu hat die chinesische Medizin eine komplexe Lehre von den Bahnen und Wirkweisen der verschiedenen Ausformungen von Qi entworfen. Sie basiert auf der oben angesprochenen Dreiteilung der Qi-Manifestationen, unterscheidet diese aber wieder, je nach ihrer Funktion und Korrespondenz mit bestimmten Organen. Darüber hinaus sind die Manifestationen von Qi nicht statisch, sondern in einem ständigen Umwandlungsprozess begriffen.

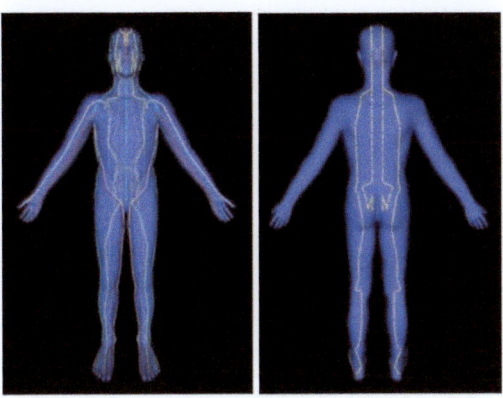

Abb.: Meridiansystem

Die Theorie der 5 Wandlungsphasen in der Chinesischen Medizin

Als „Fünf Elemente" oder „Fünf Wandlungsphasen" bezeichnen die Chinesen Wasser, Feuer, Metall, Holz und Erde. Jedes Ding kann einem dieser Elemente zugeordnet werden. Zwischen den fünf Elementen besteht ein genau definiertes Kräfte- und Wirkverhältnis. Sie bilden, neben der Yin-Yang-Theorie, die zweite Hauptsäule der chinesischen Medizin und stammen aus derselben Schule wie die Lehre von Yin und Yang. Die fünf Wandlungsphasen beschreiben die unterschiedlichen Qualitäten und Zustände, die den Naturphänomenen innewohnen. Wie Yin und Yang haben auch die fünf Wandlungsphasen, neben ihrer medizinischen, noch eine weit umfassendere philosophische, naturwissenschaftliche und politische Bedeutung.

Im Buch „Shang Shu" heißt es: Die fünf Elemente sind *Wasser, Feuer, Holz, Metall* und *Erde*.

Wasser befeuchtet nach unten, *Feuer* schlägt nach oben, *Holz* kann gebogen und geradegerichtet werden, *Metall* kann geformt werden und erhärten, die *Erde* erlaubt das Säen, Wachsen und Ernten.

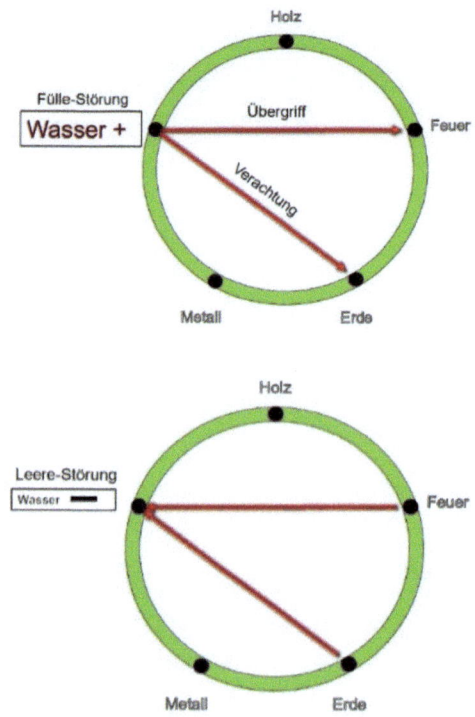

Abb.: Beispiel: Fülle- bzw. Leere-Störung des Element Wasser

Die Interaktion der 5-Elemente

Richtlinien 5-Elemente

Beachtet wird der Bereich der Hauptbeschwerden des Patienten bzw. der Meridian, dessen Akupunkturpunkt sich nicht oder nur schwer in Ausgleich zu bringen ist.

Ist das Element in der Fülle – *nachfolgendes Element sedieren (Mutter-Kind-Regel)*

Ist das Element in der Leere – *Erzeuger tonisieren (Mutter-Kind-Regel)*

Ist das Element schon längere Zeit in der Fülle – *Missachtung* und *Übergriff* behandeln (entsprechende Elemente tonisieren)

Ist das Element schon längere Zeit in der Leere – *Missachtung* und *Übergriff* behandeln (entsprechende Elemente sedieren)

Behandelt wird immer NUR im Yin- oder NUR im Yang-Bereich, und zwar jeweils in dem Bereich, in dem sich der gestörte Akupunkturpunkt befindet.

Beispiel : Element Feuer (Dü/He,Ks) in der Fülle

Ma 45 bei Yang- und MP 5 bei Yin- Störung (Sedierungspunkt) behandeln (Mutter-Kind-Regel)

Ist das Element schon längere Zeit in der Fülle – *Übergriff* Di 11 bei Yang- und Lu 9 bei Yin-Störung bzw. *Missachtung* Bl 67 bei Yang- und Ni 7 bei Yin-Störung behandeln (Tonisierungspunkte)

Beispiel : Element Feuer (Dü/He,Ks) in der Leere

Element Holz Gbl 43 bei Yang- und Le 8 bei Yin-Störung (Tonisierungspunkte) aktivieren.

Ist das Element schon längere Zeit in der Leere – *Übergriff* Di 2 bei Yang- und Lu 5 bei Yin-Störung bzw. *Missachtung* Bl 65 bei Yang- und Ni 1 bei Yin-Störung behandeln (Sedierungspunkte)

Behandelt wird immer NUR im Yin- oder NUR im Yang-Bereich, und zwar jeweils in dem Bereich, in dem sich der gestörte Akupunkturpunkt befindet.

Richtlinien 5-Elemente

Beachtet wird der Bereich der Hauptbeschwerden des Patienten bzw. der Meridian, dessen Akupunkturpunkt sich nicht oder nur schwer in Ausgleich zu bringen ist.

Ist das Element in der Fülle – *nachfolgendes Element sedieren (Mutter-Kind-Regel)*

Ist das Element in der Leere – *Erzeuger tonisieren (Mutter-Kind-Regel)*

Ist das Element schon längere Zeit in der Fülle – *Missachtung* und *Übergriff* behandeln (entsprechende Elemente tonisieren)

Ist das Element schon längere Zeit in der Leere – *Missachtung* und *Übergriff* behandeln (entsprechende Elemente sedieren)

Behandelt wird immer NUR im Yin- oder NUR im Yang-Bereich, und zwar jeweils in dem Bereich, in dem sich der gestörte Akupunkturpunkt befindet.

Beispiel : Element Erde (Ma/MP) in der Fülle

Di 2 bei Yang und Lu 5 bei Yin-Störung (Sedierungspunkt) behandeln (Mutter-Kind-Regel)

Ist das Element schon längere Zeit in der Fülle – *Übergriff* Bl 67 bei Yang- und Ni 7 bei Yin-Störung bzw. *Missachtung* Gbl 43 bei Yang- und Le 8 bei Yin-Störung behandeln (Tonisierungspunkte)

Beispiel : Element Erde (Ma/MP) in der Leere

Element Feuer Dü 3 bei Yang- und He 9, Ks 9 bei Yin-Störung (Tonisierungspunkte) aktivieren.

Ist das Element schon längere Zeit in der Leere – *Übergriff* Bl 65 bei Yang- und Ni 1 bei Yin-Störung bzw. *Missachtung* Gbl 38 bei Yang- und Le 2 bei Yin-Störung behandeln (Sedierungspunkte)

Behandelt wird immer NUR im Yin- oder NUR im Yang-Bereich, und zwar jeweils in dem Bereich, in dem sich der gestörte Akupunkturpunkt befindet.

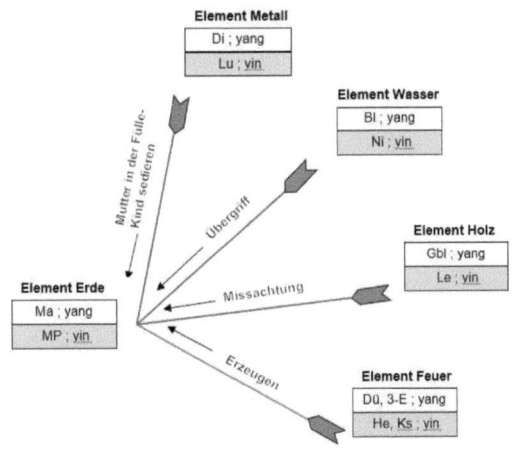

Element Erde
Ma ; yang
MP ; yin

Element Metall
Di ; yang
Lu ; yin

Element Wasser
Bl ; yang
Ni ; yin

Element Feuer
Dü, 3-E ; yang
He, Ks ; yin

Element Holz
Gbl ; yang
Le ; yin

Mutter in der Fülle-Kind sedieren

Übergriff

Missachtung

Erzeugen

Element Metall
Di ; yang
Lu ; yin

Element Wasser
Bl ; yang
Ni ; yin

Element Holz
Gbl ; yang
Le ; yin

Element Erde
Ma ; yang
MP ; yin

Element Feuer
Dü, 3-E ; yang
He, Ks ; yin

Richtlinien 5-Elemente

Beachtet wird der Bereich der Hauptbeschwerden des Patienten bzw. der Meridian, dessen Akupunkturpunkt sich nicht oder nur schwer in Ausgleich zu bringen ist.
Ist das Element in der Fülle – *nachfolgendes Element sedieren (Mutter-Kind-Regel)*
Ist das Element in der Leere – *Erzeuger tonisieren (Mutter-Kind-Regel)*
Ist das Element schon längere Zeit in der Fülle – *Missachtung* und *Übergriff* behandeln (entsprechende Elemente tonisieren)
Ist das Element schon längere Zeit in der Leere – *Missachtung* und *Übergriff* behandeln (entsprechende Elemente sedieren)
Behandelt wird immer NUR im Yin- oder NUR im Yang-Bereich, und zwar jeweils in dem Bereich, in dem sich der gestörte Akupunkturpunkt befindet.

Beispiel : Element Metall (Di/Lu) in der Fülle

Bl 65 bei Yang- und Ni 1 bei Yin.Störung (Sedierungspunkt) behandeln (Mutter-Kind-Regel)
Ist das Element schon längere Zeit in der Fülle – *Übergriff* Gbl 43 bei Yang- und Le 8 bei Yin-Störung bzw. *Missachtung* Dü 3, 3-E 3 bei Yang- und He 9, Ks 9 bei Yin-Störung behandeln (Tonisierungspunkte)

Beispiel : Element Metall (Di/Lu) in der Leere

Element Erde Ma 41 bei Yang- und MP 2 bei Yin-Störung (Tonisierungspunkte) aktivieren.
Ist das Element schon längere Zeit in der Leere – *Übergriff* Gbl 38 bei Yang- und Le 2 bei Yin-Störung bzw. *Missachtung* Dü 8, 3-E 10 bei Yang- und He 7, Ks 7 bei Yin-Störung behandeln (Sedierungspunkte)
Behandelt wird immer NUR im Yin- oder NUR im Yang-Bereich, und zwar jeweils in dem Bereich, in dem sich der gestörte Akupunkturpunkt befindet.

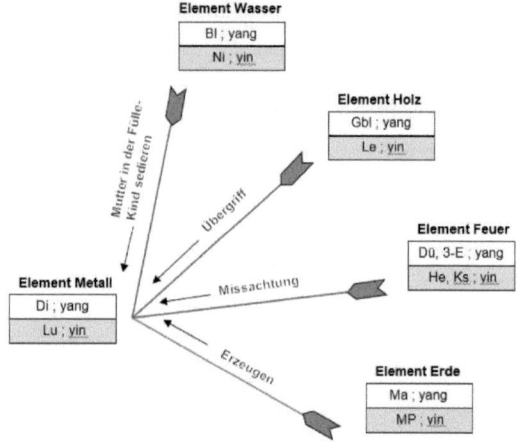

Richtlinien 5-Elemente

Beachtet wird der Bereich der Hauptbeschwerden des Patienten bzw. der Meridian, dessen Akupunkturpunkt sich nicht oder nur schwer in Ausgleich zu bringen ist.
Ist das Element in der Fülle – *nachfolgendes Element sedieren (Mutter-Kind-Regel)*
Ist das Element in der Leere – *Erzeuger tonisieren (Mutter-Kind-Regel)*
Ist das Element schon längere Zeit in der Fülle – *Missachtung* und *Übergriff* behandeln (entsprechende Elemente tonisieren)
Ist das Element schon längere Zeit in der Leere – *Missachtung* und *Übergriff* behandeln (entsprechende Elemente sedieren)
Behandelt wird immer NUR im Yin- oder NUR im Yang-Bereich, und zwar jeweils in dem Bereich, in dem sich der gestörte Akupunkturpunkt befindet.

Beispiel : Element Wasser (Bl/Ni) in der Fülle

Gbl 38 bei Yang- und Le2 bei Yin-Störung (Sedierungspunkt) behandeln (Mutter-Kind-Regel)
Ist das Element schon längere Zeit in der Fülle – *Übergriff* Dü 3, 3-E 3 bei Yang-Störung; H9, Ks9 bei Yin-Störung bzw. *Missachtung* Ma 41 bei Yang- und MP2 bei Yin-Störung behandeln (Tonisierungspunkte)

Beispiel : Element Wasser (Bl/Ni) in der Leere

Element Metall DI11 bei Yang- und Lu 9 bei Yin-Störung (Tonisierungspunkte) aktivieren.
Ist das Element schon längere Zeit in der Leere – *Übergriff* Dü 8, 3E 10 bei Yang- und He 9 .Ks 9 bei Yin-Störung bzw. *Missachtung* MP 5 bei Yin-Störung behandeln (Sedierungspunkte)
Behandelt wird immer NUR im Yin- oder NUR im Yang-Bereich, und zwar jeweils in dem Bereich, in dem sich der gestörte Akupunkturpunkt befindet.

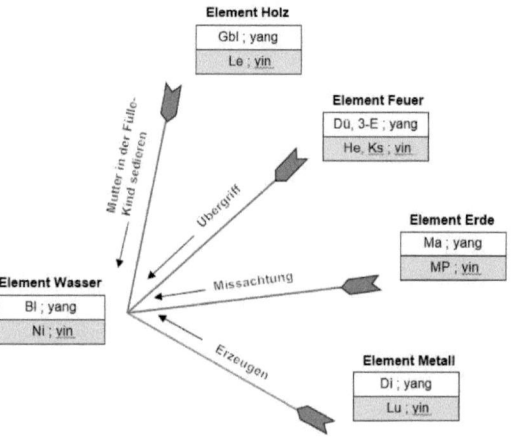

164

Beachtet wird der Bereich der Hauptbeschwerden des Patienten bzw. der Meridian, dessen Akupunkturpunkt sich nicht oder nur schwer in Ausgleich zu bringen ist.

Ist das Element in der Fülle – *nachfolgendes Element sedieren (Mutter-Kind-Regel)*

Ist das Element in der Leere – *Erzeuger tonisieren (Mutter-Kind-Regel)*

Ist das Element schon längere Zeit in der Fülle – *Missachtung* und *Übergriff* behandeln (entsprechende Elemente tonisieren)

Ist das Element schon längere Zeit in der Leere – *Missachtung* und *Übergriff* behandeln (entsprechende Elemente sedieren)

Behandelt wird immer NUR im Yin- oder NUR im Yang-Bereich, und zwar jeweils in dem Bereich, in dem sich der gestörte Akupunkturpunkt befindet.

Beispiel : Element Holz (Gbl/Le) in der Fülle

Dü 7 bei Yang- und He 7, Ks 7 bei Yin-Störung (Sedierungspunkt) behandeln (Mutter-Kind-Regel)

Ist das Element schon längere Zeit in der Fülle – *Übergriff* Ma 41 bei Yang- und MP 2 bei Yin-Störung behandeln (Tonisierungspunkte)

Beispiel : Element Holz (Gbl/Le) in der Leere

Element Wasser Bl 67 bei Yang- und Ni 7 bei Yin-Störung (Tonisierungspunkte) aktivieren.

Ist das Element schon längere Zeit in der Leere – *Übergriff* Ma 45 bei Yang- und MP 5 bei Yin-Störung bzw. *Missachtung* Di 2 bei Yang- und Lu 5 bei Yin-Störung behandeln (Sedierungspunkte)

Behandelt wird immer NUR im Yin- oder NUR im Yang-Bereich, und zwar jeweils in dem Bereich, in dem sich der gestörte Akupunkturpunkt befindet.

Element Feuer
Dü, 3-E ; yang
He, Ks ; yin

Element Erde
Ma ; yang
MP ; yin

Element Metall
Di ; yang
Lu ; yin

Element Holz
Gbl ; yang
Le ; yin

Element Wasser
Bl ; yang
Ni ; yin

Mutter in der Fülle-Kind sedieren

Übergriff

Missachtung

Erzeugen

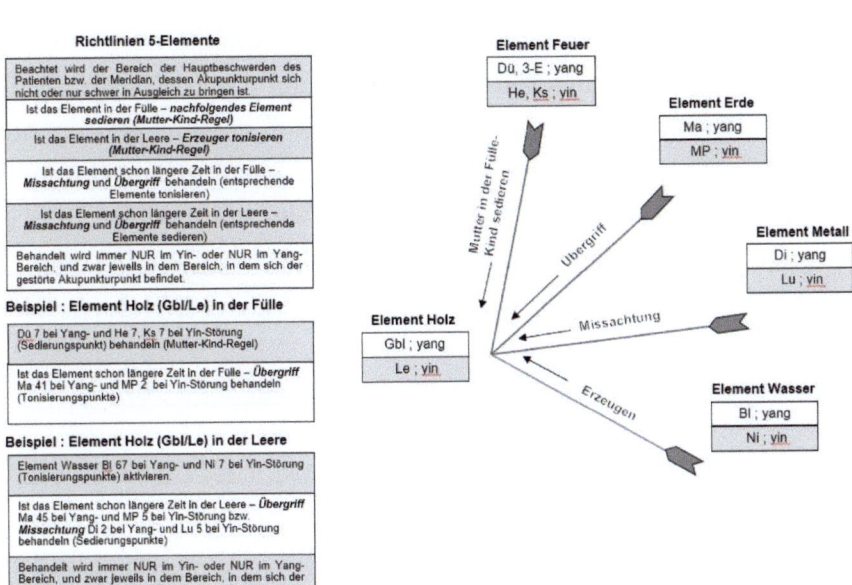

ELEMENTE	Holz	Feuer	Erde	Metall	Wasser
Geschmacks-empfinden	sauer	bitter	süß	scharf	salzig
Farben	grün	rot	gelb	weiß	schwarz
Energien	Wind	Hitze	Feuchtigkeit	Trockenheit	Kälte
Entwicklung	Geburt	wachsen	Wandlung (Erwachsener)	Rückbildung	Stillstand (Tod)
Jahreszeiten	Frühling	Sommer	Spätsommer	Herbst	Winter
Organe	Leber	Herz	Milz (Pankreas)	Lungen	Nieren
Hohlorgane	Gallenblase	Dünndarm	Magen	Dickdarm	Blase
Sinnesorgane	Augen	Zunge	Mund	Nase	Ohren
Körperschichten	Muskeln	Gefäße	Subcutis	Haut und Haare	Knochen
Gefühle	Zorn	Freude	Besorgnis	Traurigkeit	Angst

Abb. System der 5-Elemente

Aus der Kenntnis der Beziehungen zwischen den fünf Elementen kann der kundige Arzt bei einer Krankheit Rückschlüsse auf das Kräfteverhältnis der körperlichen Organe untereinander ziehen. Aus diesem Wissen heraus kann er versuchen, gezielt den Bereich eines bestimmten Elements zu stärken oder zu vermindern. Dahinter steht die Vorstellung, dass nach dem Modell der Fünf Elemente ein Kräfteverhältnis zwischen den Organen besteht, welches beim gesunden Menschen ausgewogen ist.

TCM und westliche Medizin (siehe auch Tabelle auf Seite 167)

Meridiane sind das älteste Kommunikationssystem der belebten Welt. Sie lassen sich bei Menschen und Tieren, aber auch bei Pflanzen nachweisen. Sie besitzen eine besondere Leitfähigkeit für Strom, Licht, Laser und anderen Wellen. Im Verlauf der Evolution wurden sie wegen ihrer Störanfälligkeit durch die Spinalnerven ergänzt. Für die Meridiane reichen schon minimale Hindernisse wie eine kleine Narbe um ihre Durchgängigkeit teilweise oder vollständig zu beeinträchtigen. Anatomisch liegen sie über den Durchtritt von Arteriolen, Begleitvenen und Nerven durch Faszienlöcher. Die moderne digitale Akupunktur (z.B. *B.E.A.Tsource®*) bietet durch die Verwendung der Akupunkturpunktecodes aus dem digitalen Frequenzarchiv die Möglichkeit die energetische Situation, die Wandlungsphasen bzw. deren Störung im TCM-Meridiansystem anhand physiologischer Veränderungen der Schwingungskohärenz (z.B. Zu- oder Abnahme der Kohärenz) zu untersuchen, Funktionsanomalien festzustellen und zu behandeln. Ein nicht unbedeutendes Problem in der Behandlung funktioneller Störungen ist die Lokalisation des Stressors. In der chinesischen Medizin wird versucht, durch eine gezielte Befragung, Puls- und Zungendiagnostik individuelle Symptome herauszuarbeiten, die dann nach entsprechender Bewertung durch den Arzt zu einem Behandlungs-

Meridian	Anatomische Zuordnung	Psychische Zuordnung	Organsystem Zuordnung	Mögliche Krankheitssymptome
Lunge	Lu11 Nervi digitales palmares proprii des N. medianus	Verachtung, Hohn, Hochmut, falscher Stolz, Intoleranz	Immunsystem	Allergie, Hautprobleme Sauerstoffmangel, Schwermetallbelastung, Störungen im Abdomen, u.v.m.
Dickdarm	Di1 Nervi digitales palmares proprii des N. medianus	Schuldgefühl	Lymphsystem	Sinusitis, Zahnherde, rheumat. Beschwerden, bronchopulmonale Dysfunktion, Magen-u. Pankreasfuntionsstörung. Prostatitis u.v.m.
Magen	M45 Nervus cutaneus dorsalis medialis pedis	Ekel, Enttäusch-ung, Bitterkeit, Gier, Leere, Entbehrung, Übelkeit, Hunger	Säure-Basen-System	Sinusitis, Zähne, Trigeminusneuralgie, Facialisparese, Erkrankung der weibl. Brust, Reizbarkeit, Depression, lymphat. Fehlfunktion u.v.m.
Milz/Pankreas	MP1 Nervus cutaneus dorsalis medialis pedis	Realistische Zukunftsängste	Blut/vegetatives Nervensystem	Unzureichende Nährstoff-aufnahme, Dysbiose, unzureichende Lymphdrainage u.a.m
Herz	H9 Nervus digitalis palmaris proprius des Nervus ulnaris	Zorn, Ärger	Psyche, Gefühle	Unruhe, Angst, Schlaf-losigkeit, Konzentrations-störung u.v.m
Dünndarm	Dü1 Nervus digitalis palmaris proprius des Nervus ulnaris	Traurigkeit, Kummer, Leid	Verdauungssystem	Sinusitis, Zahnherde, rheumat. Beschwerden, bronchopulmonale Dysfunktion u.v.m
Blase	B67 Nervus cutaneus dorsalis lateralis pedis	Ruhelosigkeit, Unruhe, Frustration	Sexualsystem	Augen, Wirbelsäule, Sexualorgane, chron. Zystitis u.v.m
Niere	N1 Nervus plantaris medialis	Sexuelle Unschlüssigkeit	Regulation des Wasserhaushaltes	Wirbelsäule, Auge, Ohren, Vergesslichkeit, Nierensteine, Angst u.v.m
Kreislauf	KS9 Nervi digitales palmares proprii des N. medianus	Reue, Eifersucht, sexuelle Span-nung, Starrsinn	Blutdruck, Durchblutung	Mangel an Freude, thorakales Druckgefühl, Schmerz entlang des Meridians u.v.m
3-E	3E1 Nervus digitalis palmaris proprius Nervi. ulnaris	Verzweiflung, Trauer, Hoffnungslosig-keit	Hormonsystem	Fieber, Schüttelfrost, Kopfschmerz
Galle	G44 Nervus cutan. dorsalis intermed. pedis	Wut, Jähzorn	Lipidstoffwechsel	Augen, Parotitis, Zähne, Schulter-, Hand- u. Finger gelenksschmerzen u.v.m
Leber	L1 Nervus fibularis profund.	Unglücklichsein	Interm.Stoffwechsel	Trigeminusneuralgie, Zähne u.v.m

konzept führt. Eine objektivere Methode der Akupunkturpunktewahl stellt der digitale TCM-Test mit dem **B.E.A.Tsource®** *System* dar. Bei diesem Test wird die Reaktion des Körpers auf eine digitale Schwingungsinformation, die jeweils einem bestimmten Akupunkturpunkt entspricht, als Änderung der elektromagnetischen Feldkohärenz gemessen und automatisch dokumentiert. Dadurch wird es erstmals möglich, dass der untersuchte Organismus selbständig die für dessen energetischer Meridianbalance geeignetste Schwingungsinformation aussucht und vorschlägt.

Homöopathie / digitale Homöopathie, Homöoresonanz

Biographie Samuel Hahnemanns

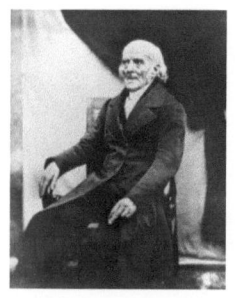

Hahnemann war in einer Epoche der medizinischen Wissenschaft Arzt, die von zwei gegensätzlichen Tendenzen geprägt wurde: Auf der einen Seite die geistvolle, aber spekulative "Romantische Medizin" (Leibbrand) - im alltäglichen "Handwerk" des Arztes dieser Zeit jedoch radikale therapeutische Verfahren. Exzessive Aderlässe, Klistiere und andere ausleitende Maßnahmen (Fontanellen) schwächten die Kranken ohne ersichtlichen Nutzen.

Die Arznei-Therapie bestand im Zusammenmischen vieler Pharmaka in heroischen Dosen. Deren Wirkung war bis dahin weder irgendwie geprüft noch durch Erfahrung ermittelt. Erfahrung und Prüfung wurden durch Spekulation ersetzt und von Generation zu Generation mit Autoritätsgläubigkeit seit *Galen* weitergetragen - eine Methode, über die sich schon *Paracelsus* empörte. *Hahnemann* stammte aus dem durch den Siebenjährigen Krieg verarmten Sachsen. Sein Vater war Porzellanmaler an der Meißner Porzellanmanufaktur, eine Kunst, die nicht viel einbrachte. Der außerordentlich sprachbegabte *Samuel Hahnemann* verdiente sich als "Werkstudent" mit Übersetzungen Lebensunterhalt und Studium.

Er beherrschte Griechisch, Latein, Englisch, Französisch, Hebräisch und Arabisch. Durch seine Übersetzertätigkeit gewann er tiefen Einblick in das medizinische, pharmakologische und chemische Schrifttum seiner Zeit. Er versah die übersetzten Texte mit eigenen kritischen Bemerkungen und Kommentaren - getreu seinem Wahlspruch: Aude sapere (deutsch: Wage, weise zu sein, oder -freier übersetzt- Wage, selbständiger zu denken). Selbständiges Denken zwang ihn zum Widerspruch. Bei der Übersetzung der "Materia Medica" von *Cullen* (bedeutender schottischer Pharmakologe) stieß er auf die spekulative Behauptung des Verfassers, Chinarinde heile Wechselfieber durch ihre "magenstärkende Wirkung". An dieser Behauptung entflammte sich sein kritischer Geist.

Arzneimittelprüfung an Gesunden

1790 begann Hahnemann, diese von Cullen aufgestellte Behauptung nachzuprüfen - mit genialer Selbstverständlichkeit: Prüfung einer Arznei auf ihre Wirkung durch Selbstversuch. Damit ist die Geburtsstunde der Homöopathie gekommen. Das erste Prinzip wird im Experiment gefunden: Was eine Arznei bewirkt, wird durch Prüfung an Gesunden ermittelt. Die Prüfung der Chinarinde im Selbstversuch ergab bei ihm eine Änderung seines Befindens, die den Erscheinungen des Wechselfiebers ähnlich war. Er schreibt: *"Ich nahm des Versuchs halber etliche Tage zweimal täglich jedes Mal 4 Quentchen gute China ein; die Füße die Fingerspitzen usw. wurden mir erst kalt, ich ward matt und schläfrig, dann fing das Herz an zu klopfen, mein Puls ward hart und geschwind; eine unleidliche Ängstlichkeit, ein Zittern (aber ohne Schaudern), eine Abgeschlagenheit durch alle Glieder; dann ein Klopfen im Kopf, Röte der Wangen, Durst, kurz alle mir sonst beim Wechselfieber gewöhnlichen Symptome erschienen nacheinander, doch ohne eigentliche Fieberschauer. Mit kurzem: Auch die mir bei Wechselfieber gewöhnlichen besonders charakteristischen Symptome, die Stumpfheit der Sinne, die Art von Steifigkeit in allen Gelenken, besonders aber die taube widrige Empfindung, welche in dem Periostium über allen Knochen des ganzen Körpers ihren Sitz zu haben scheint - alle erschienen. Dieser Paroxysmus dauerte 2-3 Stunden jedes Mal und erneuerte sich, wenn ich diese Gabe wiederholte, sonst nicht. Ich hörte auf und ward gesund."*

Ähnlichkeitsregel

Dieses zweite Prinzip wird 1796 von Hahnemann formuliert. In "Hufelands Journal" veröffentlichte er die Arbeit *"Versuch über ein neues Prinzip zur Auffindung der Heilkräfte der Arznei-Substanzen"*. Das neue Prinzip ist die Arzneimittelprüfung an Gesunden. Nun zieht er eine geniale Schlussfolgerung: *"Jedes wirksame Arzneimittel erregt im menschlichen Körper eine Art von einer Krankheit. Man ahme die Natur nach, welche zuweilen eine chronische Krankheit durch eine andere hinzukommende heilt, und wende in der zu heilenden (vorzüglich chronischen) Krankheit dasjenige Arzneimittel an, welches eine andere, möglichst ähnliche künstliche Krankheit zu erregen imstande ist und jene wird geheilt werden; similia similibus)."*

Um es ganz deutlich zu machen, hebe ich den Schlussteil des Satzes heraus: *"......welches eine künstliche Krankheit zu erregen imstande ist."* Die

Arzneiprüfung an Gesunden löst eine künstliche Ähnlichkeitsregel, welche in dieser Veröffentlichung 1796 erstmals niedergelegt *wird, erfährt im "Organon der Heilkunst" ihre endgültige klassische Form:*

"Wähle, um sanft, schnell, gewiß und dauerhaft zu heilen in dem Krankheitsfalle eine Arznei, welche ein ähnliches Leiden (homoion pathos) für sich erregen kann, als sie heilen soll." (Organon, Einleitung)

Dazu setzen wir die lateinische Kurzform *"Similia similibus curentur"* als Aufforderung: Ähnliches möge durch Ähnliches behandelt werden. Die Ähnlichkeitsregel basiert auf dem bildhaften Vergleich zweier Sachverhalte: Symptome des Kranken werden mit Symptomen der Arzneiwirkung am Gesunden in ihrer phänomenologischen Ähnlichkeit verglichen.

Individuelles Krankheitsbild

Der Name der Krankheit -die Diagnose- beschreibt eine Registrierung von pathologischen Fakten, die vom wissenschaftlichen Erkenntnisstand einer Zeitepoche abhängt und sich laufend verändert. Die praktische Anwendbarkeit der Ähnlichkeitsregel verlangt aber aus logischen Gründen die individuelle Symptomatik des Kranken, jedoch keinen kollektiven Krankheitsbegriff.

Nur das kann verglichen werden, was sich entspricht: Symptome des Kranken können nur mit Symptomen der Arzneiprüfung in Beziehung gesetzt werden. Im "Organon der Heilkunst" wird sehr genau die anamnestische Methode beschrieben, um das individuelle Krankheitsbild zu erfahren und welche Symptome des einzelnen Kranken die Arzneiwahl bestimmen. (§§ 83-104).

Homöopathie und wissenschaftliche Forschung

Für wissenschaftlich denkende Menschen ist es unvorstellbar, dass homöopathische Arzneimittel, die wenige oder keine Moleküle des ursprünglichen Wirkstoffes enthalten, Wirkungen haben. Sie glauben deshalb, dass die nachweisbaren Wirkungen der Homöopathie „Placebo-Wirkungen" seien.

Das ist unwissenschaftlich. Die Wirksamkeit homöopathischer Arzneimittel wurde in klinischen Studien mit den gleichen Methoden untersucht, wie schulmedizinische Medikamente geprüft werden. Studien vergleichen die Homöopathie-Wirkung mit Placebo. Eindeutiges Ergebnis: Homöopathie ist mehr als Placebo!

Physiologische Wirkungen

Der Arzt und Forscher *Dr. Michael Teut* an der Charité Universitätsklinik Berlin und Hochschulambulanz für Naturheilkunde erklärte 2016 das Wirkprinzip der Homöopathie: *„Die physiologische Basis des Simile-Prinzips liegt in der Anpassungs- und Regulationsfähigkeit des lebenden Organismus."* Werden Kranke mit homöopathischen Arzneimitteln behandelt, reagiert der Organismus auf den Arzneireiz mit regulativen Prozessen, um die Gesundheit wiederherzustellen. Diese Regulationsfähigkeit des Organismus ist die medizinische Grundlage der Homöopathie.

Selbstheilung

Die natürliche Fähigkeit des Organismus, auf Stör- und Heilreize regulativ zu reagieren, wird als „Selbstheilung" bezeichnet. Die Nutzung der Selbstheilung ist das Wirkprinzip der Naturheilverfahren und Homöopathie. Der

Vergleich verschiedener Simile-Prinzipien zeigt: Menschen reagieren auf *Materie* (Arzneimittel, Heilpflanzen, Medikamente, Gifte), *Energie* (physikalische Methoden) und *Information* (Psychologie, Psychotherapie) mit homöopathischen Reaktionen. Jeder dieser Reize kann an Gesunden Symptome auslösen, die derselbe Reiz an Kranken heilen kann. Die Vielfalt dieser Simile-Wirkungen löst das Rätsel um den Wirkmechanismus der Homöopathie. Homöopathische Wirkungen sind keine stofflichen Wirkungen. Die homöopathische Arznei liefert nur den Reiz, auf den die Autoregulation homöopathisch reagieren kann. Die eigentliche Heilwirkung wird durch Selbstheilungsprozesse des Organismus erbracht.

Arzneiinformation

Was wirkt in homöopathischen Arzneimitteln? Der Grazer Biologe und Forscher *Christian P. Endler* hat 1996 sensationelle Antworten auf diese Frage gefunden. Moleküle bestehen nicht nur aus Chemie, sondern tragen auch eine physikalische „Molekül-Information", die losgelöst von den Molekülen digital gespeichert werden kann. Versuchstiere reagieren auf diese digitalen Reize mit signifikanten Wirkungen. Die Wirksamkeit homöopathischer Arzneimittel wird durch Hitze und starke elektromagnetische Felder gelöscht. Die Gesamtheit dieser Befunde weist auf die Existenz einer physikalischen Arzneiinformation als Wirkprinzip homöopathischer Arzneimittel hin.

Digitale Homöopathie – B.E.A.Tsource® Homöoresonanz

*Was ist **B.E.A.Tsource®**?*

Das neue **B.E.A.Tsource**® ist ein nicht-invasives Analyse-System, das den aktuellen energetischen Zustand des Klienten *scannt, analysiert und selbstständig als Belastungsprofil grafisch darstellt.*

Es besteht aus einem digitalen Archiv, das verschiedenste **BEAT** Frequenz-spektren - z.B. von Organen, homöopathischen Nosoden und Arzneien etc. beinhaltet - einem hochpräzisen **BEAT** Magnetfeldgenerator und einer eigens für die Übertragung von digitaler Bioinformation entwickelten Magnetspule. Vom Generator wird ein Magnetfeld erzeugt, das dem natürlichen Erdmagnetfeld sehr ähnlich ist. Das ist deshalb wichtig, weil durch die Verwendung eines natürlichen Magnetfeldes beim Klienten kein Zellstress ausgelöst wird. Mit einer eigens zu diesem Zweck entwickelten Software können die im Archiv befindlichen **BEAT** Frequenzspektren entweder im Einzel- oder im Gruppenmodus auf den Menschen oder auf das Tier übertragen werden um dort ihre Wirkung entfalten.

Was ist HOMÖORESONANZ®?

Homöoresonanz (n. F.J. Senekowitsch) - automatisierte Mittelwahl und digitale homöopathische Therapie.

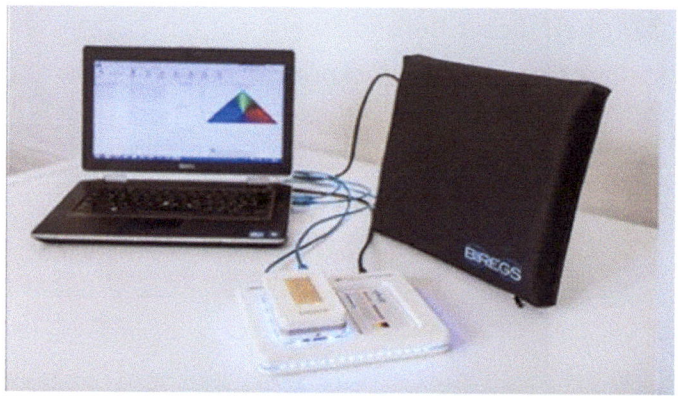

Klassische Homöo-pathie heilt durch Information, die einer Krankheit ähnlich - nicht entgegengesetzt – ist (*similia similibus curentur*). Der lebende Organismus reagiert als hochkomplexes Quantensystem. Klassische Homöopathie ist belegbar effektiv, tiefgreifend und nachhaltig. Allerdings muss sie in jahrelanger Ausbildung erlernt werden und ist üblicherweise ein zeitintensives Verfahren.

Die Homöoresonanz hat die Arzneifindung durch Biofeedback automatisiert. Es scannt den Patienten, diagnostiziert nach den Kriterien Regulationsfähigkeit - Regulationsstarre und schlägt automatisch das passende Mittel in der optimalen Potenz vor.

Gurwitsch und die Entdeckung der mitogenetischen Strahlung

Im Jahr 1923 entdeckte *Alexander Gurwitsch* bei der Untersuchung der Zellteilung von Zwiebelzellen eine Photonenemission im Spektralbereich um 260 nm. *Gurwitsch* vermutete, dass diese Strahlung die Mitose von Zellen stimulieren könne und nannte die Strahlung daher *mitogenetischen Strahlung*. Diese Entdeckung der heutzutage als ultraschwache Photonenemission bezeichneten Strahlung wurde nach anfänglicher weltweiten Anerkennung später in Frage gestellt und als unwichtig eingestuft. Dennoch beschäftigte sich *Gurwitsch* bis zum Ende seines Lebens mit der Untersuchung des Phänomens.

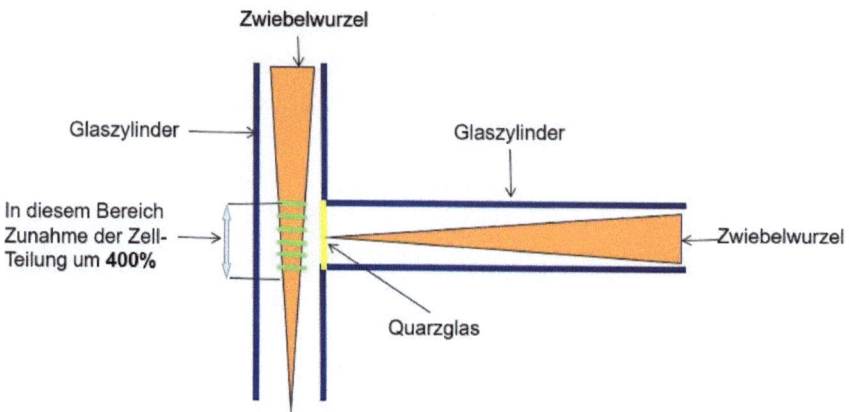

Abb.: Das Experiment von *A. Gurwitsch* führt zur Entdeckung der „mitogenen Strahlung"

Digitale Speicherung homöopathischer Arzneien

In einer groß angelegten Doppelblindstudie an Kaulquappen (*P.C. Endler et alt.*1989-1993) konnte nachgewiesen werden, dass durch Zugabe von Thyroxin D30 (1.125×10^{-30} M) deren Metamorphose signifikant beeinflusst werden kann (*Endler P.C., Smith C., Schulte J.*). 1993 wurde erstmalig der Versuch unternommen, dieses analoge Biosignal (Thyroxin D30) mithilfe modernster Aufnahmetechnik zu digitalisieren (*F. Senekowitsch et alt.*). Im darauffolgenden Jahr gelang in einer Doppelblindstudie am Tiermodell der Nachweis, dass digitalisierte Homöopathika die gleiche Wirkungscharakteristik wie die Originaldilutation aufweisen (*F.Senekowitsch, P.C.Endler, W.Pongratz, C.W.Smith*).

Messung des Einflusses von nonmolekularem T4 (D30) auf die finale T4-gesteuerte Metamorphosendauer bei T4 hyperstimulierten Amphibienlarven (Rana temporaria).

Die Informationsübertragung:

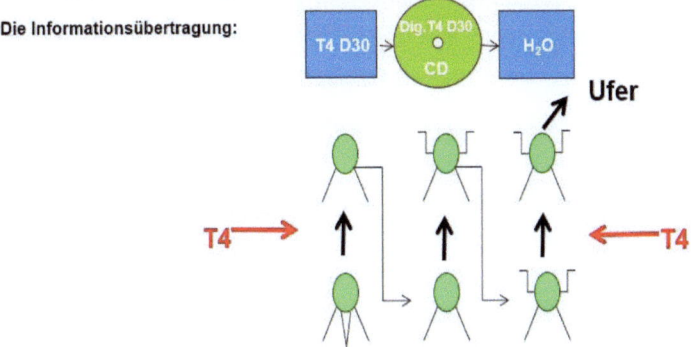

Abb.: Amphibienversuche mit digitalisierter Bioinformation

Für Interessierte : Der wissenschaftliche Hintergrund

Niederenergetische Bioinformation spielt in der internen Kommunikation des psychophysischen Organismus sowie im Austausch des Organismus mit seiner Umwelt eine Schlüsselrolle. Sie zeichnet sich durch hohe Kohärenz (und damit Präzision in der Übertragung) und geringe benötigte Übertragungsenergie aus. Jede natürliche oder künstliche Substanz, z.B. auch Arzneien, kann aus experimenteller Sicht sowohl über ihren Teilchen- als auch ihren Wellencharakter beschrieben werden. Es ist die Gesamtkonfiguration der Elektronenwellen, die die physikalischen und chemischen Eigenschaften jedes Stoffes ausmachen. Jede Eigenschaft eines Stoffes ergibt sich aus seinen koordinierenden Bindungskräften, jede biochemische Reaktion ist ein Phänomen des Elektronenüberganges. Auch Biomoleküle sind von einem typischen perimolekularen elektromagnetischen Feld umgeben. Sie verbreiten elektromagnetische Signale von hohem Ordnungsgrad. Was für die Kommunikation innerhalb des Organismus enorme Vorteile bietet, schuf allerdings in der Forschung zunächst messtechnische Schwierigkeiten. Die extrem niedrigen Amplituden gingen im Hintergrundrauschen praktisch unter, die hohe Kohärenz konnte nur indirekt erfasst werden. Während die Wirkung niederenergetischer Information auch heute noch am besten mit biologischen Testmethoden illustriert werden kann kann diese bereits mit physikalischen Technologien übertragen und digital zwischengespeichert werden.

Die technische Übertragung von niederenergetischer Bioinformation kann im Prinzip über nichtmetallische Trägermedien (bipolare Flüssigkeiten wie Wasser), über das Trägermedium einer CD, über metallische Leiter, oder auf dem Weg der Fernübermittlung über das konventionelle Internet bzw. über Skalarwellen erfolgen.

In unseren Versuchen wurden eine nach homöopathischer Vorschrift hergestellte Thyroxinlösung (T) bzw. Kontrollwasser (W) nacheinander in Glasbehältern in eine einpolig verkabelte, im physikalischen Sinne als Antenne dienende Eingangsspule gestellt, an die ein Filter und ein spezieller Verstärker mit einer Verstärkung von 10^6 angeschlossen waren. Frequenzen im Bereich zwischen 30 Hz und 80 kHz wurden über die Nyquist-Frequenz digitalisiert, in einem RAM gepuffert und in einem Multiplexvorgang auf CD übertragen. Beim Abspielvorgang wurde nur der Bereich 30 Hz - 18kHz berücksichtigt. Glasbehälter mit reinem Wasser (T für die Information von T, zeitversetzt W für die Information von W) wurden in eine Ausgangsspule eingebracht. Nach diesem Prozess wurden die Ausgangssubstanzen kräftig verschüttelt. Von den so hergestellten Testsubstanzen wurden in Zeitabständen von 48 Stunden jeweils 3 Tropfen dem Aquarienwasser von Amphibienlarven zugegeben.

Vorversuche mit mehreren tausend Tieren (Rana temporaria), die in mehreren unabhängigen Labors durchgeführt wurden, hatten gezeigt, dass homöopathisch aufbereitete Information von Thyroxin die Metamorphose von Amphibienlarven beeinflussen kann (7 - 11). Besonders ausgeprägt ist dieser Effekt, wenn die Tiere zuvor mit molekularem Thyroxin hyperstimuliert wurden. Das jodhaltige Hormon Thyroxin steuert ja die Stoffwechselbeschleunigung der Metamorphose, und wir gehen im Sinne des homöopathischen Paradigmas davon aus, dass gerade aufgrund des relativ erhöhten Thyroxinspiegels der Tiere eine deutliche Wirkung der entsprechend aufbereiteten Information von Thyroxin möglich ist. Dabei wird die Entwicklung vom zwei- zum vierbeinigen Tier, die normalerweise ca. zwei Wochen dauert, um ca. einen Tag verzögert, und führt so etwas zeitversetzt zur normalen Landreife.

Um die Wirkung der Thyroxininformation zu untersuchen, die wie oben beschrieben zunächst digitalisiert wurde, wurden sechs Versuche an insgesamt knapp 500 Tieren durchgeführt. Das Ergebnis zeigt, dass die durch einen natürlicherweise hohen Thyroxinspiegel *hervorgerufene Stoffwechselbeschleunigung durch die Übertragung der Information von homöopathisiertem Thyroxin verlangsamt werden kann, wenn diese auf geeignete Weise digitalisiert und auf CD zwischengespeichert wurde. Das Versuchsergebnis war auch statistisch hochsignifikant (p<0,01).*

Wurde die HOMÖORESONANZ wissenschaftlich untersucht?

Seit Anfang der Siebziger-Jahre beschäftigen sich zahlreiche Wissenschaftler - *F.Popp, B.Heim, C.Smith, J.T.Muheim, Bigu del Blanco, W.Ludwig, F.J.Senekowitsch* und viele andere- zunehmend mit der Wirkung von elektromagnetischen Feldern, elektromagnetischen Schwingungen und Biophotonen auf biologische Systeme. Im Verlauf ihrer Forschung kamen viele auch mit dem Phänomen der Homöopathie in Kontakt. Durch diese für die Homöopathie sehr fruchtbare Konfrontation entwickelten sich in den folgenden Jahren sehr umfangreiche Hypothesen über die biophysikalischen und physiologischen Grundlagen der homöopathischen Arzneimittelwirkung und der Übertragung niederenergetischer Biosignale auf das Lösungsmittel.

Von **J. Benveniste** (1935 – 2004), einem französischen Immunologen, wurde 1998 bei FASEB in San Franzisco ein sehr interessanter Versuch über die Wirkung digitaler Neurotransmitter (*Acetylcholin – ACh*) auf den coronaren Blutfluss eines isolierten Schweineherzens (männliches Guinea-Schwein) vorgestellt. Das Herz wurde dabei nach der *Langendorff - Methode* mit *Krebs-Henseleit* Puffer (pH 7.4) perfundiert und mit O_2 / CO_2 (95 / 5 %) bei einem Partialdruck von 40 cm H_2O bei 37°C begast. Der coronare Blutfluss wird vom Neurotransmitter *ACh* beeinflusst und dieser von *Atropin* gehemmt. *Acetylcholin* (*ACh-$_d$ACh*) und destilliertes Wasser (*W-$_d$W*) und *Histamin* (*H-$_d$H*) wurden mit einem Digitalrecorder aufgezeichnet (6sec, 16 bit, 44 kHz) und dem Experimentalaufbau abwechselnd zugegeben. Die Messergebnisse zeigen eine coronare

Durchblutungssteigerung durch die Gabe von *Acetylcholin (ACh)* und *digitalisiertem Acetylcholin (dACh)*. Dieser analog bzw. digital verursachte Effekt konnte durch *Atropin (ACh*-Inhibitor) gehemmt werden d.h. auch der digitale Neurotransmitter wirkt wie sein analoger Partner rezeptorspezifisch. Auch die Kontraktion der Coronararterien durch die Wirkung von *Histamin (H)* und dem *digitalen Histamin (dH)* konnte mit dem H_1-Rezeptorenblocker *Mepyramine* unterbunden werden.

Stellvertretend für viele andere hervorragende Arbeiten ist natürlich auch die in einem Zeitraum von mehreren Jahren durchgeführte Studie über den Einfluss nonmolekularer Histaminlösung (Dilution 10^{-30}) auf die Aktivität basophiler Granulozyten an verschiedenen Uni-Instituten in Frankreich, Belgien, Italien und Holland zu erwähnen (*P. Belon, J. Cumps, M. Ennis, P.F. Mannaioni, M. Roberfroid, J. Sainte-Laudy, F.A.C.Wiegant ; Histamine dilutions modulate basophil activation; Inflamm. res. 53 (2004) 181–188, 1023-3830/04/050181-08,DOI 10.1007/s00011-003-1242-0*). Obwohl diese sorgsam durchgeführte Studie zu hochsignifikanten Ergebnissen kam, die es gemäß der herrschenden Wissenschaftsdoktrin (*„Corpora non agunt nisi fixata"* – Körper, die nicht (am Rezeptor) gebunden sind, wirken nicht) gar nicht geben dürfte, nahm und nimmt die Öffentlichkeit keine Notiz davon. Da hilft auch nicht, dass die Publikation im *Inflammation Research Journal*, einer sehr angesehenen Fachzeitschrift, erschienen ist.

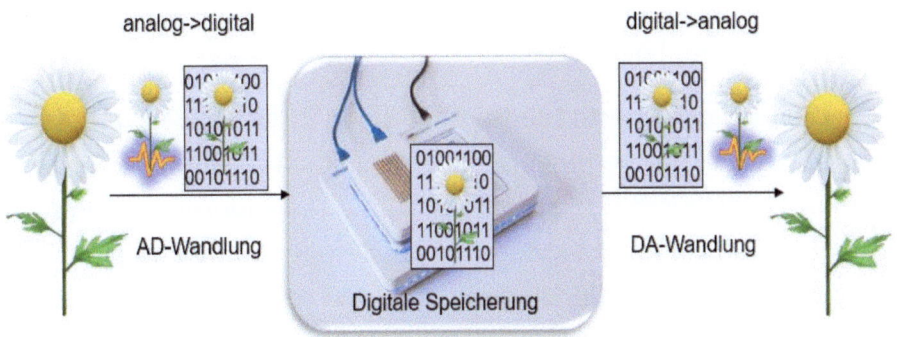

Abb.: Schematische Darstellung der Digitalisierung biologischer Information

*Methode Homöoresonanz n. F.J.Senekowitsch - **B.E.A.Tsource**®*

Durch Biofeedbacksignale besteht die Möglichkeit, körperliche Reaktionen, die von uns unbemerkt ablaufen, durch die Vernetzung von Aufnahme- und Wiedergabebereich sinnlich wahrnehmbar zu machen. Mit Hilfe dieser apparativen „Ersatzsensorik" ist es möglich, biokybernetische Trainingsprogramme für stressbedingte vegetative Störungen zu erstellen und durchzuführen. Der Begriff „Stress" wird meistens sehr alltäglich und undifferenziert verwendet. Bei etwas genauerer Betrachtung lassen sich nicht nur sehr viele verschiedene Stressursachen (psychosozialer Stress, Elektrostress, berufs-, schulisch-, familiär bedingter Stress etc.), sondern durch unterschiedlichste *double bind-Szenarien (G. Bateson)* wird Stress auch noch zu einem sehr individuellen und hochvernetzten Geschehen. Auf physiologischer Ebene stellt Stress eine Alarmreaktion (Seyle) dar, die unterschiedliche körperliche Systeme (Hormonsystem, Stoffwechsel, Kreislaufsystem etc.) belastet.

Die ganzheitlich orientierte Medizin hat einen ihrer Schwerpunkte in der Prävention, d.h. in der Verhinderung von Krankheiten einerseits und in der Behandlung präklinischer funktioneller Störungen andererseits. So scheint es auch sinnvoll, kompatible Methoden auf einen synergistischen Nenner zu bringen - sie miteinander zu verbinden und so eine den Prinzipien des Synergismus folgende Effektivitätssteigerung zu erzielen. Im konkreten Fall geht es um die Verbindung des Biofeedbacks mit der Homöopathie. Ein nicht unbedeutendes Problem in der Behandlung funktioneller Störungen ist die Lokalisation des Stressors. Im einen Fall (Biofeedback) erfolgt dies durch eine spezielle psychologisch/ psychotherapeutisch orientierte Anamnese oder/ und verschiedene, meist psychologische Tests - im anderen Fall (Homöopathie) wird versucht, über eine umfangreiche und gezielte Befragung (Lenkbericht) des/ der PatientIn individuelle Symptome herauszuarbeiten, die dann nach entsprechender Bewertung durch den Homöopathen den einzelnen Arzneikategorien zugeordnet werden (Repertorisierung).

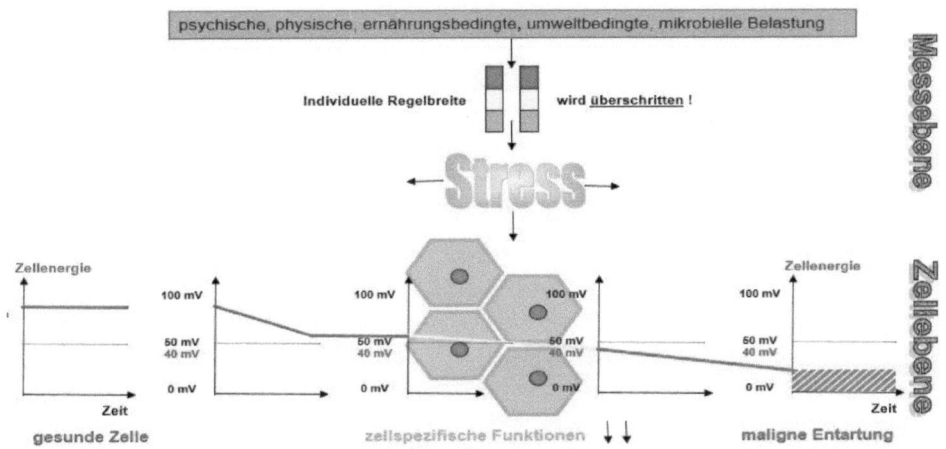

Abb.: Verlust des Membranpotentials der Zelle durch chronischen Stress

Das Farb-Ton-System des Körpers

Schon vor langer Zeit konnte nachgewiesen werden, dass Zellen über ein Kommunikationssystem aus kohärenter Strahlung *("Biophotonen"; F.A. Popp)* verfügen. Nur mithilfe dieses Systems ist die Steuerung der mit hoher Geschwindigkeit ablaufenden Stoffwechselvorgänge möglich. Durch ihre hohe Kohärenz erreicht die Biophotonenschwingung jede Körperzelle. Bei den Photonen-abstrahlungen treten verschiedene Frequenzen auf (Farbcodierung). Die Farbschwingungen liegen zwischen 10^{15} und 10^{16} Hz. Transponiert man Schwingungen in tiefere Frequenzbereiche dann haben die gleichen Schwingungen Toncharakter, Geruchs- und Geschmacksqualität. Jede im Kosmos vorkommende Schwingung weist eine dieser Qualitäten auf. Es ist nur eine Frage der Oktave! Die physikalischen

Gesetzmäßigkeiten zeigen uns bei Anwendung des Oktavengesetzes die Zusammenhänge zwischen den Schwingungen des menschlichen Körpers, speziell dem Resonatorsystem DNA, mit Farben und Tönen. Unser Körper unterliegt wahrscheinlich einem Farb-Ton-Prinzip. Jede Schwingung unserer Moleküle hat einen Farb- und Toncharakter, die Steuerung selbst ebenfalls, wie auch das uns umgebende elektromagnetische Schwingungsfeld.

Homöoresonante Farb-Ton-Therapie

Jeder von uns trägt angeborener Weise einen Teil *Psora*, *Sykose* und *Syphilinie* in sich. Der eine von einem mehr, dafür vom anderen prozentuell weniger. Insgesamt ergibt sich daraus der *individuelle Konstitutionsvektor*. In seiner Lehre über die chronischen Krankheiten hat *Hahnemann* der *Psora* (Schwäche) *Blau*, der *Sykose* (Überfluss) *Gelb* und der *Syphilinie* (Chaos, Destruktion) *Rot* zugeordnet. Diese Vektoren sind zum einen Teil angeboren (Genotypus) und zum anderen unterliegen sie Umwelteinflüssen (Phänotypus). Eine Differenz zwischen dem Geno- und dem Phänotypus erzeugt Stress. Ist diese Differenz sehr groß kann der daraus resultierende Dauerstress chronische Krankheiten verursachen.

Es ist auch seit längerem bekannt, dass jeder Mensch eine *individuelle Schwingungsresonanz* besitzt. Über diese Resonanzschwingung sind alle Körperzellen gleichzeitig erreichbar. Dadurch lassen sich Zellvorgänge normalisieren und Regulationsprozesse unterstützen und Energie zuführen. Da sich die Tonlage immer auf einen bestimmten Menschen mit ganz typischen Eigenschaften bezieht, kann man neben der Messung (z.B. **B.E.A.Tsource**®) auch durch ein einfaches Anamneseschema (siehe Tabelle) die Richtigkeit überprüfen.

Eine objektive Methode für therapeutische Zwecke geeignete Farben bzw. Töne auszuwählen ermöglicht der Homöoresonanztest mit dem **B.E.A.T**_source_®. Bei diesem Test wird die Reaktion des Körpers auf eine bestimmte Farbe oder auf einen speziellen Ton als Änderung der körpereigenen Feldkohärenz gemessen.

Die Zunahme der Kohärenz ist dabei gleichbedeutend mit der Zunahme der Regulationsfähigkeit. Durch eine nichtlineare Messlogik des **B.E.A.T**_source_® wird der kybernetische Engpass des Patienten definiert. Die gesamte Messung erfolgt vollautomatisch. Die Messwertinterpretation wird von einem Expertenprogramm durchgeführt. Damit wird erreicht, dass in diesem hochvernetzten und damit einer linearen Ursache/Wirkungsanalyse unzugänglichen Regulationsbereich eine Störung fokussiert werden kann. Es wird dadurch auch möglich, die digitale Farb-Ton-Therapie selektiver und somit effizienter einzusetzen.

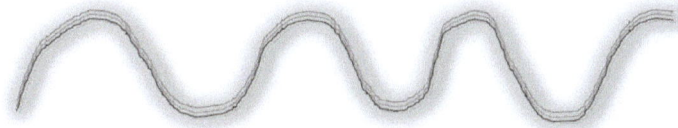

Abb.: Kohärente Schwingung in Phase; ideal für Informationsspeicher und -transfer

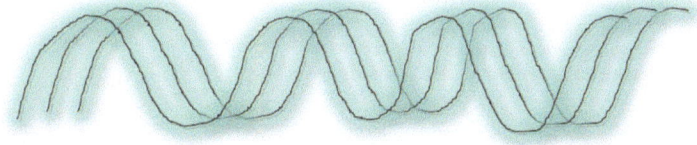

Abb.: Kohärente Schwingung nicht in Phase; ideal für Informationslöschung

Syphilinie

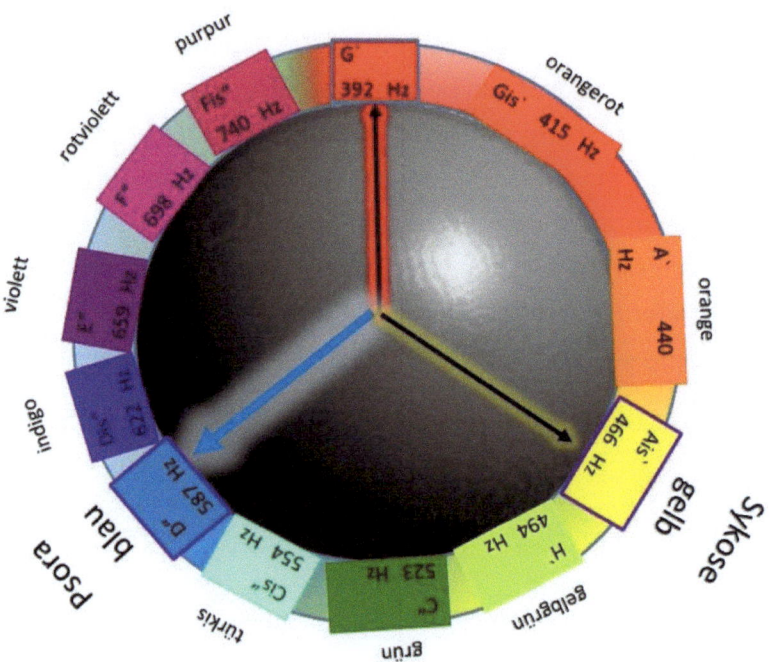

Abb.: Diagnostische und therapeutische Kombination auf digitaler Ebene

C	Spirituelle Neigung; Konflikt zwischen sentimental und spirituell; Mitgefühl für die Welt; verdrängt die Realität; leidet; ist gut, liebend und hilfsbereit; leicht auszunutzen; Therapeut; Masochist; Märtyrer
Cis	Künstler; spirituell; romantisch; herzorientiert; impulsiv; temperamentvoll; Kreativität mit spirituellem Zweck
D	Spirituell mit Verantwortlichkeit; beide Füße auf der Erde; Helfer; bedingungslose Liebe; ausgeglichen; intuitiver Beobachter; mütterlich; Prediger; optimal in der Werbebranche
Dis	Projektplaner; sehr praktisch; hinterfragend; bei Einfluss von anderen Tönen: kann sehr cool sein; Forscher; Geschäftsmann; Sinn für Ökonomie
E	Emotionslos; gemein; Spion; Intrigant; Grundton kann ½ Note verändert werden. Gut: wenn transformiert in Selbstbeherrschung und ohne Machtanspruch
F	Starke Persönlichkeit; Interesse an Mystik; Therapeut; Astrologe; Hypnotiseur; bei Einfluss durch *E*: Vorsicht Okkultismus; bei Einfluss durch *Fis*: spiritueller Sucher; Heiler; schützen; einigen; Vorsicht: Egoist
Fis	Aktivität in der Kunst; Autoren; Dichter; braucht und erhält Anerkennung; Architekten; Dekorateure; gute Therapeuten mit höherem Bewusstsein; Logik; Phantasie
G	Hoch spirituell; flexibel; harmonisch; gottergeben; Akzeptieren; charismatisch; können Anführer und Gurus werden; in jedem Beruf zu finden
Gis	Sicher in Routinejob; Problem durch Ehrgeiz; bei Einfluss von *G-Menschen*: Eifersucht auf Führungsqualitäten; Konflikt zwischen Spiritualität und Materialismus
A	Unabhängig; business-like-Einstellung: korrekt, präzise, in richtiger Ordnung; Organisationstalent; analytischer Profi; sehr guter Charakter; Manager; Programmierer
Ais	Intellektuell; Spezialist; Professor; Doktor; Musikwissenschaftler; Kreativität in der Musik; reserviert; distanziert; Flucht bei Angst vor intellektueller Unsicherheit
H	Intrigant; Rebell; Untergrundwühler; nicht ehrlich; strahlt Unbehagen aus; Detektiv; Politiker; Polizist; Offizier; negativer Einfluss durch *H* kann geändert werden

Abb.: Tabelle Zuordnung von Persönlichkeitsmerkmalen zu Tönen nach *Vemu Mukunda*

B.E.A.Tsource® Body-and-Mind Scanner

Der **B.E.A.Tsource®** Body-and-Mind Scanner ist ein nicht-invasives Analyse-System, das den aktuellen energetischen Zustand des Klienten *scannt, analysiert und selbstständig als Belastungsprofil grafisch darstellt.*

Das Gerät liefert **Informationen** über den Energiezustand von Organen, Geweben, Zellen und klassifiziert den Grad der bestehenden energetischen Belastungen. Gleichzeitig ermittelt es auch deren **mögliche Ursachen**, welche besonders bei chronischen Beschwerden wertvoll und entscheidend sind.

B.E.A.Tsource® EINSATZGEBIETE - energetische Hilfestellung bei

- Unverträglichkeiten, Allergien
- Verdauungsproblemen
- Hautproblemen
- Migräne
- Schmerzen aller Art
- Stoffwechsel & Hormonhaushalt
- Gewichtsreduktion
- Energielosigkeit und Erschöpfungszustände
- Hyperaktivität
- Verbesserung der Schlafqualität
- Steigerung der Abwehrkräfte
- Beschwerden des Bewegungsapparats
- Zahnproblemen
- Amalgamausleitung
- Narbenstörfelder
- Steigerung der Abwehrkräfte
- Beschwerden des Bewegungsapparates

- Raucherentwöhnung
- Belastung durch Elektrosmog und Geopathie
- Pilz-, Bakterien- (z.B. Borrelien), Parasiten Belastungen

KOMBINIERTE DIAGNOSTIK - **Alle bereits integrierten Testsätze**

1 TCM 5-Elemente Human
2 Inhalationsallergene
3 Nahrungsmittelallergene
4 Parasiten
5 Umweltbelastungen (Pestizide, Fungizide, Insektizide)
6 E-Smog und Geopathie
7 E-Stoffe
8 Impfungen/Metalle
9 Bakterien
10 Viren
11 Pilze
12 Zähne und zahnärztliche Materialien
13 Orthopädie
14 Onkologische Erkrankungen
15 Entzündliche Erkrankungen
16 Autoimmunkrankheiten
17 Erbkrankheiten
18 Hormone
19 Orthomolekulare Substanzen
20 Psychosomatik
21 Neurologie
22 Bachblüten
23 Homöopathische Arznei

KÖRPERSYSTEME:

- Atmungssystem
- Herz-Kreislauf- System
- Verdauungssystem (inkl. Verdauungsdrüsen Pankreas, Leber, Gallenblase)
- Lymphgefäßsystem
- Urogenitalsystem (Harn- und Geschlechtsorgane)
- Hormonsystem
- Bewegungssystem (Skelett, Muskeln, Bänder, Sehnen)
- Nervensystem

BELASTUNGEN:

- Unverträglichkeiten, Pollen, Lebensmittelzusatzstoffe
- Umwelt-, Schwermetall- und Haushaltbelastungen
- Erreger wie Pilze, Bakterien, Viren und Parasiten
- Narben, Verwachsungen, Entzündungsbereiche
- als Störfelder
- elektromagnetische und geopathogene Störfelder

ABLAUF DER TESTUNG MIT *B.E.A.Tsource*®

1. Erst-Sitzung
   Regulationsanalyse mittels *B.E.A.Tbiomonitor*®, Dauer ca. 15 sec.

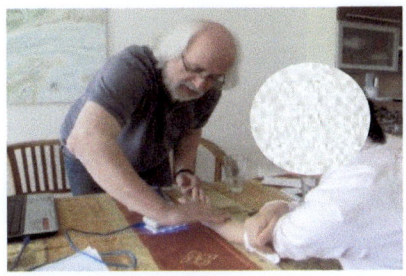

Abb.: Vorbereitung der Messstelle

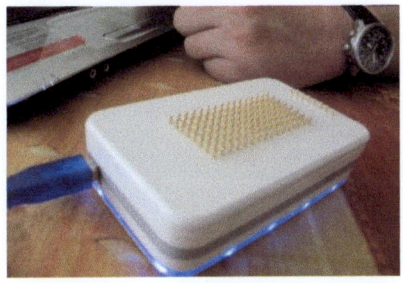

Abb.: *B.E.A.Tbiomonitor*®

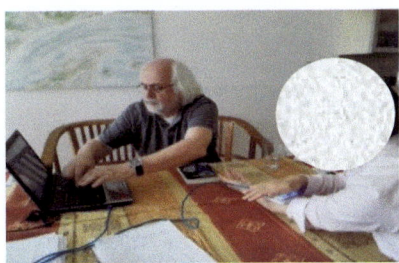

Abb.: Die Messung mit dem *B.E.A.Tbiomonitor*® / *B.E.A.Tsource*®

B.E.A.T *Mind-and-Body Scanner*: aufgrund der Testergebnisse wird ein individueller Behandlungsplan erstellt. Dauer ca. 7-10min

2. Therapiesitzungen

Homöoresonanzbehandlung

Bei der Homöoresonanzbehandlung sitzt oder liegt der Klient. Die wirksamen Bioinformationen werden durch eine spezielle Magnetspule übertragen. Dauer ca. 10 - 20min.

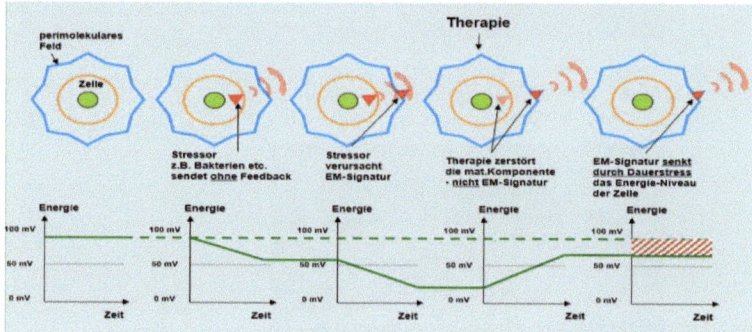

Abb.: Chronischer Energieverlust der Zellen durch die schädigende Wirkung des pathologischen Agens und dessen pathologischer EM-Signatur.

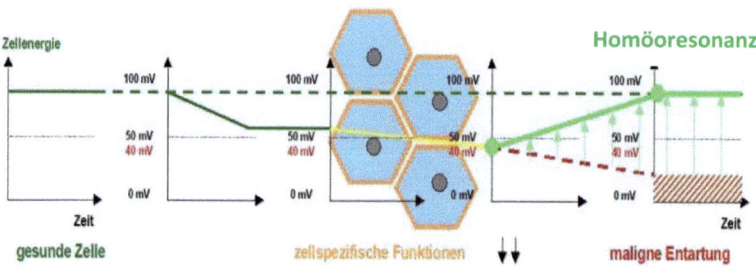

Abb.: Therapiewirkung der Homöoresonanz durch Beseitigung der EM-Signatur, die sich der klinischen Behandlung entzieht.

192

Magnetfeldtherapie

Das Magnetfeld der Erde

Unser Planet ist von der Magnetosphäre umgeben, einer giganti-
schen Raumblase von Magnetfeldlinien, die das Leben auf der Erde
vor den schädlichen Sonnenwinden schützt und erheblichen Einfluss auf unsere Umwelt und auf lebende Organismen hat. Ob für
den Kompass des Geologen oder für die Navigation der Zugvögel,
ein stabiles Magnetfeld der Erde sorgt für Orientierung und Gleichgewicht.

Magnetfeld in Bewegung

Neueste Untersuchungen zeigen, dass unser Magnetfeld schwächer und
unordentlicher wird. Erklärungsversuche gibt es dafür viele. Einige Studien
prognostizieren eine Umpolung des Erdmagnetfeldes mit spürbaren Auswirkungen für das Leben auf unserem Planeten. Bei Suche nach den Ursachen für diese Entwicklung gibt es verschiedene Meinungen. Die von Men-
schenhand erzeugten Mengen an elektrischen und magnetischen Wellen,
verursacht durch Satelliten, Radaranlagen, Mikrowellensender, Mobil-
funk-Masken etc. sind als Auslöser nicht auszuschließen.

Das körpereigene Magnetfeld

Menschliche Körper produzieren und benutzen ultraschwache magnetische und elektromagnetische Felder zur Übermittlung lebenswichtiger

Informationen von Zelle zu Zelle. Bereits seit einigen Jahren wird nun in der Öffentlichkeit eine hitzige Debatte darüber geführt, inwiefern die Irritationen im Magnetfeld der Erde Auswirkungen auf den menschlichen Organismus und sein natürliches Magnetfeld haben.

Magnetfeldtherapie

Renommierte Forscher arbeiten seit einigen Jahren an Methoden, um mit künstlich erzeugten Magnetfeldern den Irritationen der körpereigenen Magnetfelder entgegen zu wirken.

Microcurrent-Therapie n. Robert Becker und David Chapman-Jones

Bereits Mitte des 19. Jahrhunderts beobachtete der Physiologe *Emil Du Bois-Reymond* heilende Ströme als natürliche Reaktion des Körpers auf Verletzungen und Gewebeveränderungen. Unsere Körperzellen sind wie kleine Batterien. Sie müssen ständig an ihren Zellmembranen eine elektrische Spannung aufbauen. Mit neuester Technik ist es nun möglich, diese physiologischen Ströme im Mikro-Ampere-Bereich - die mit der Körperelektrizität vergleichbar bzw. identisch sind -, für diagnostische und therapeutische Zwecke nutzbar zu machen.

Die *Microcurrent-Therapie* hat sich in fast vier Jahrzehnten exzellent bewährt. In den achtziger Jahren wurde sie durch die   Orthopädiegesellschaft der USA speziell in der Sportmedizin mit großem Erfolg eingesetzt. In Europa wurde die Therapie vor allem durch ihren Einsatz im kosmetischen Bereich bekannt. Die *Microcurrent-Therapie* erzeugt Wirkungen, die normalerweise nur durch plastische Chirurgie erreicht werden: Sichtbare Wirkungen bei Facelifting, Bindegewebsstraffung und Gewichtsreduktion. Die Methode ist überaus sanft und „unmerklich": Das Gerät gibt genau die energetischen Potenziale an den Patienten ab, mit denen der Körper Tag für Tag seine eigene Regulation und Steuerung selbst erzeugt. Diese mikro-feinen Ströme werden während der Behandlung normalerweise gar nicht wahrgenommen. Nur in den Körperregionen, in denen die eigene Regulation gestört ist, und diese Ströme nicht mehr fließen, wird ein leichtes bis starkes Kribbeln gespürt.

2000-mal pro Sekunde misst das Gerät den Zustand im Gewebe und stellt sich darauf ein. Darum ist niemals eine Übertherapie möglich. Selbst wenn der Körper über einen Zeitraum von mehreren Stunden mit Strömen im Mikro-Ampere-Bereich behandelt würde, entstehen als Ergebnis nur physiologische, d.h. natürliche Prozesse im Körper - nachdem der Energiefluss wieder in Gang gesetzt wurde! Die *Microcurrent -Therapie* ist absolut frei von Nebenwirkungen. Die *Microcurrent -Therapie* ist eine sehr angenehme Behandlungsform. Der Patient kann sehr genau fühlen, wo sich die Störungen (Blockaden) im Körper befinden, und er spürt, wie sich diese lösen und sich der Zustand verbessert.

Was ist „Microcurrent"?

Der Begriff *„Microcurrent"* bezeichnet die Stärke (=Strommenge=Intensität) der Bioelektrizität, die im Organismus von Warmblütlern (Mensch & Tier) vorkommt: Millionstel-Ampère. *Micro* = Millionstel (Ampère) *Current* = (elektrischer Strom).

Größendarstellung:

1 A = 1 Ampère

1mA = 1 Milliampère = 1/1000-stel Ampère = 1 Tausendstel Ampère (diese Stromstärke wird üblicherweise bei der TENS-Therapie eingebracht und führt zur Auslösung von Aktionspotentialen. **1 µA** = 1 Microampère = 1/1.000.000-stel Ampère = 1 Millionstel Ampère (diese Stromstärke wird bei der Microcurrent-Therapie eingebracht).

<u>*Wo finden wir diese Art von Niedrigstrom in der Natur?*</u>

Bei Verletzungen und sonstigen Erkrankungen – im Gewebe aller Warmblütler (Mensch und Tier) - als biologische (bioelektrische) Stromkreisläufe - unter den Bezeichnungen „Verletzungsströme" oder „Heilungsströme". Sie lösen die physiologischen Vorgänge aus, die schlussendlich zur „Heilung" führen. Sie fördern die normalen zellulären Prozesse und korrigieren vorliegende Dysfunktionen durch Wiederherstellung der körpereigenen bioelektrischen Systeme.

Zur Erläuterung: Alle Körperzellen sind wie kleine elektrische Batterien. Bioelektrische Stromkreisläufe sind es, die es den Zellen erlauben, miteinander durch elektromagnetische Signale zu kommunizieren. Wenn Verletzungen oder Erkrankungen vorliegen, verändert sich die bioelektrische Zellfunktion, was zu einer Unterbrechung des normalen Zellstromflusses führt. Dabei wird der Energiefluss zwischen den Zellen ebenso reduziert, wie auch die Übermittlung der Meldungen der Nervenzellen. In solchen Situationen beginnt der Organismus separate Stromkreisläufe zu schalten, welche physiologische Funktionen auslösen, die zur Heilung führen.

Zusammenfassung:

Die physiologischen Auswirkungen der Microcurrent-Stimulation:

- ATP-Erhöhung (Zellenergie) bis 500%
- Membrantransport (Aminosäurentransport) Anhebung um 30-40%
- Proteinsynthese- Anhebung um 73%
- Aktivierung der Fibroblasten und Tenocyten (u.a. Collagen- & Elastinbildung) bis zu 1100%
- Verbesserung der DNA–Synthese (durch Reduzierung der freien Radikalen)
- Aktivierung der T-Lymphozyten
- Anhebung der Insulinbindung
- Verbesserung der Calciumaufnahme

5 Informationsmedizinische Forschung

Vorbemerkungen:

Da die beiden in der nachfolgenden Darstellung verwendeten Begriffe *Herz-Raten-Variabilität HRV* und *Herz-Kohärenz* nicht so bekannt sind, möchte ich sie kurz erklären.

Was ist die HRV?

Die Herz-Raten-Variabilität dokumentiert das physiologische Schwanken der Herzfrequenz von Herzschlag zu Herzschlag und wird durch exakte Bestimmung der R-R-Abstände (R-Zacke zu R-Zacke im EKG) gemessen.

Die HRV stellt das Ergebnis eines komplexen Zusammenspiels verschiedener physiologischer Vorgänge dar. Unterschiedliche Kenngrößen, wie Atmung, Blutdruck, Thermoregulation, humoraler Zustand, sympathovagale Balance, Säure-Basen-Haushalt werden im Zentralnervensystem zu einem Anpassungsprofil verarbeitet (Leistungssteigerung - Sympathikus, Ressourcenaufbau - Parasympathikus).

Barorezeptoren (Druck-Sinneskörperchen) registrieren den Druck des fließenden arteriellen Blutes auf die Gefäßwände. Über deren Feedback wird der Regelkreis geschlossen und der Blutdruck fortlaufend kontrolliert. Das Ergebnis dieser konstanten Anpassungsleistung des Herz-Kreislaufsystems ist die HRV.

Messung der Herzaktivität

Durch die Herzaktivität wird Bioelektrizität produziert, deren Stromschleifen sich bis an die Körperoberfläche ausbreiten und dort gemessen werden können (EKG).

Physiologie

Zwei Komponenten des Autonomen (vegetativen) Nervensystems, die durch ihre gegensätzliche (antagonistische) Wirkung eine feine Steuerung der Organe ermöglichen, sind für die HRV-Auswertung maßgeblich: Der *Parasympathikus* (Yin) dient der Regeneration und dem Aufbau körpereigener Reserven, sorgt für Ruhe, Erholung und Schonung. Er verlangsamt den Puls, senkt den Blutdruck und wird stark von der Atmung beeinflusst. Der Einfluss des Parasympathikus auf Herz und Kreislauf beruht überwiegend auf der Freisetzung von *Azetylcholin* (Neurotransmitter) durch den *Nervus vagus*. In Körperruhe überwiegt die vagale Stimulation.

Der *Sympathikus* (Yang) steuert weitgehend gegenteilige Funktionen, bewirkt eine Leistungssteigerung des Organismus wie sie für Angriffs- oder Fluchtverhalten und außergewöhnlichen Anstrengungen benötigt wird (Stressreaktion). So steigert er Herztätigkeit, erhöht Blutdruck und Durchblutung der Muskulatur und steigert den Tonus der Skelettmuskulatur. Die sympathische Stimulation beruht auf einer Freisetzung von *Adrenalin* und *Noradrenalin*.

Welche Parameter werden gemessen?

Die Messung der *Herz-Raten-Variabilität (HRV)* ermöglicht nicht nur wichtige Aussagen über die neuro-cardiale Steuerung, sondern darüber hinaus auch eine zuverlässige Einschätzung der Balance und der Regulationsfähigkeit des gesamten Autonomen Nervensystems (ANS). Ähnlich der bekannten Bestimmung der Blutkörpersenkungsgeschwindigkeit bietet die *HRV* eine höchst präzise Aussage über pathologische Funktionsstörungen – die allerdings in der Zuordnung völlig unspezifisch ist d.h. wir sehen das Ausmaß der Störung aber nicht wo das Problem liegt. Als zentrale Aussage ermöglicht die Bestimmung der Herzperiodenschwankung eine sichere

Aussage über die Regulationsfähigkeit des neuro-cardialen Systems. Da das Autonome Nervensystem nicht nur die cardiale Regulation steuert, sondern zur Bewahrung eines konstanten „inneren Milieus" für alle anderen inneren Organe zuständig ist, lassen sich auch Effekte pathologischer Belastungen („Stress") an anderen Organen durch diese einfache und absolut schmerzfreie Methode beurteilen. Die qualitative und quantitative Stresswirkung lässt sich durch den zweiten Messparameter, der *sympato-vagalen Balance*, sehr gut darstellen. Dabei ist es wichtig zu wissen, dass die Aktivität des *Sympathikus* (Yang) und seines Gegenspielers des *Parasympathikus* (Yin) einem Rhythmus folgt (tagsüber herrscht überwiegend Sympathikus- und abends vor allem Parasympathikus-Aktivität). Diese tageszeitliche Korrelation geht im Erkrankungsfall verloren.

Herz-Frequenz-Variabilität (HRV)

Die Darstellung der Herzperiodenvariabilität (HRV) und der sympatho-vagalen Balance spricht klare Worte: Eine große Variabilität und eine (tageszeitlich entsprechende) normale sympatho-vagale Balance stehen mit Gesundheit und Wohlbefinden im Zusammenhang. Langzeitige Stresswirkungen zeigen meistens den Verlust beider Qualitäten. Auch die Genesung von chronisch Kranken ist meist mit einer Zunahme der Variabilität und einer Verbesserung der Balance verbunden. Als „global Fitness Parameter" repräsentiert die HRV die Regulationsfähigkeit (Anpassungsfähigkeit = Gesundheit) des gesamten Organismus.

Die zur Berechnung dienenden Variablen sind entweder zeitbezogen (berechnet aus der zeitlichen Verteilung der Messwerte, also statistische Daten) oder frequenzbezogen (die direkt gemessenen Frequenzwerte):

Time-domain (zeitbezogene Variablen)

SDNN (Standard deviation normal to normal): • „Gesamtdynamik": • Ver-minderte Werte: höhere sympathische Aktivität Erhöhte Werte: höhere parasympathische Aktivität (entspricht höherer Variabilität • Gibt indirekt Auskunft über die noch vorhandene „Regenerationsreserve" • (Stan-dardabweichung aller NN-Intervalle, Berechnet durch die durchschnittli-che quadratische Abweichung der Dauer der Cardio-Intervalle.)

RMSSD (Root mean square of standard deviation): • Aktivität des Pa-rasympatischen Nervensystems (PNS) • Höhere Werte: höhere Aktivität des PNS • Niedrige Werte: niedrige Aktivität des PNS. • PNS wird haupt-sächlich durch Atemtätigkeit aktiviert (höhere Sympathikusaktivität ver-ursacht dagegen eine Zunahme der „Nicht-Atmungskomponenten" und damit eine Senkung des RMSSD) • (Berechnung aus der Wurzel der mitt-leren aufeinanderfolgenden quadrierten Differenz zwischen zwei benach-barten RR Intervallen. Sie enthält keine langsamen Wellen des Herzrhyth-mus)

Frequency-domain (Frequenz-bezogene Variablen)

Spektralkomponenten	Frequenzbandbreite
VLF (very low frequency)	0,003-0,04 Hz, Sympathikus
LF (low frequency)	0,04 - 0,15 Hz, Gefäßnervenzent-rum; d.h. Blutdruck
HF (high frequency)	0,15 –0,4 Hz Parasympa-thikus
Normalbereiche: 20 – 60 % VLF // 15 – 45 % LF // 10 – 30 % HF	

Was ist Herzkohärenz?

Herzkohärenz beschreibt in der Physiologie das aufeinander abgestimmte Zusammenspiel zwischen Atmung, Herzschlag und Blutdruck im Zustand der Entspannung. Diesen drei Grundsäulen unseres Organismus (Herzschlag, Blutdruck, Atmung) und ihrem „Gleichklang", also der Kohärenz, wird eine enorme Bedeutung auf unser gesamtes Wohlbefinden und unsere Gesundheit, sowohl somatisch als auch psychologisch, beigemessen.

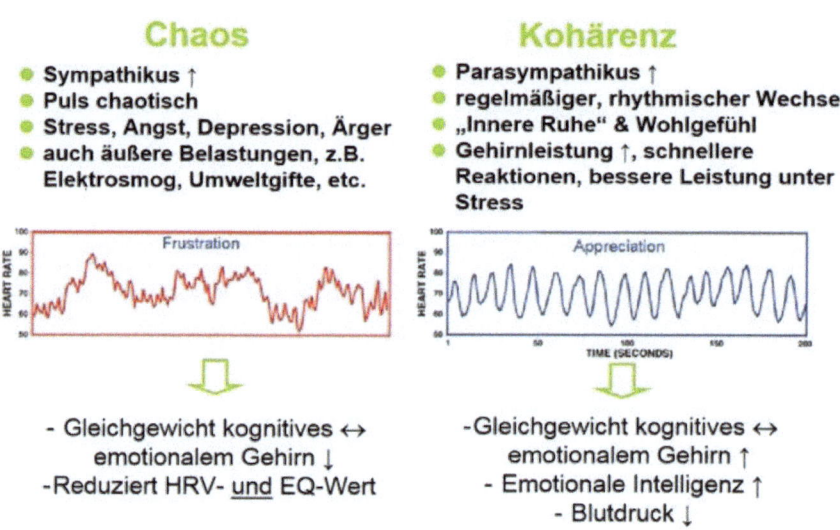

Die Herzkohärenz ermöglicht uns, im Alltag aber auch in beruflichen Situationen schneller und präziser zu arbeiten, da unser Körper sich in einem optimalen Gleichgewicht befindet.

Auswirkungen von Herzkohärenztraining auf Stressfolgen

An der Universität Stanford nahmen Patienten mit schwerer Herzinsuffizienz an einer Herzkohärenzschulung teil. Die Symptome der Gruppe waren u.a. Atemnot, Müdigkeit, Ängste und Depressionen. Nach sechswöchiger Behandlung hatte das Stressniveau der Gruppe um 22 %, die Depressionen um 34 % abgenommen und der körperliche Zustand sich um 14% verbessert. Bei der Kontrollgruppe, die mit konventionellen Mitteln behandelt wurde, hatten sich alle genannten Indikatoren verschlechtert.

Sowohl in London als auch in den USA durchliefen viele Tausende von Angestellten großer Firmen Kohärenzschulungen. Die Nachuntersuchungen zeigten, dass das Training auf der körperlichen, der emotionalen und der sozialen Ebenen positive Wirkungen zeigte. Eine weitere Studie belegt, dass sich nach vierwöchigem Training je 30 Minuten täglich, der Spiegel des so genannten Jugendhormons (DHEA) um 100% erhöht hatte. Auch auf psychischer Ebene zeigten sich Veränderungen: die Angestellten gaben an, dass die Angst am Arbeitsplatz, Unzufriedenheit, sowie Wut und Ärger beträchtlich abnahmen.

Case Report 1

Am Beispiel eines 65-jährigen männlichen Patienten mit dem Beschwerdebild eines „grippalen" Infektes möchte ich in einer Schritt-für-Schritt-Darstellung den Ablauf Informationsmedizinischer Diagnostik, therapeutischer Intervention und Kontrolle zeigen. Die dabei verwendeten Geräte sind: *B.E.A.Tbiomonitor®* (Biregs GmbH/D), *B.E.A.Tsource®* (Biregs GmbH/Germany), *emWave Pro®* HRV (Heartmath Institute Boulder Creek/USA, zur Verfügung gestellt von Dr.Andreas Greiml).

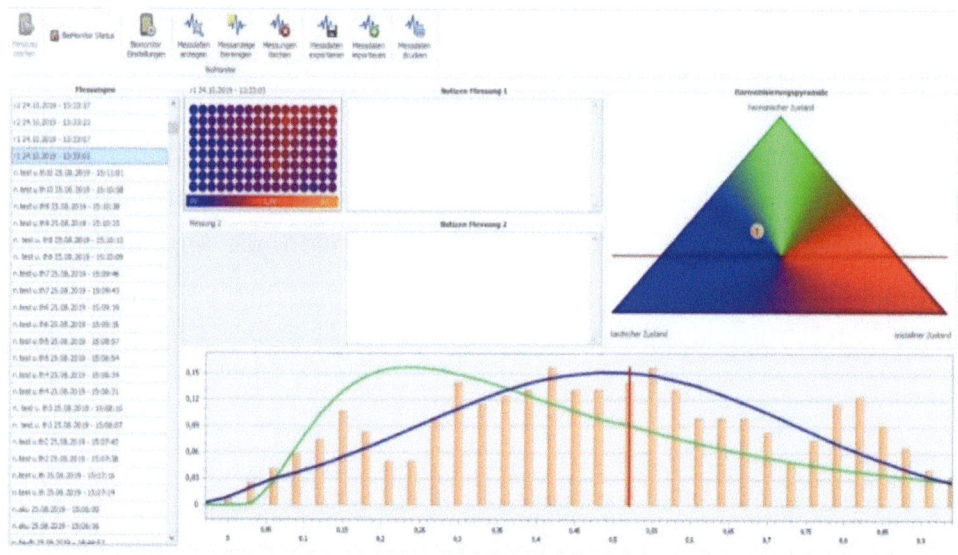

Abb.1 Screenshot: Referenzmessung am 24.10. 2019

Erklärung der Abb.1.: Die mit dem *B.E.A.Tbiomonitor®* durchgeführte Erstuntersuchung zeigt in der Harmonie-Pyramide einen „falschen Attraktor" im chaotischen Übergangsbereich sowie einen starken Dynamikverlust.

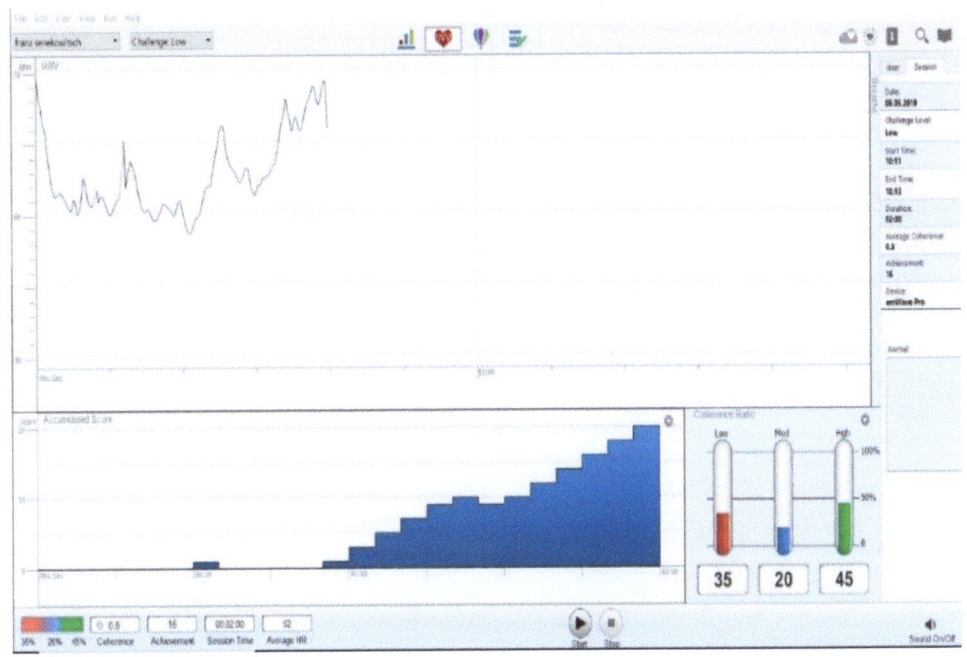

Abb.2 Screenshot: Herz-Kohärenz-Test am 24.10. 2019

Erklärung der Abb.2.: Der am gleichen Tag mit dem *emWave Pro*® HRV durchgeführte Herz-Kohärenz-Test ergab einen unterdurchschnittlichen Wert von 45%

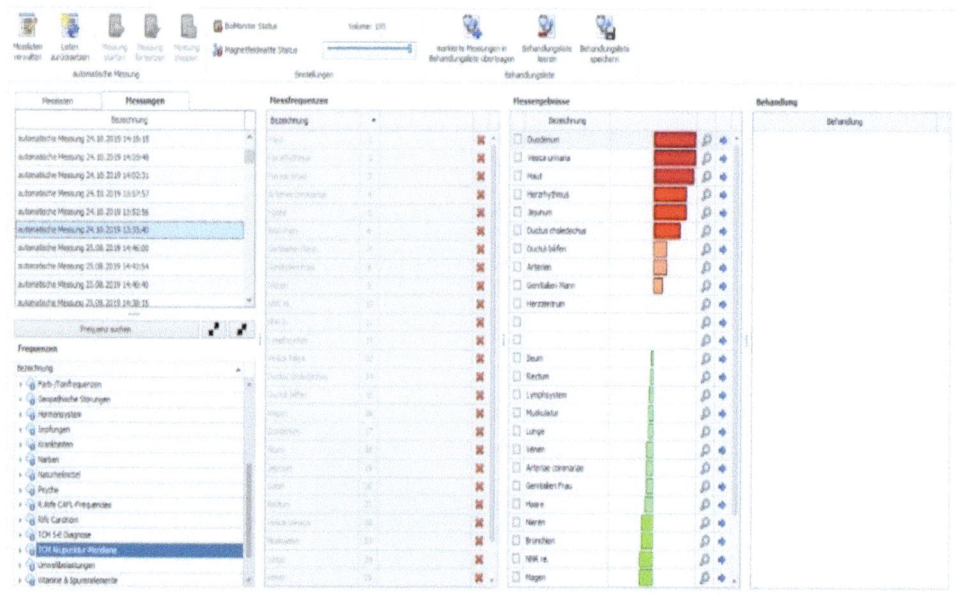

Abb.3 Screenshot: energetisches Organbelastungsprofil am 24.10. 2019

Erklärung der Abb.3.: Energetisches Organbelastungsprofil: Es zeigt sich eine sehr starke Hyperstimulation vom Duodenum, der Vesica urinaria, der Haut und eine etwas geringere Hyperstimulation des Herzrhythmus, des Jejunums und des Ductus choledochus.

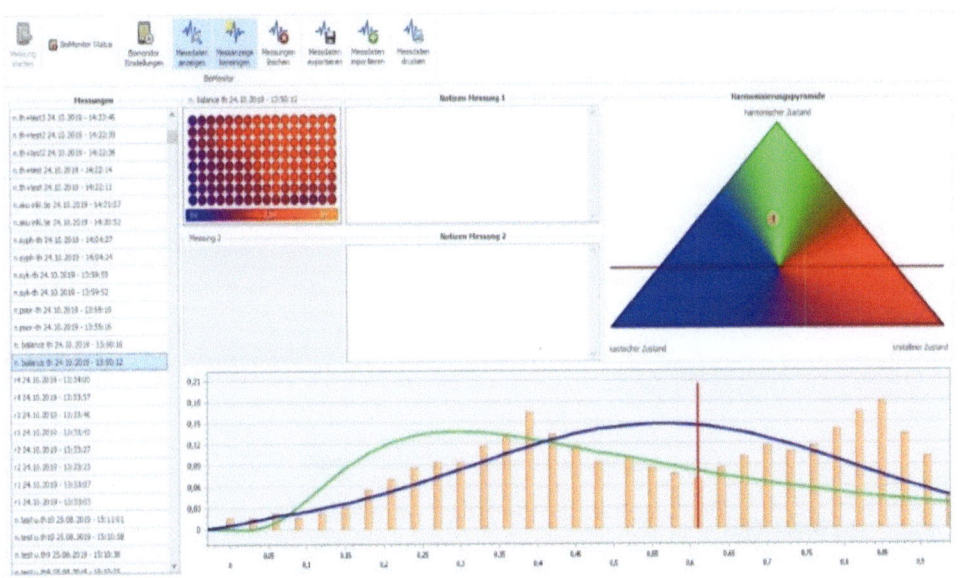

Abb.4 Screenshot: Kontrolle nach Balance-Therapie 24.10. 2019

Erklärung der Abb.4.: Die Kontrolle nach Organbalance-Therapie zeigt eine deutliche Verbesserung (Verschwinden des chaotischen Attraktor)

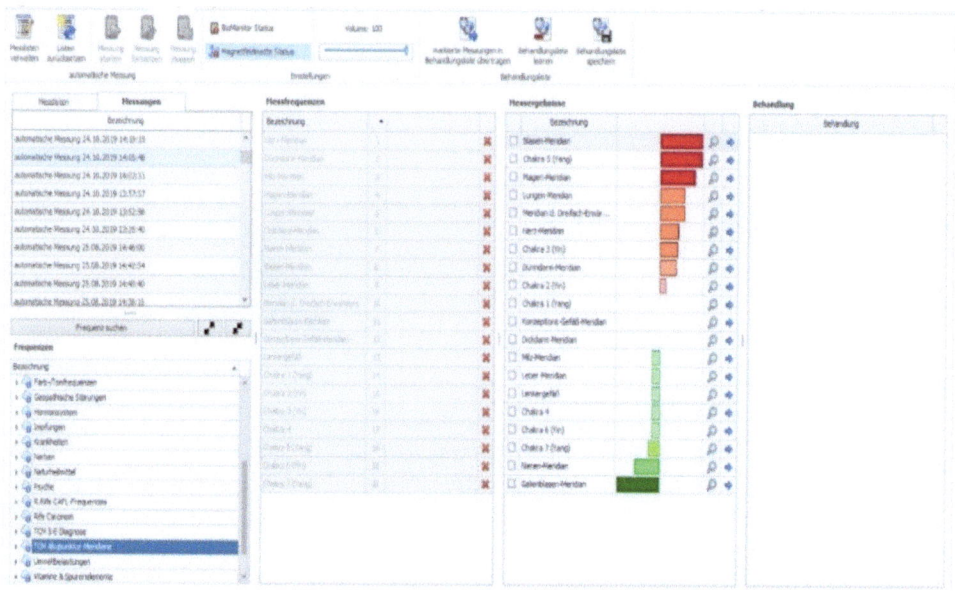

Abb.5 Screenshot: Merdian- und Chakra-Diagnose am 24.10. 2019

Erklärung der Abb.5.: Der Blasen- und der Magen-, Lungen- und 3-E-Meridian befinden sich in einer Yang-Dysbalance (100% bzw.90% bzw.50%, 50%); der Gallenblasen- und der Nieren-Meridian befindet sich in einer Yin-Dysbalance (100% bzw. 50%). Das 5. Chakra befindet sich in der Fülle (100%). Die restlichen Meridiane und Chakren sind weitgehend unauffällig.

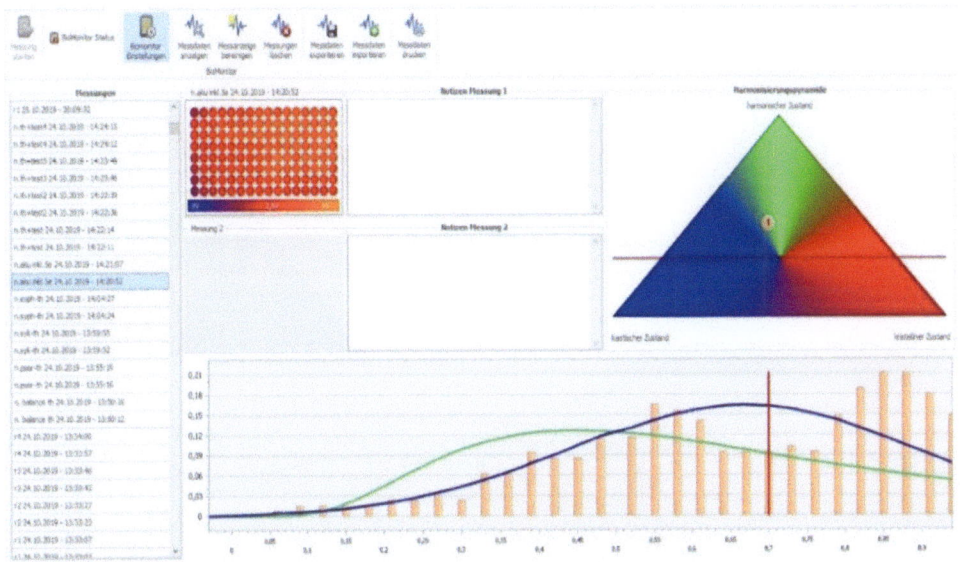

Abb.6 Screenshot: Kontrolle nach digitaler Akupunktur am 24.10. 2019

Erklärung der Abb.6.: Die Kontrolle nach der digitalen Akupunktur zeigt auch hier eine Besserung d.h. Verringerung der chaotischen Attraktor-Wirkung. Der Effekt ist allerdings nicht so deutlich wie nach der energetischen Organ-Balance-Therapie.

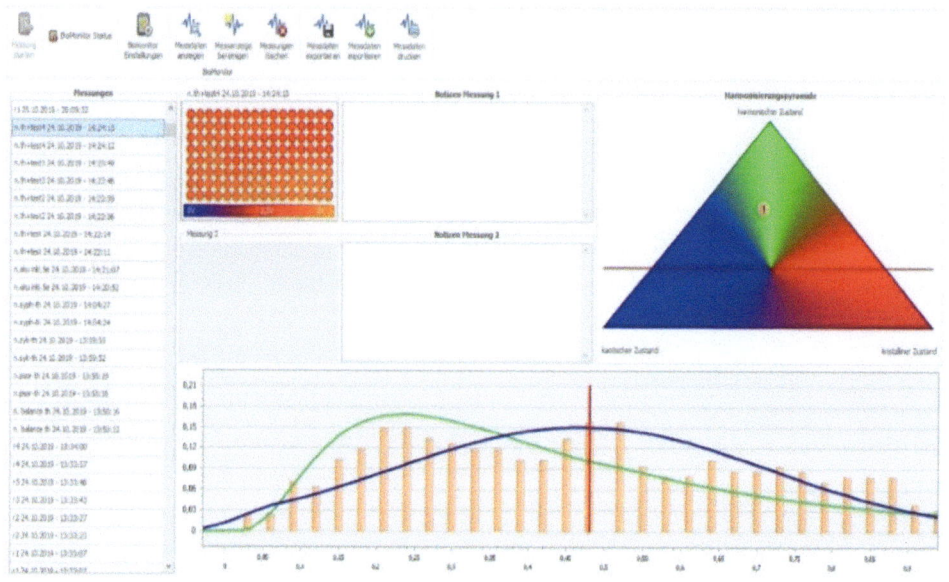

Abb.7 Screenshot: Final-Test am 24.10. 2019

Erklärung der Abb.7.: Die nach allen Tests und Therapien durchgeführte Kontrollmessung zeigt eine sehr erfreuliche Verbesserung zur Referenz-Messung, die kurze Zeit vorher gemacht worden ist.

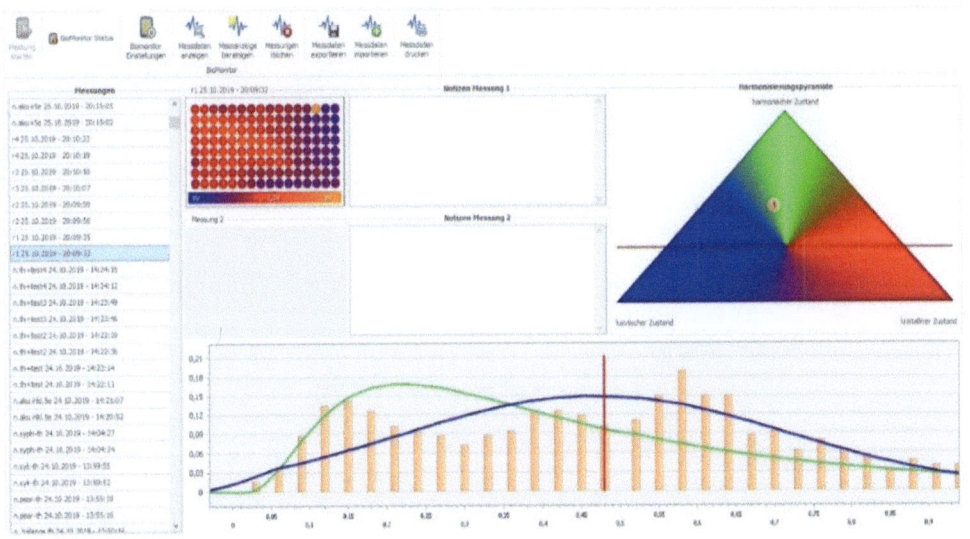

Abb.8 Screenshot: Referenzmessung am 25.10. 2019

Erklärung der Abb.8.: Die Referenzmessung vom 25.10. 2019 zeigt eine deutliche Verbesserung gegenüber dem Vortag. Attraktor hat sich in Richtung Kohärenz verlagert, weiters hat sich auch die Dynamik verbessert.

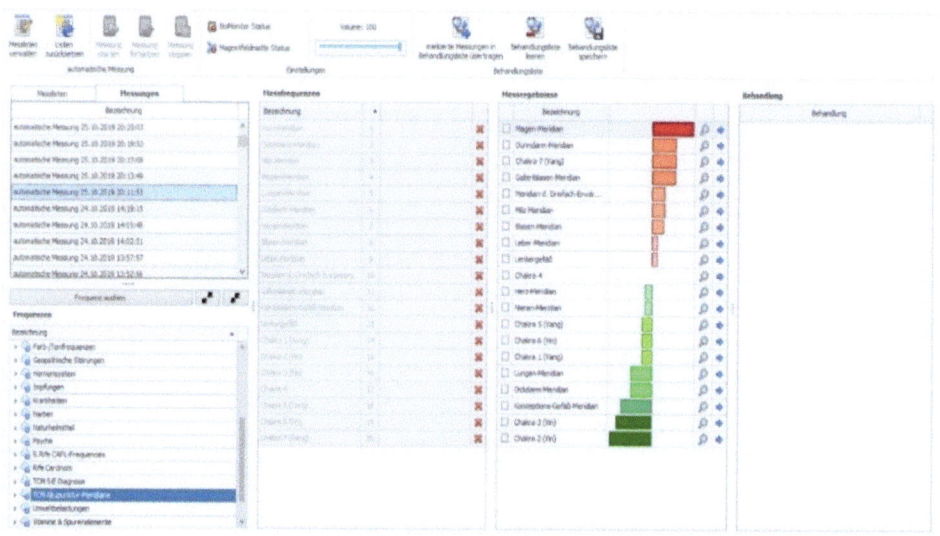

Abb.9 Screenshot: Meridian- und Chakra-Diagnose am 25.10. 2019

Erklärung der Abb.9.: Der Magen-, Dünndarm-, Gallenblasen-Meridian befinden sich in einer Yang-Dysbalance (100% bzw. 50% und 50%); Konzeptionsgefäß, Dickdarm- und Lungen-Meridian befinden sich in einer Yin-Dysbalance (90% bzw.50% und 50%); Chakra 7 befindet sich in einer Fülle-Dysbalance von 60%, Chakra 2 und Chakra 3 in einer Leere-Dysbalance von 100% bzw.90%. Die restlichen Meridiane sind weitgehend unauffällig.

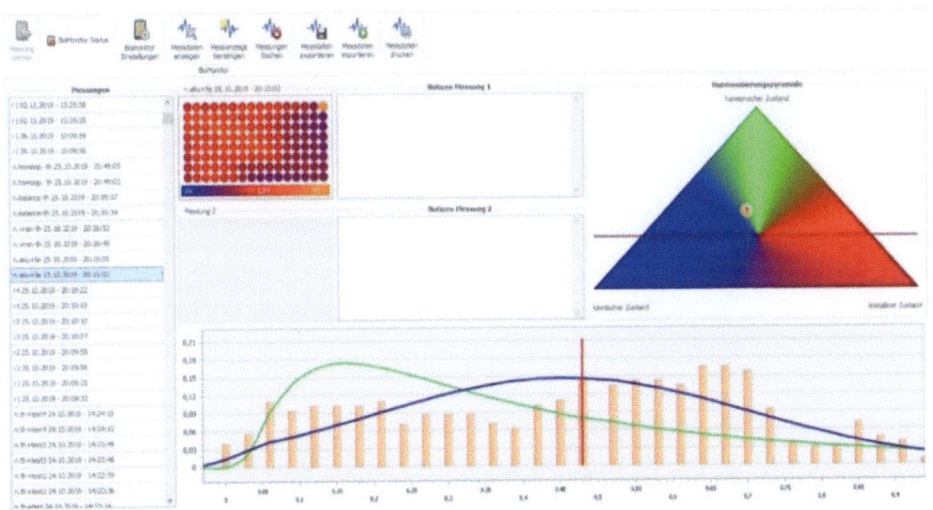

Abb.10 Screenshot: Kontrollmessung nach digitaler Akupunktur am 25.10. 2019

Erklärung der Abb.10.: Die Kontrollmessung nach der digitalen Akupunktur zeigt eine geringgradige Verschlechterung gegenüber der heutigen Referenzmessung jedoch eine deutliche Verbesserung gegenüber der Referenzmessung vom Vortag (24.10. 2019)

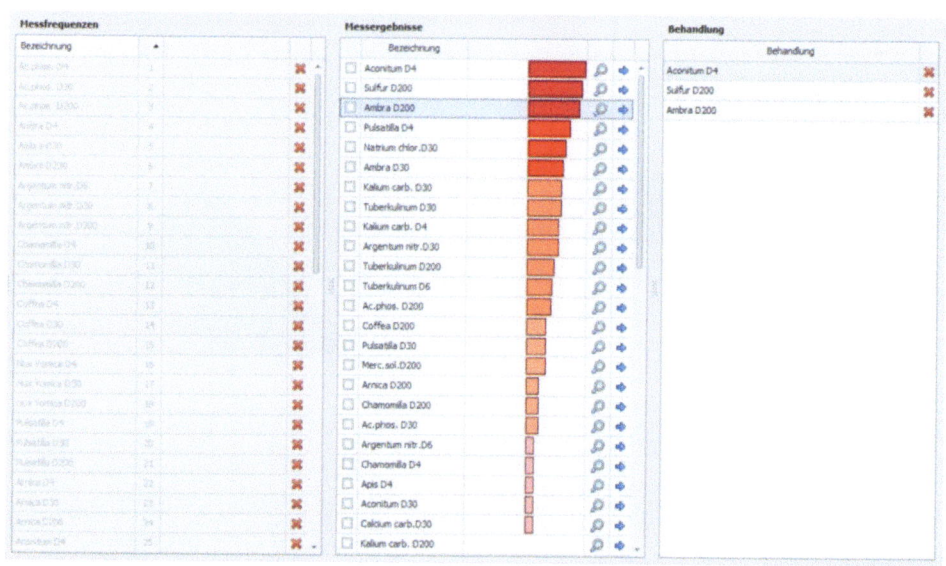

Abb.11 Screenshot: Homöoresonanz-Test psorische Konstitution (Vektor Psora)

Erklärung der Abb.11.: Homöoresonanz-Test: Aconitum D4, Sulfur D200, Ambra D200 zeigen eine sehr gute regulative Wirkung.

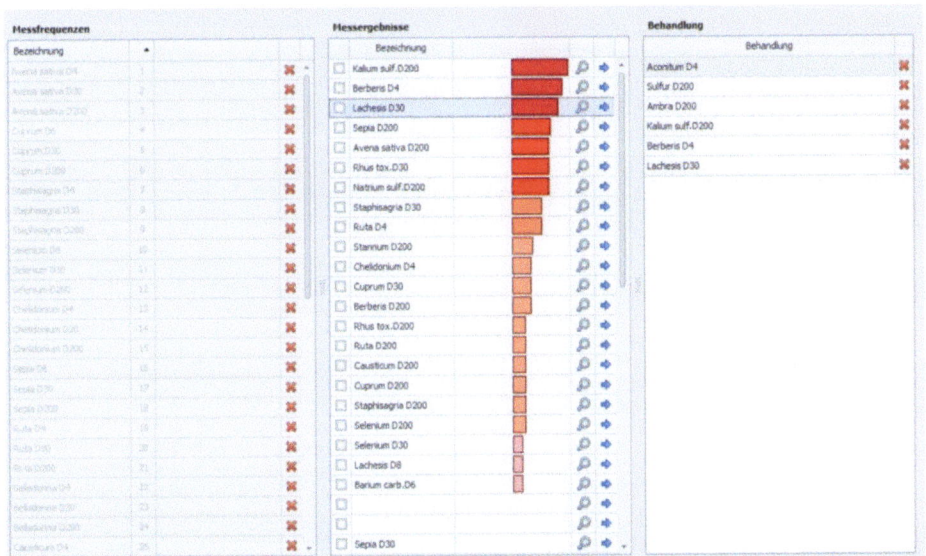

Abb.12 Screenshot: Homöoresonanz-Test sykotische Konstitution (Vektor Sykose)

Erklärung der Abb.12.: Homöoresonanz-Test: Kal.sulf.D200, Berberis D4 und Lachesis D30 zeigen eine sehr gute regulative Wirkung.

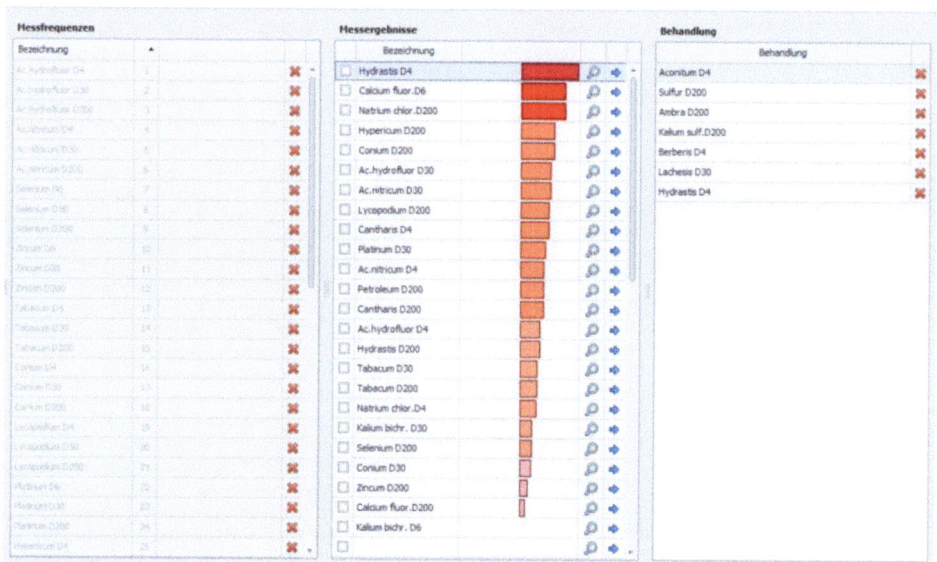

Abb.13 Screenshot: Homöoresonanz-Test syphilinische Konstitutionn(Vektor Syphilinie)

Erklärung der Abb.13.: Homöoresonanz-Test: Hydrastis D200 zeigt eine gute regulative Wirkung.

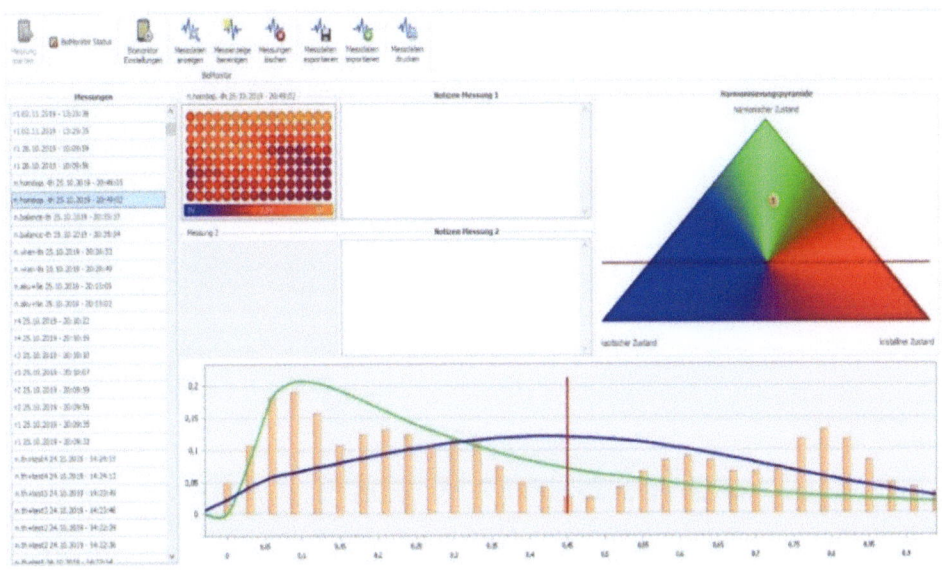

Abb.14 Screenshot: Kontrollmessung nach Homöoresonanz-Therapie am 25.10. 2019

Erklärung der Abb.14.: Die Kontrollmessung nach der Homöoresonanz-Therapie zeigt eine Normalisierung aller Messparameter.

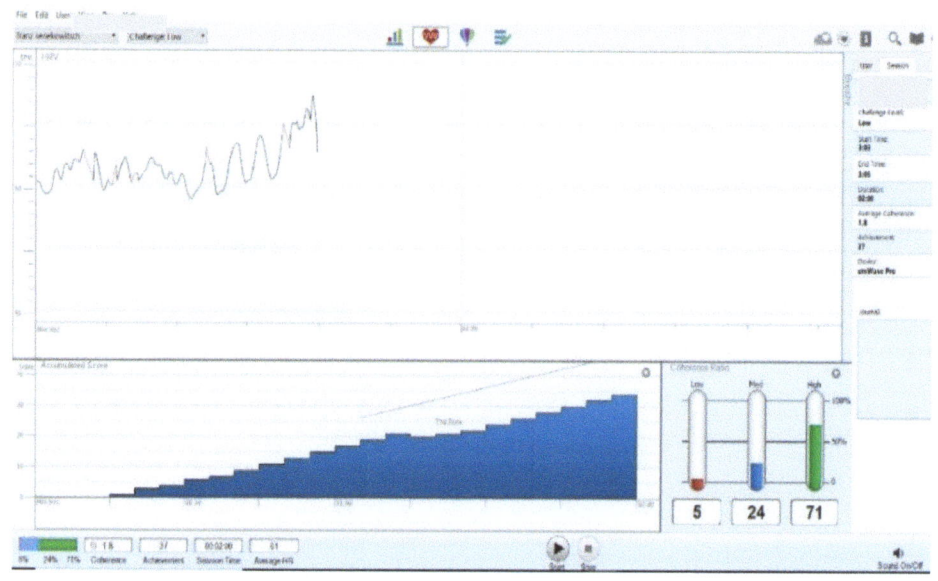

Abb.15 Screenshot: Herz-Kohärenz-Test am 25.10.2019

Erklärung der Abb.15.: Der am 25.10. 2019 mit dem **_emWave Pro_**® HRV durchgeführte Herz-Kohärenz-Test ergab den guten Wert von 71%

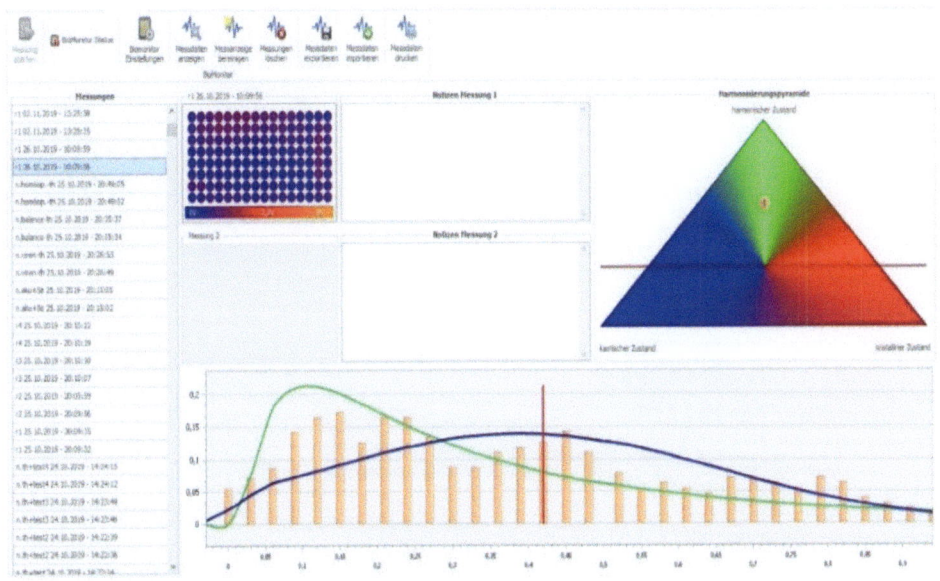

Abb.16 Screenshot: Referenzmessung am 26.10. 2019

Erklärung der Abb.16.: Die am 26.10. 2019 mit dem **B.E.A.T***biomonitor*®
durchgeführte Kontrollmessung zeigt normale Verhältnisse und
entspricht auch dem klinischen wie auch dem subjektiven Zustand des
Patienten.

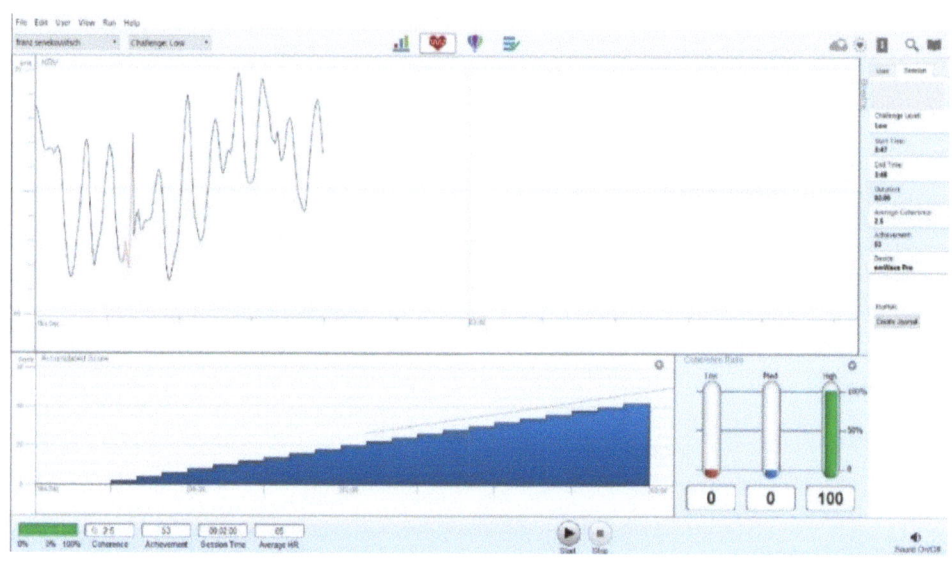

Abb.17 Screenshot: Herz-Kohärenz-Test am 26.10. 2019

Erklärung der Abb.17.: Der am 26.10. 2019 mit dem *emWave Pro*® HRV durchgeführte Herz-Kohärenz-Test ergab den optimalen Wert von 100%

Diskussion:

Es konnte mithilfe physiologischer Echtzeit-Messungen die Mehrdimensionalität einer Thearapiereaktion gezeigt werden. Was theoretisch zu vermuten war, konnte auch erstmals durch exakte Messungen nachgewiesen werden. Dass nämlich die Kohärenzzunahme als Reaktion auf die informationsmedizinische Therapie sowohl im körpereigenen EM-Feld wie auch in der Herz-Atmungs-Koordination sofort nach Ende einer erfolgreichen Therapie nachgewiesen werden konnte. Nach nur 4 Tagen Therapie normalisierte sich der Kohärenzzustand. Die Kohärenzzunahme wird allgemein als Heilreaktion und Normalisierung der Regulationsfähigkeit interpretiert. Weiters konnte gezeigt werden, dass die therapeutische Effizienz durch den Einsatz der Homöoresonanz deutlich gesteigert werden konnte. Ein wesentlicher Grund für diese enorme Steigerung der Therapiewirkung war die erstmalige Berücksichtigung der prozentuellen Verteilung der homöopathischen Vektoren. Objektiv wie auch subjektiv geht es dem Patienten nach einer nur 4-tägigen Therapie bestens.

Case Report 2

<u>66-jähriger multimorbider Patient ♂</u>

Der Kontakt erfolgte wegen der unter laufender klinischen Medikation nicht zufriedenstellenden Einstellung der Blutzucker- und Blutdruckwerte. Es war auch der ausdrückliche Wunsch des Patienten eine Umstellung auf eine Insulin-Therapie zu vermeiden. Bei dieser Vorgabe blieb der Patient auch nach ausführlicher Besprechung über mögliche gesundheitliche Konsequenzen dieser Vorgangsweise. Ziel dieser Langzeitbeobachtung war es unter anderem, die möglichen Synergismen von informationsmedizinischen Massnahmen mit einer bereits laufenden allopathisch-klinischen Therapie zu überprüfen und zu dokumentieren. Im Zeitraum von 01.12.2018 bis 31.05.2019 wurden in meiner Praxis in zwei bis vier-wöchigen Abständen Messungen mit dem *B.E.A.Tbiomonitor*® (Biregs GmbH/D), *B.E.A.Tsource*® (Biregs GmbH/D), *emWave Pro*® HRV

(Heartmath Institute Boulder Creek/USA, leihweise zur Verfügung gestellt von Dr.Andreas Greiml), Blutdruck, Nüchternblutzucker, Pulsfrequenz und periphere O_2-Sättigung wurden vom Patienten selbstständig zuhause gemessen.

Klinische Untersuchung: 66-jähriger Patient in normalem Allgemein- und adipösem Ernährungszustand, bewusstseinsklar, in allen Qualitäten orientiert, cardio-respiratorisch stabil, Caput/Collum: kein Meningismus, Halswirbelsäule in Streckhaltung, Zunge feucht, nicht belegt, Pupillen mittelweit, rund, isocor, prompte Reaktion auf Licht und Konvergenz; Haut: warm, trocken, keine Hautdefekte, kein Exanthem, normaler Hautturgor, Lunge: vesikuläres Atemgeräusch, Herz: auskultatorisch rein und rhythmisch; Abdomen: Bauchdecke weich, über Thoraxniveau, kein Druckschmerz, keine Abwehrspannung, Darmgeräusche unauffällig, beide Nierenlager zeigen keinen Klopfschmerz, Extremitäten unauffällig.

Erhobene Befunde: EKG: Sinusfrequenz 70min^{-1}, Linkstyp, PQ 154, QRS 100, RS-Umchlag in V4, negatives T in 3, AVR, RR 205/145, RR-Kontrolle nach 60min 175/105, BZ 283mg/dl

Relevante Erkrankungen: STEMI (Hinterwand 01/2010) mit LAD-Stenting (Bare Metal Stent und Drog Eluting Stent) und RCA-Stenting (Bare Metal Stent), coronare Herzkrankheit II, Diabetes mellitus II, Hypertonie

Medikamente: Bisoprolol 5mg (Beta-Blocker), Sitagliptin/Metformin 50mg/1000mg, Empagliflocin 10mg, Valsartan/Amlodipin 10mg/160mg, ASS 100mg

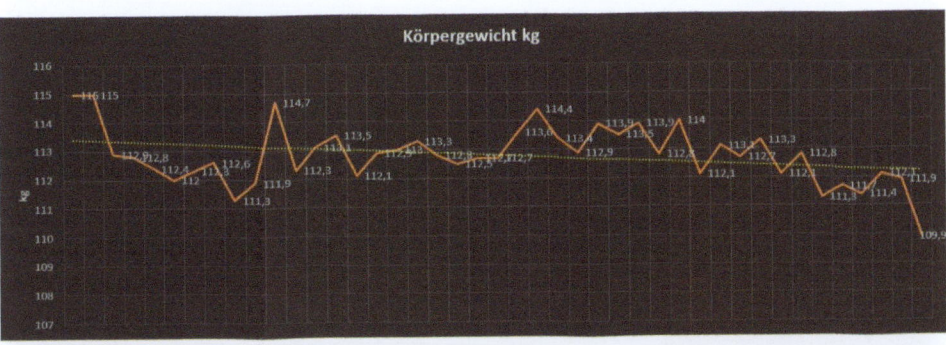

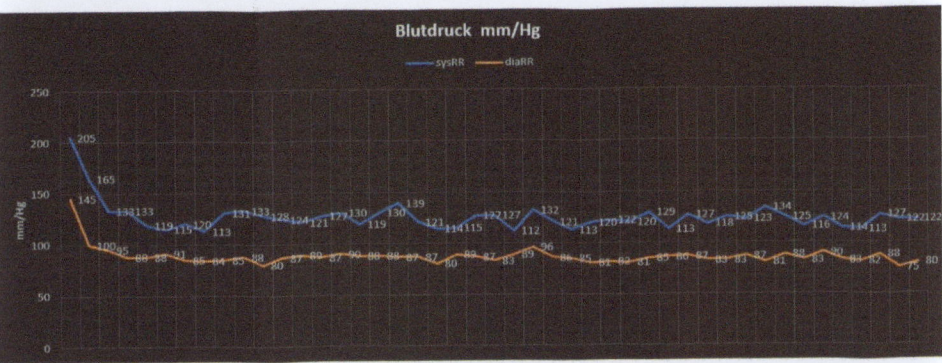

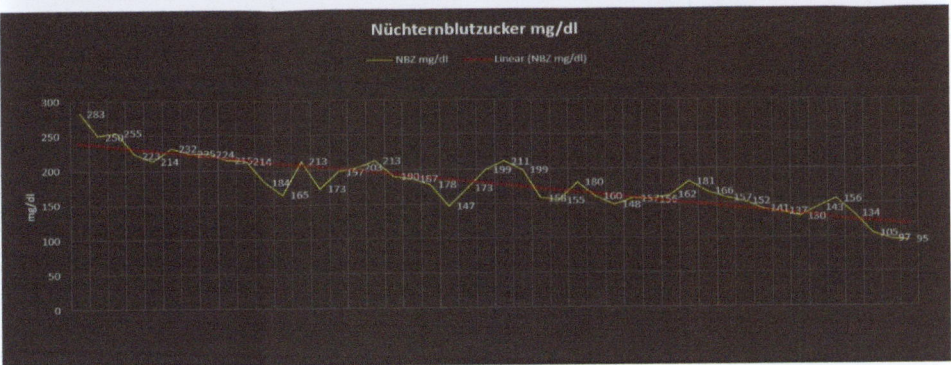

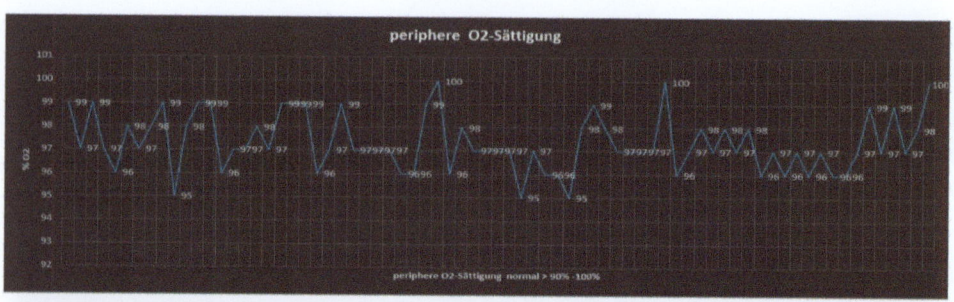

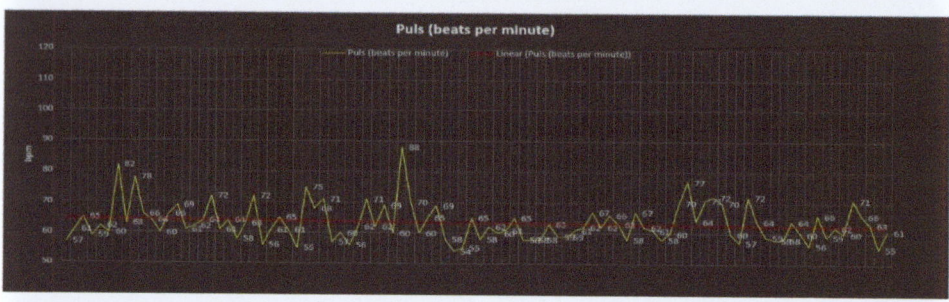

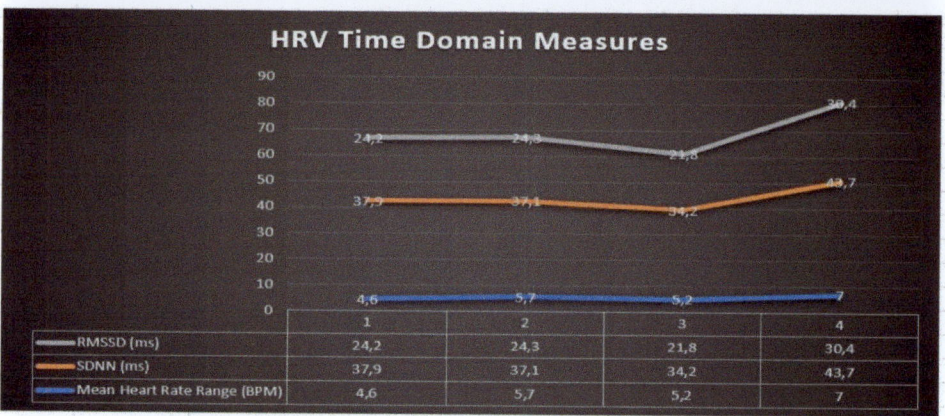

	1	2	3	4
RMSSD (ms)	24,2	24,3	21,8	30,4
SDNN (ms)	37,9	37,1	34,2	43,7
Mean Heart Rate Range (BPM)	4,6	5,7	5,2	7

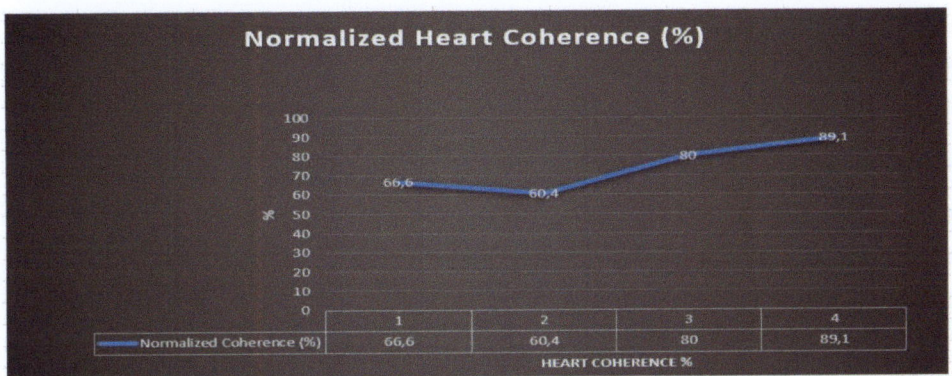

Normalized Heart Coherence (%)

	1	2	3	4
Normalized Coherence (%)	66,6	60,4	80	89,1

HEART COHERENCE %

Zusammenfassung:

In dieser Langzeitstudie konnte deutlich gezeigt werden, dass sich Informationsmedizin und klinische Therapie auch in schwierigen Fällen sehr gut ergänzen und zusammen ein besseres Ergebnis bringen können als jeder Part für sich allein. Diese Synergismen wurde durch die zusätzlich zur klinisch-pharmakologischen Therapie applizierten Informationsfelder (1x/Woche 20 min mit dem **B.E.A.Tsource®**) erreicht. Die geeignete Feldinformation wurde nach der Homöoresonanzmethode ausgewählt und ihre therapeutische Wirkung mithilfe von **B.E.A.Tbiomonitor®**, **B.E.A.Tsource®**, **emWave Pro®** HRV fortlaufend kontrolliert. Dieser Synergieeffekt basiert nicht nur auf objektive Messungen, sondern auch auf den subjektiven Eindrücken von Arzt und Patient.

Zukünftige Informationsmedizinische Forschung

Einleitung:

PED (pathologisches Energiedefizit)

Die Zelle kann als Motor, der mit Treibstoff ATP betrieben wird, angesehen werden. ATP wird in den Mitochondrien erzeugt, wobei das Substrat aus der Nahrung kommt (Glucose, Fettsäuren, Aminosäuren; Citratstoffwechsel!). Weiters ist für die ATP-Erzeugung noch wichtig: Sauerstoff sowie Enzyme, die das Substrat aufbereiten und den Abfall beseitigen.

Ein Großteil des ATP wird für den Antrieb von Ionenpumpen (ATP-asen), welche für die Zellen lebensnotwendig sind, zur Verfügung gestellt. Sie halten die elektrische Spannung an der Zellmembran, also das Ionenverhältnis zwischen Innen- und Außenmilieu, aufrecht. Alle Pumpen sind auf 2 Sorten von Ionen spezialisiert, die häufigsten sind die Na^+/K^+-Pumpen und die Ca^{++}/Mg^{++}-Pumpen.

Ein zu wenig an ATP wirkt sich sofort auf die Ionenpumpen aus, sie laufen langsamer. Aber bereits eine nur wenig geringere elektrische Spannung bringt die Zelle in Schwierigkeiten.

Folgen bei Na^+/K^+-Pumpen:

➢ Elektrischer Spannungsabbau (Hypopolarisation) und Zellödem, da Na^+-Konz. in der Zelle ansteigt, K+ aus der Zelle hinaus diffundiert und Wasser in die Zelle einströmt.
➢ Notaggregat (Na^+/Ca^{++}-Austauscher) springt an, da Ca^{++} weniger osmotisch aktiv ist.

Folgen bei Ca^{++}/Mg^{++}-Pumpen:

➢ Anstieg der Ca^{++}-Konz. in der Zelle.
➢ Azidose durch Laktat-Bildung bei der anaeroben Glykolyse entsteht.
➢ Lipasen (Zerstörungsenzyme) werden aktiviert, was wiederum ATP kostet.
➢ Zellfunktion und –struktur werden geschädigt.
➢ Ca^{++}-Notventil geht auf und Ca^{++} fließt in die Mitochondrien. Die Zelle kann das aber nur kurzfristig tolerieren. Bei Ca^{++}-Überladung

über längere Zeit bricht die ATP-Produktion schließlich völlig zusammen und der ATP-Mangel wird weiter verstärkt.

➢ Auch Mg^{++}, das für die ATP-Produktion unumgänglich ist, wird dadurch vermindert in die Zellen gepumpt.

Wird in diesem Stadium die Ursache des ATP-Mangels behoben und wieder neues ATP ausreichend gebildet, werden Reparaturmechanismen in Gang gesetzt. Hält der Energiemangel aber weiter an, kommt es zur Apoptose.

Entkoppelung bzw. Störung von Regelkreisen:

Zellen bauen Organe auf, welche wiederum Stationen in Regelkreisen sind. Bei gestörter Zellfunktion werden aber die Organe in ihren Aufgaben behindert. Es kommt zur Entkoppelung bzw. Störung von Regelkreisen, die wiederum mehr Energie verbrauchen als gut funktionierende Regelkreise.

Fazit: Je mehr Zellen letztlich vom PED betroffen sind, desto mehr Organfunktionen werden gestört und damit Regelkreise beeinträchtigt. Letztendlich ist aber jede Zelle mehr oder weniger von gestörten Regelkreisen betroffen, wobei sich über Rückkopplung ein Ursprungsdefekt verstärken kann.

Ein Beispiel für „hard facts"- orientierte Forschung in der Informationsmedizin

In-Vivo-Fluoreszenz-Messung von Parametern eines pathologischen Energiedefizits (PED) in Zellen.

Die Nachfrage nach Angeboten, welche die klassische Schulmedizin ergänzen ist seit Jahren im Steigen. Im Trend liegen regulations- bzw. präventiv-medizinische Therapien, wie z.B. die TCM, die Homöopathie oder die Magnetfeldtherapie. Das verbindende Element aller dieser traditionellen Heilmethoden ist, dass der Organismus als ganzheitliches System betrachtet wird, Hauptaugenmerk kommt der Zelle als Grundbaustein für Gewebe, Organe und Regelkreise zu. Für das Funktionieren dieses Systems und damit für unser Wohlbefinden und unsere Gesundheit sind die biochemische sowie die biophysikalische Energieversorgung der Zellen von zentraler Bedeutung.

In den Mitochondrien („Zellkraftwerke") wird Energie in Form von ATP gespeichert. Ein hoher Prozentsatz wird für ATP-betriebene Ionenpumpen (z.B. Na^+/K^+-ATPase, Ca^{2+}/Mg^{2+}-ATPase) verbraucht. Diese halten die elektrische Spannung an der Zellmembran aufrecht und sind für die Zellen lebensnotwendig. Bei Energiemangel kommt es zu einer unzureichenden Funktion dieser Pumpen. Die resultierenden funktionellen Störungen und die Schädigung von Zellstrukturen durch freie Radikale (oxidativer Stress) sind die Folgen eines elektrischen Spannungsabbaus an der Zell- und Mitochondrienmembran (Membran-Dipolarisation), eines intrazellulären und mitochondrialen Ca^{2+}-Anstieges, eines Mg^{2+}-Mangels, sowie einer Laktat-Azidose. Die ATP-Produktion wird durch Ca^{2+}-Überladung der Mitochondrien sowie durch Mg^{2+}-Mangel weiter reduziert und es kommt schließlich zu einer Stagnation der Zellkraftwerke.

Die Arbeitshypothese des gegenwärtigen Projektes geht davon aus, dass der anhaltende Energiemangel und das Versagen der Reparaturmechanismen Ursache von Befindlichkeitsstörungen (z.B. Reizbarkeit, Kopfschmerzen, Konzentrationsschwäche, chronische Müdigkeit) und chronischen Krankheiten verschiedenster Art (z.B. Allergien, Arteriosklerose, Ischämie/Reperfusionsschäden, Diabetes, Krebs, Depressionen, neurodegenerative Erkrankungen wie Parkinson und Morbus Alzheimer) ist. Aus der wissenschaftlichen Literatur sind dafür bereits Hinweise vorhanden. Es werden auch immer mehr Krankheitsbilder, die in ihrer Symptomatik die unterschiedlichsten klinischen Erscheinungsbilder zeigen als Mitochondriopathien erkannt bzw. zumindest diskutiert. Bedingt sind diese durch primäre Störungen in der zellulären Energiebereitstellung (PED). Zusätzlich ist der mitochondriale Energiestoffwechsel bei einer Vielzahl von Erkrankungen auch sekundär betroffen.

Das Hauptanliegen dieses Projektes ist es, neueste Erkenntnisse der wissenschaftlichen Medizin mit komplementärmedizinischen Ansätzen zu verbinden, um Funktionsstörungen von Zellen schon möglichst früh aufzeigen und korrigieren zu können.

Als Methode sollen die In-Vivo-Fluoreszenz-Messungen des Zellmemebran- und/oder des Mitochondrienmembranpotentials sowie der intrazellulären Ca^{2+}-Konzentration nach Färbung mit entsprechenden Fluoreszenzfarbstoffen mithilfe des CRi´s Maestro^{TM} in –Vivo Imaging Systems zur Anwendung kommen. Angedacht ist auch eine zusätzliche Messung von Biomarkern von Oxidativem Stress (z.B. Isoprostane, Carbonylproteine), von Laktat/Pyruvat-Spiegeln sowie ein In-Vivo-Apoptose-Monitoring (z.B. mit Hilfe der molekularen Sonde Annexin V).

Ziele dieses Projektes sind: I) Entwicklung eines Modells zur standardisierten Messung des Zellmembranpotentials und/oder des mitochondrialen Membranpotentials sowie der intrazellulären Ca^{2+}-Konzentration in vivo. II) Testen verschiedener schul- bzw. komplementärmedizinischer Therapien hinsichtlich der genannten Parameter und III) der Einsatz dieses Modells zur In-Vivo-Toxizitätsprüfung.

Die Erkenntnisse aus diesen Untersuchungen könnten ein wichtiger Schritt zur Entwicklung neuer therapeutischer Konzepte auf Basis der Regulations- bzw. Präventivmedizin sein. Ferner könnten die oben angesprochenen Parameter auch als zusätzliche Biomarker für das Ansprechen herkömmlicher Therapien dienen.

6 Beispiele aus der Praxis

Philosophie und Grundlagen des B.E.A.Tbiomonitor® und B.E.A.Tsource®

Jeder lebende Organismus, der seine physiologischen Aufgaben erfüllt, befindet sich wissenschaftlich gesehen in einem kohärenten Zustand. Dieser kohärente Zustand ist allerdings nicht statisch, sondern oszilliert ständig zwischen Chaos (Unordnung) und High Order (Starre).

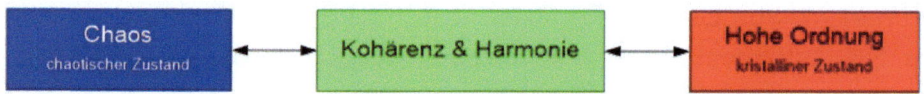

Mit dem ***B.E.A.Tbiomonitor®*** wird diese physiologische Reaktion in einem zweidimensionalen Koordinatensystem, der „Harmonie Pyramide", dargestellt (siehe Abbildung 1). Der schwarze Punkt zeigt dabei den aktuellen Zustand des Probanden an. Mathematisch bezeichnet man solch ein Koordinatensystem als „abstrakten Raum" oder „Zustandsraum".

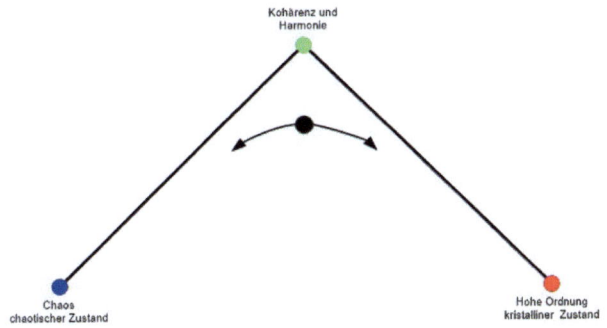

Abb.:1

Der Zustandspunkt eines psychisch und körperlich gesunden Menschen sollte sich immer in der Nähe der Pyramidenspitze befinden. Allerdings können viele Alltagsfaktoren (z.B. soziale oder/und familiäre Probleme, klimatische Umstände, beruflicher Stress, unregelmäßige Lebensweise etc.) dieses dynamische Gleichgewicht temporär beeinflussen. Bei psychisch und körperlich fitten Personen wird sich nach Abklingen einer kurzfristigen Störung rasch wieder ein Gleichgewichtszustand einstellen. In diesem Fall sind natürlich auch keine therapeutischen Maßnahmen erforderlich. *Wird aber die Balance für einen sehr langen Zeitraum gestört, kann dies das Auftreten chronischer Krankheiten erleichtern und sogar unterstützen.*

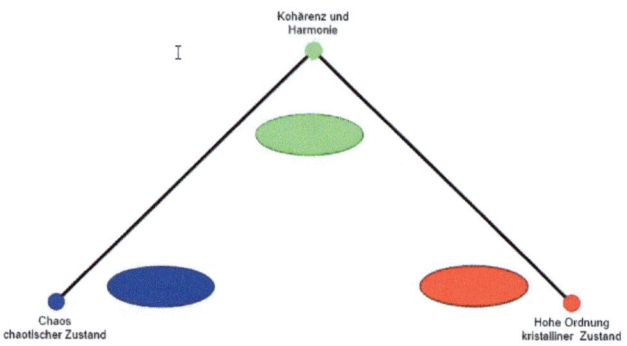

Abb.:2

Wir können die drei verschiedenen Schwingungszustände ganz einfach mit drei Regionen und drei Farben in der „Harmoniepyramide" beschreiben (siehe Abbildung 2). Die drei Zustände in der Harmonisierung sind wie folgt definiert:

Roter Bereich (kristalliner Zustand; Starre; High Order): Wenn sich der Zustand eines Menschen immer im roten (starren) Bereich befindet, bedeutet das, dass die Mehrzahl der Regulationsprozesse nur sehr eingeschränkt d.h. in einer sehr geringen Reaktionsbreite ablaufen. Dadurch bedingt kann ein regulativer Prozess *träge entarten* d.h. das Regulationsziel wird verzögert oder gar nicht erreicht. Ursachen für eine aperiodische, träge Entartung der Regulation können Erkrankungen der Regelstrecke, aber auch Defizite von Mediatoren, Hormonen und Enzymen sein.

Blauer Bereich (chaotischer Zustand): Sollte im Gegenteil dazu der Zustand eines Menschen sich immer im blauen (chaotischen) Bereich befinden, weist das auf die Gefahr einer *periodischen Entartung* hin. Das Regelziel wird durch das *periodisch entartete, labile Einschwingverhalten* primär überschritten, um erst in mehreren Nachschwankungen endgültig erreicht zu werden. Typisches Beispiel Ursache dieser Regulationsstörung ist sehr oft das sogenannte *Herdgeschehen*, das durch seine Fremdenergie-Wirkung diese Regulationsstörung verursacht. Eine Sonderform der periodischen Entartung ist die *Aufklingreaktion*, bei der die Nachschwankungen immer höher werden bis die Regulationsbreite überschritten wird und das ganze System in einer *Kippreaktion* zusammenbricht

Grüner Bereich (kohärenter, harmonischer Zustand): Dieser Bereich entspricht einer optimalen Regulation (Regelgüte), bei der durch ein gedämpftes Einschwingverhalten, in kürzester Zeit und mit geringstem Energieverlust das Regelziel erreicht wird (Prinzip der Ökonomie). Es scheint sehr einfach, die Harmonie zu erreichen, wenn wir ein Gegengewicht zu dem „chaotischen Zustand" und dem „kristallinen Zustand" finden. Es ist in der Tat einfach, wenn die Person jung und im Grunde gesund ist. Zum Beispiel kann ein guter Schlaf, eine Tiefenentspannung in der Nacht, auf angesammeltem Stress ausgleichend wirken.

In der mathematischen Sprache ist der „grüne Bereich" ein „Attraktor" im „Zustandsraum" (siehe Abbildung 3). Dieser zieht alle anderen Punkte an, die sich nicht in seinem Bereich befinden. Das bedeutet mit anderen Worten, dass ein gesunder Mensch, dessen Schwingungszustand aufgrund von kurzzeitigen Faktoren wie Wetterfühligkeit, sozialer, familiärer oder anderer Probleme aus der Balance geraten ist, wieder automatisch in den „grünen Bereich" ohne jegliche Therapie allein durch die Attraktor-Wirkung zurückgezogen wird. Gelegentlich sind die Probleme oder Störungen jedoch so groß, oder schon zu lange vorhanden, um in kurzer Zeit den harmonischen Zustand wiederzuerlangen. Hierbei können Therapien oder Medikamente helfen wieder in den harmonischen Zustand zu gelangen.

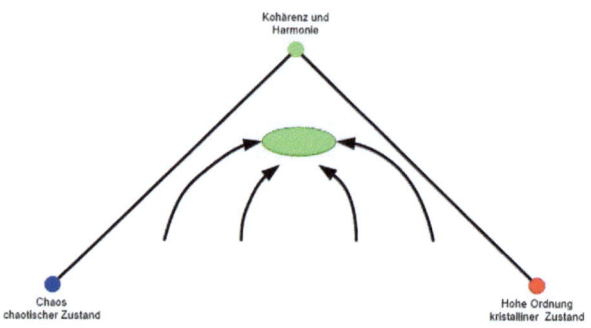

Abb.:3

Wenn die „kohärente Region" ein Attraktor ist, ist die entsprechende Person fit. Leider ist das nicht bei jedem Menschen der Fall. Ist dieser nämlich in einer schwachen Verfassung, wird er länger als andere brauchen, sich von einer Störung zu erholen. Hier werden mitunter auch intensivere Maßnahmen notwendig sein, um zu den kohärenten „Attraktor" zu stärken. Ein größeres Problem entsteht, wenn sich ein „falscher Attraktor" etabliert, der dann zum „normalen" Zustand (regulative Referenz) für diese Person wird. Der „falsche Attraktor" zieht dann den Punkt, der sich in dem grünen Bereich befindet, zu einem falschen Platz im Zustandsraum (siehe Abbildung 4 und 5). Die Position des „falschen Attraktors" ist in der Regel nicht nur durch einige unglückliche Erfahrungen, sondern auch durch seine genetischen und persönlichen Faktoren bestimmt. Ist der „falsche Attraktor" in der Chaos Region (siehe in Abbildung 4), bedeutet dies, dass sich die Person im Bereich des chaotischen Zustandes bewegt. Mathematisch zeigt sich, dass der „blaue falsche Attraktor" den Zustand der Person ständig wieder in den chaotischen Bereich zieht.

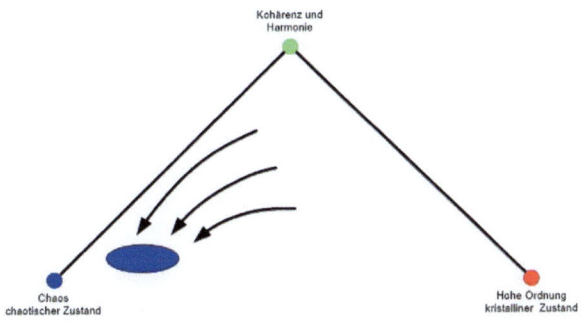

Abb.:4

Seltener gibt es auch Menschen, deren „falscher Attraktor" sich im Bereich der „High Order bzw. kristalliner Zustand" befindet (siehe Abbildung 5). Menschen in diesem Bereich sind in der Regel hyperaktiv und besitzen ein hitziges Gemüt. Hier kann manchmal ein erholsamer Urlaub oder Meditation hilfreich sein. Dieser Effekt hält meist nur kurzzeitig an. Mathematisch zeigt der „falsche rote Attraktor, dass diese Menschen immer wieder in den kristallinen Zustand gezogen werden. Es ist leicht zu sehen, dass, solange ein „falscher Attraktor" besteht, sowohl der Arzt wie auch der Patient viel Geduld aufbringen müssen, um die kurzfristigen Verbesserungen mit langfristigen Therapien zu langfristigen Verbesserung zu führen und die Person wieder in den harmonisch kohärenten Bereich zu bringen.

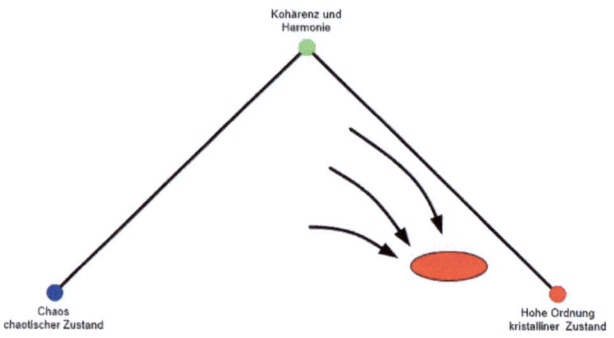

Abb.:5

In der Realität sind die Situationen oft komplizierter. Das Prinzip ist allerdings das gleiche, nämlich dem Patienten mit Therapien, insbesondere mithilfe von Informationsmedizin, den falsch sitzenden Attraktor beseitigen zu helfen und das dynamische Gleichgewicht wiederherzustellen. Der **B.E.A.T*biomonitor*®** ist hierfür ein zuverlässiges Instrument des Arztes, um den Patienten zu überwachen und kurzfristige Reaktionen während der Regulation, sowie die langfristige Wirksamkeit nach einer Zeit der Therapie darzustellen.

Zusammenfassung Diagnostik: **B.E.A.T*biomonitor*® / B.E.A.T*source*®**

- *vollkommen schmerzfreie nicht-invasive Messung*
- *vom Therapeuten unbeeinflusste biophysikalische Messungen*
- *klare und leicht verständliche grafische Darstellungen extrem präzise Messungen*
- *individueller Verträglichkeitscheck verschiedenster therapeutischer Maßnahmen, einfache Therapieverlaufskontrolle*
- *Substanztestung ohne Beeinflussung durch den Therapeuten*
- *klare Feedback-Darstellung für den Patienten*

- *Mind-and-Body-Scanner (**B.E.A.Tsource**®)*
- *Energetische Organsonden Arterien, Venen, ZNS, Muskel, Knochen, innere Organe, Hormonsystem, Parasiten, Viren, Bakterien, Allergene (**B.E.A.Tsource**®)*
- *Testung v. homöopathischen Arzneien, Nosoden (**B.E.A.Tsource**®)*
- *Herdtestung (**B.E.A.Tsource**®)*
- *Energetisches Labor (**B.E.A.Tsource**®)*
- *Testung von Umweltgiften Pestiziden, Fungiziden, Insektiziden (**B.E.A.Tsource**®)*
- *Arzneimittel Analgetika,Antibiotika,Psychopharmaka (**B.E.A.Tsource**®)*
- *Geopathie-Belastung (**B.E.A.Tsource**®)*

Zusammenfassung Therapie: **B.E.A.Tsource**®

- *Homöoresonanztherapie*
- *Digitale Akupunktur, digitale 5-Elemente Akupunktur*
- *Digitale Homöopathie*
- *Frequenz-Therapie n. Royal Rife (Bx-Virus-; By-Virus-Therapie)*
- *Energetische Organ-Balance*
- *Unterstützung bei Ausleitungs- und Entgiftungstherapie*

Arbeiten mit dem B.E.A.Tbiomonitor®

Messprotokolle:

Fall 1 : Akute Kreislaufschwäche bei einem 65-jährigen Patienten mit labiler Hypertonie. Der Patient war dem Rasenmähen schwindlig, hatte ein leichtes thorakales Druckgefühl, das er in Selbstmedikation mit Nitrolingual behandelt hat. Die klinische Untersuchung inklusive EKG war bis auf den Blutdruck mit 175/100 altersgemäß unauffällig. Nach der Lichttherapie mit dem **B.E.A.T** *light* ® war nicht nur das Messergebnis, sondern auch der Blutdruck mit 125/85 mmHg normal.

n.T3 m.proto allg.vital. 26.05.2015 – 14:04:27 ♂ 65 Jahre, Diagnose: labile Hypertonie

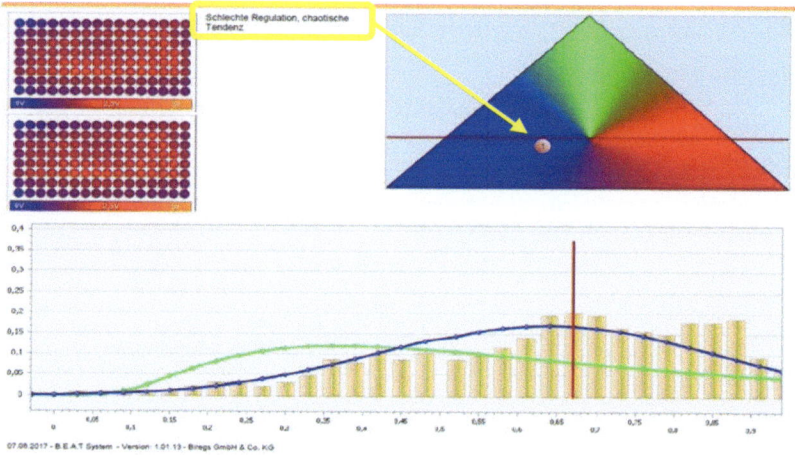

Legende: Bei den nachfolgenden Screenshots (**Fälle 1-3**) bezeichnen die gelben Markierungen immer die jeweiligen Referenz-Messungen!

n.T3 m.proto allg.vital. 26.05.2015 – 14:07:37 ♂ 65 Jahre, Diagnose: labile Hypertonie

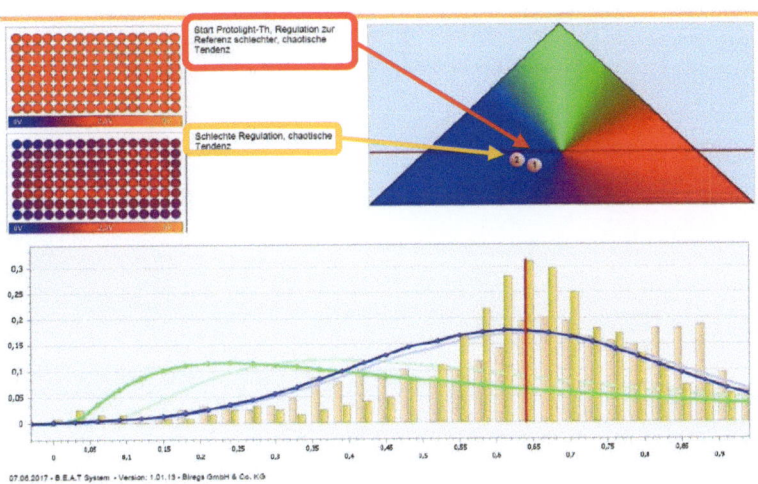

n.T3 m.proto allg.vital. 26.05.2015 – 14:18:37 ♂ 65 Jahre, Diagnose: labile Hypertonie

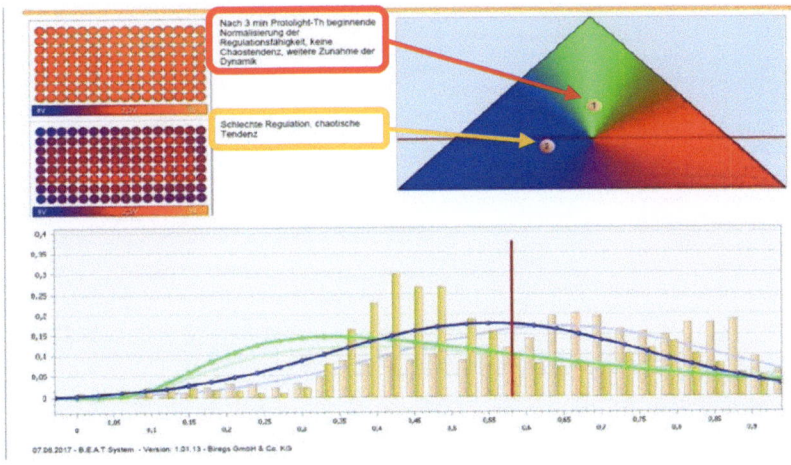

n.T3 m.proto allg.vital. 26.05.2015 – 14:04:37   ♂ 65 Jahre, Diagnose: labile Hypertonie

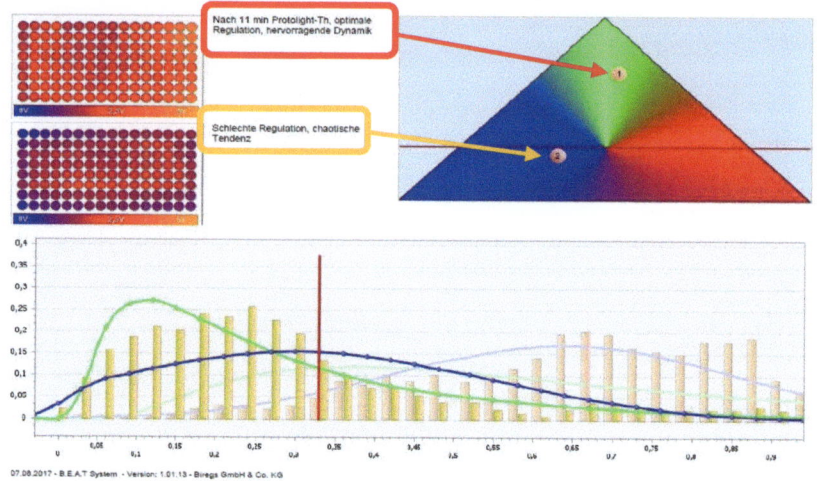

Fall **2**: 71-jähriger Patient nach einer optimal verlaufenen Colon-Carcinom-OP und einer daran anschließenden erfolgreichen naturheilkundlichen Therapie. Die Messung mit der Nr.2 wurde 28.10.2015 direkt nach

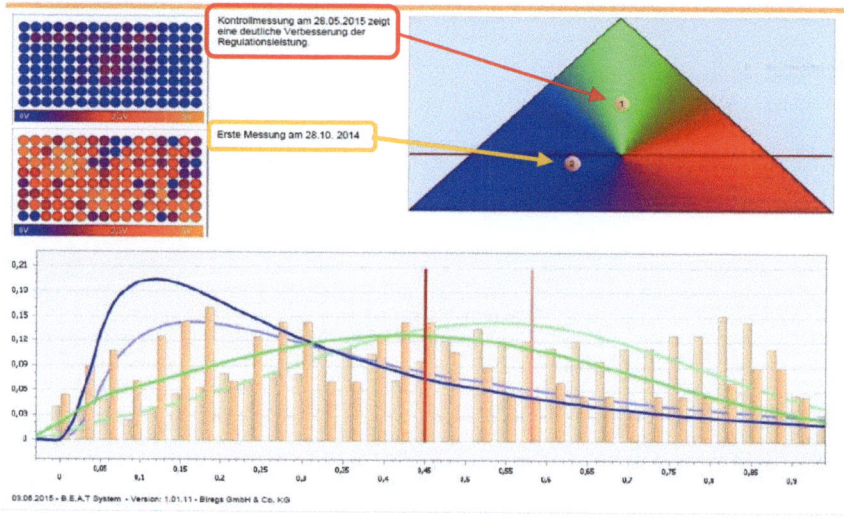

der Entlassung aus der Klinik und die Messung mit der Nr.1 nach dem Ende der naturheilkundlichen Behandlung durchgeführt.

Fall 3: Eine 31-jährige Patientin versucht in einer psychotherapeutischen Sitzung belastende Glaubenssätze aufzuspüren. Ihre Aufgabe war es, ein subjektives Belastungsranking zu erstellen und mittels Informationsfeldanalyse zu verifizieren. Zu diesem Zweck wurden von der Klientin die gefundenen Glaubenssätze durchnummeriert. Bei der Monitoranalyse wurde zuerst eine unbeeinflusste Messung durchgeführt (Referenzmessung) und danach wurde der Klientin eine Nummer nach der anderen genannt. Die Klientin versuchte sich jeweils 1 min auf den entsprechenden Glaubenssatz zu konzentrieren, danach wurde eine Messung mit dem *B.E.A.Tbiomonitor*® durchgeführt und anschließend eine Pause von 5min. Diese Prozedur wurde in gleicher Weise bis zum letzten Glaubenssatz fortgesetzt.

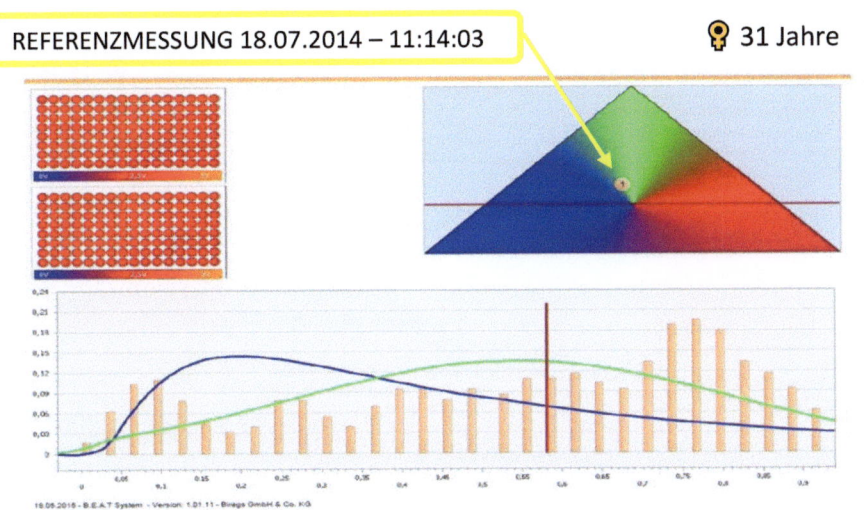

Abb.: Referenzmessung zeigt einen deutlichen Dynamikverlust (Stress) und einen chaotischen Attraktor

REFERENZMESSUNG 18.07.2014 – 11:14:03

Glaubenssatz Nr.1 18.07.2014 – 11:27:10   ♀ 31 Jahre

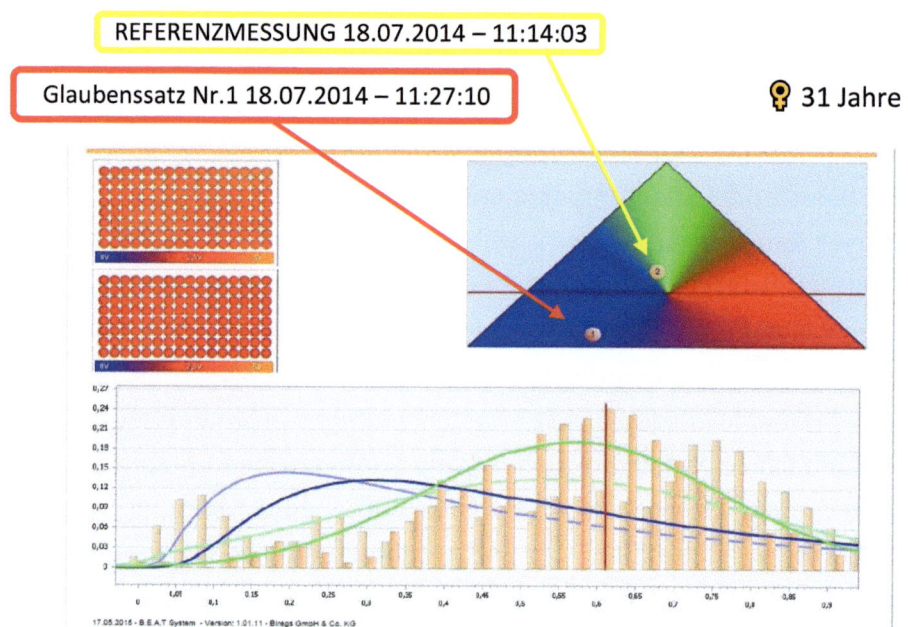

Abb.: Die Messung zeigt eine sehr starke chaotische Attraktorwirkung durch den Glaubenssatz Nr.1.

REFERENZMESSUNG 18.07.2014   ♀ 31 Jahre

Glaubenssatz Nr.2

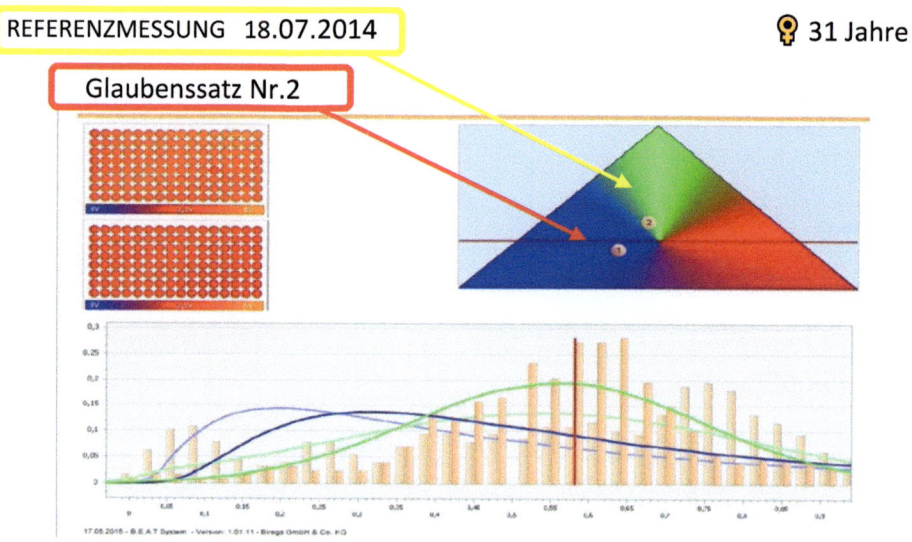

Abb.: Starke chaotische Attraktorwirkung durch Glaubenssatz Nr. 2

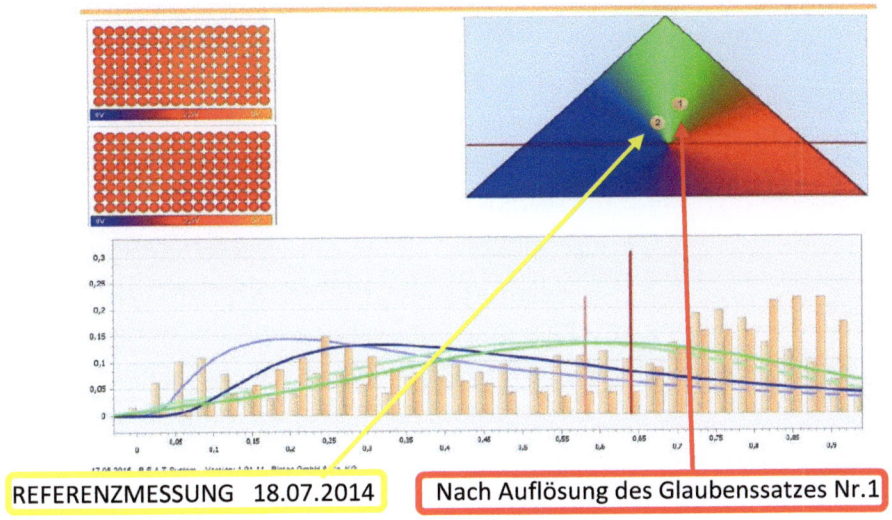

Nach Auflösung des Glaubenssatzes Nr.1

Zusammenfassung: Der Glaubenssatz mit der Nummer 1 hatte die tiefgreifendste Wirkung und die symboltherapeutische Lösung zeigt eine sehr hohe therapeutische Effizienz (Vergleichswert deutlich über der Referenz).

Arbeiten mit dem B.E.A.Tsource®

Das **B.E.A.Tsource®** bietet für 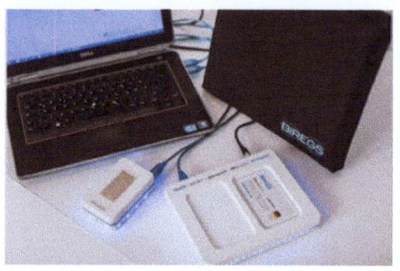 die Untersuchung der psychisch-körperlichen Einheit verschiedene Diagnose- und zur Korrektur etwaiger Störungen entsprechende informationsmedizinische Therapien an. Im Wesentlichen ist das der **B.E.A.Tbiomonitor®** zur Darstellung der globalen Reaktions-/Regenerationsfähigkeit und der **Homöoresonanztest** zur detaillierten Untersuchung unterschiedlicher Systeme wie z.B. der Akupunktur-Meridiane, der Chakren, aber auch verschiedener Organe und Organsysteme etc. Mit der Informationsfeldtherapie steht ein sehr wirkungsvolles medizinisches Instrument zur ganzheitlichen Prävention wie auch zur Beseitigung bereits bestehender Gesundheitsstörung unterschiedlicher Genese zur Verfügung.

Beispiele aus der Praxis

Messprotokolle:

Fall 1: Eine 20-jährige Studentin mit Gelenkbeschwerden und anamnestisch einem Erythem (gerötete Hautstelle) im Bereich des distalen rechten Unterschenkels.

BioMonitor : 01.12.2017   ♀ 20 Jahre

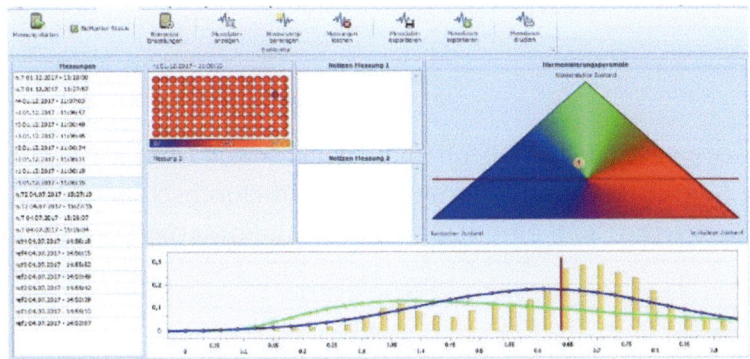

Ergebnis: hochgradiger Dynamikverlust, hochgradiger Stress, leichte chaotische Tendenz

Homöoresonanztest: 01.12.2017   ♀ 20 Jahre

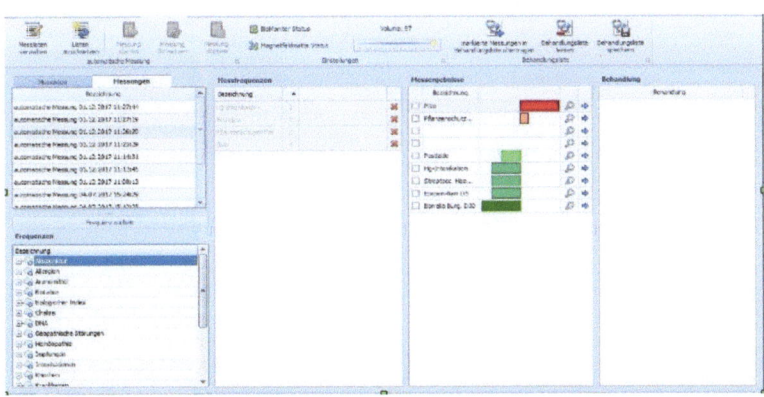

Im Homöoresonanz-Test Borreliose 100%, Dermatophyten 100%, Strepto-
kokken 80%, Hg-Intoxikation 80% positiv. Außerdem wurde von mir ein
immunologischer   Test   auf   Borrelien   veranlasst,   der   den

Homöoresonanztest bestätigte. Behandlung: Kombination klinischer Therapie (Doxycyclin) und Homöopathie (Ledum D12).

Fall 2: 35-jähriger Angestellter mit sehr belastenden Angstzuständen (generalisierte Angstzustände), massiven Ein- und Durchschlafstörungen. Es bestehen auch Symptome einer Depression mit Somatisierungstendenz.

BioMonitor: 06.09.2016   ♂ 35 Jahre

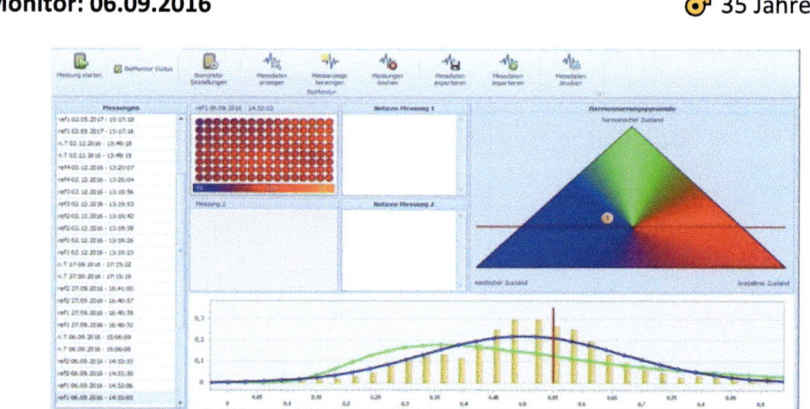

Abb.: Die Messung zeigt eine starke chaotische Attraktorwirkung.

Homöoresonanztest Meridiane: 06.09.2016 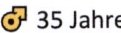 35 Jahre

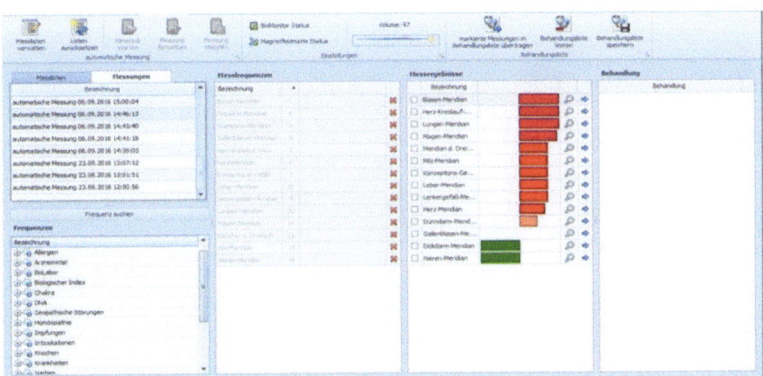

Abb.: Der Homöoresonanztest zeigt den Di- und Ni-Meridian sind in einer Yin-, Bl-, He/K-, Lu-, Ma-, 3-E-, M-, KG-, Le-, LG-, He-, Dü-Meridian in einer Yang-Dysbalance.

Homöoresonanztest Homöopathie: 06.09.2016 ♂ 35 Jahre

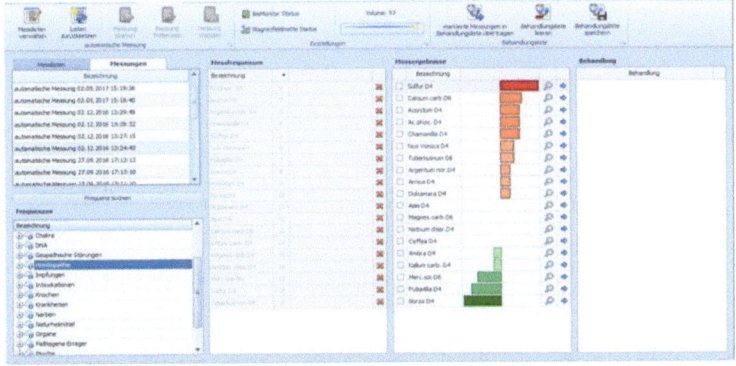

Ergebnis: Es zeigt sich, dass Sulfur D4 eine sehr gute und Calcium carb. D6 gute regulative Wirkungen zeigen.

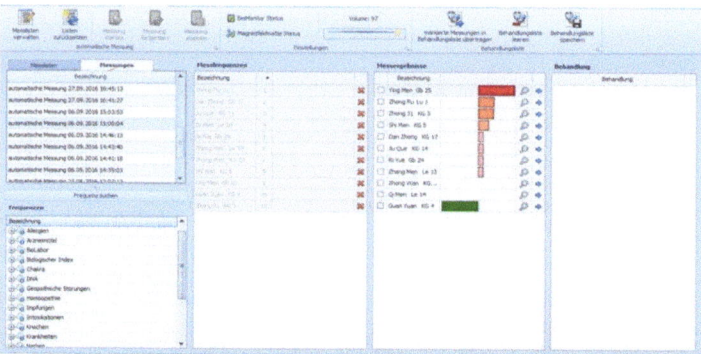

Ergebnis: Es zeigt sich, dass der Alarmpunkt (Mu) für Niere (GB 25) aktiviert ist.

Therapie: Elektronische Akupunktur Gb 25 (MU-SHU Methode) 1 Monat
1x/Woche, dann Funktionskreise Lunge-Dickdarm und Niere-Blase 2 Mo-
nate 1x/Woche, elektronische Homöopathie Sulfur D4 und Calcium carbo-
nicum D6.

BioMonitor: 02.05.2017 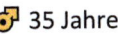 35 Jahre

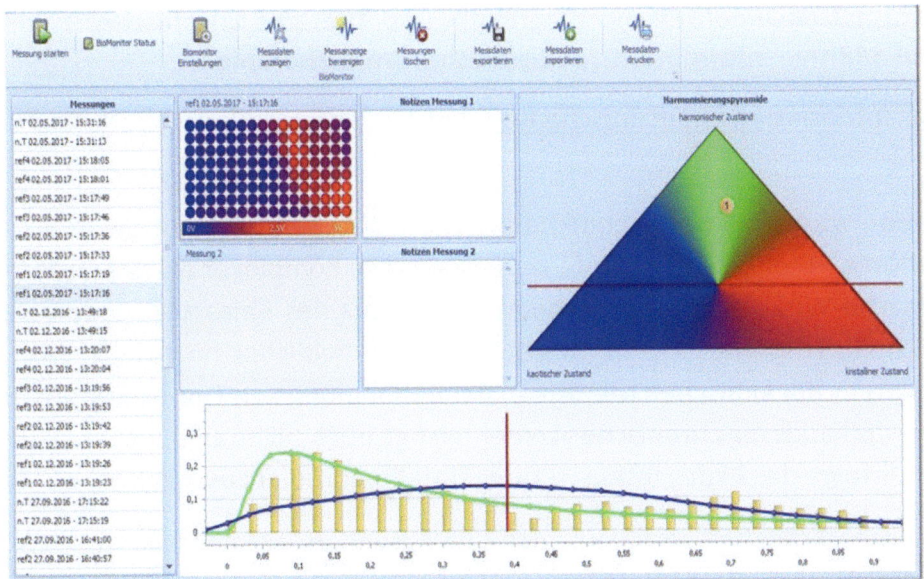

Schlussmessung

Ergebnis: Optimale Dynamik, idealer Abstand zu den Extremzuständen. Der Patient kann in bestem Wohlbefinden aus der Therapie entlassen werden. Es traten bis zum heutigen Zeitpunkt keine Angstzustände mehr auf.

7 Anhang

Informationsmedizinische Diagnostik und Therapie chronischer Leiden und additive informationsmedizinische Tumortherapie.

Das informationsmedizinische Konzept

Haben wir bei all der Technik, die uns umgibt, den Blick auf die Biologie verloren? Biologische Abläufe sind wesentlich komplexer als das einfache Ursache-Wirkungsprinzip erahnen lässt. Trotz des Einsatzes modernster Technik, effizientester Pharmazeutika und erheblicher finanzieller Mittel gelang es der klinischen Medizin in der Behandlung von Tumor-Erkrankungen und anderer chronischer Leiden bisher noch nicht an die spektakulären Erfolge der Akut-, Intensiv- oder Unfallmedizin anzuschließen.

Die Krebskrankheit wird von einer zunehmenden Zahl anerkannter Onkologen als systemische Krankheit, als Krankheit des ganzen Menschen und nicht bloß als eine lokale tumoröse Veränderung des Gewebes gesehen. Viele Forscher interessierten sich schon in der Vergangenheit dafür was die Entstehung von Krebs verhindert bzw. was diesen Mechanismus stört?

Ziele der informationsmedizinischen Krebstherapie

- Krebsprävention
- Verringerung der Nebenwirkungen konventioneller Therapien
- Steigerung der Ansprechraten tumordestruktiver Therapien
- Rezidiv- und Metastasenprophylaxe nach konventioneller Therapie
- Verlängerung der Remissionsphase
- Verbesserung der Lebensqualität

Ganzheitliche Krebsdiagnostik

Aktuelle Anamnese

- Befunde (Laborbefunde inkl. Spurenelemente, bildgebende Befunde, OP-Befunde
- Immunstatus (Lymphozytentypisierung)
- körperliche Untersuchung inkl. Herd- und Störfelddiagnostik, Zahnstatus
- aktuelle Therapie

Ernährungsanamnese

- Ernährungsgewohnheiten, mögliche Toxinbelastung, Säure-Basenstatus (Harn-pH-Profil n. Sander), mikrobiologische Stuhldiagnostik

Psychologische Anamnese

Psychotrauma, Krebsfamilienanamnese, akute- und chronische Belastungen

Homöopathische Anamnese

Simile-Suche n. *Dario Spinedi und Jens Wurster,* Homöoresonanz-Analyse n. *Franz J. Senekowitsch*

Informationsmedizinisches und konventionelles Labor

B.E.A.Tsource®-Informationsfeldanalyse

Störung in der zellulären Informationsverarbeitung wird durch die Kohärenzanalyse des biologischen em-Feldes angezeigt.

Kriterien:

- Hypo-/Hyperaktivität (>80 %) im biologischen Index des Grundsystems (*sehr oft*)
- geopathische Belastung (*sehr oft*)
- Krebsnosoden wiederholbar positiv (*mindestens 2x*)
- psychische Belastung (*sehr oft*)
- Gewebsazidose (*sehr oft*)
- Yin-Yang Polarität (*meistens Yin*)
- Herdbelastung (*sehr oft*)
- Organbelastung (*organbezogener Hinweis*)

HRV-Analyse

Aufgrund des hohen Vernetzungsgrades der Herz-Kreislaufregulation mit allen anderen Regulationsebenen, kann die Herzratenvariabilität stellvertretend für das gesamte Regulationssystem angesehen werden (globaler Fitness-Parameter).

Kriterien (HRV-Snapshot 5min):

- stark eingeschränkte neuro-cardiale Regulation (*sehr oft*)
- Sympathikotonie (*sehr oft*)
- Aufhebung der normalen Verteilung VLF:LF:HF = 2 : 1,5 : 1 (*sehr oft*)
- LF/HF > 2 (= Zunahme der Nichtatmungskomponenten; *sehr oft*)
- Gesamtleistung ms^2 (Totalpower) < 500 ms^2 (*sehr oft*)

- DFA (Detrended Fluctuation Analysis) Grad der Zufälligkeit/Korre-
liertheit normal Alpha1, Alpha2: 0,5 – 1,5

Regulations-Analyse mit dem **B.E.A.Tbiomonitor**®

Kriterien:

- „Falscher" Attraktor (*meistens im Chaos-Bereich; sehr oft*)
- Verminderung oder Verlust der log-Normalverteilung (*sehr oft*)

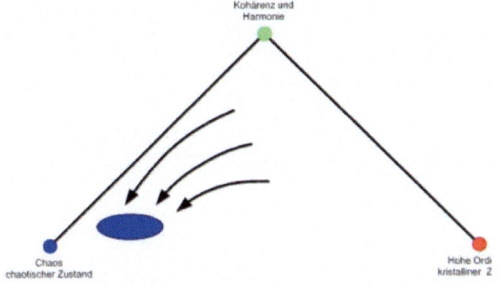

Abb.: chaotischer „strange attractor"

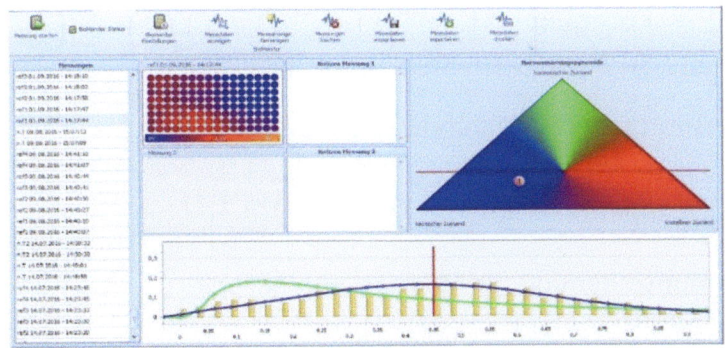

Abb.: chaotischer „strange attractor" (Grafik **B.E.A.Tbiomonitor**®)

Spezial-Labor (zusätzlich zum Standard-Labor inkl. Tumorindikatoren)

- Bestimmung der _Carbonylproteine CP_ (oxidativer Stress)
  Kriterium:
  Normbereich < 200; bei malignen Erkrankungen oft
  >1000!

- Bestimmung von _Citrullin_ im Harn (nitrosativer Stress)
  Kriterium:
  bei Mitochondriopathie erhöht

- _Ascorbinat/Dehydroascorbinat_-Ratio
  Kriterium:
  Normbereich > 5; optimal >10, < 5 Beobachtungsbereich
- Harn-pH-Profil n. _Sander_
  Quantitative und qualitative Bestimmung der
  Gewebsazidose

- Bestimmung _TSH, fT3, fT4, DHEA, Cortisol, Estradiol, Estriol,_
  Progesteron, Testosteron

- Bestimmung der Vitamine _A,C,E,D_
  Kriterium :
  Werte oft erniedrigt, oft auch Vitamin D

- Bestimmung der Minerale _Kupfer, Zink_
  Kriterium:
  Kupfer steigt, _Zink_ fällt → Norm 7:1)

- Immunscreening für _Mikroimmuntherapie_
  (Lymphozytentypisierung)

- Stichphänomen n. Prof. Alfred Pischinger

Der venöse PO_2 folgt dem Muster Schock-Gegenschock (*immer*)
Beim Gesunden große Differenzen (große Dynamik); beim Kranken gegenteiliges Verhalten.

- Apo10-Test
  Kriterium:
  Positiv bei Verlust der Apoptosefähigkeit (CA-Früherkennung bei Tumorgrösse < 2mm – durch bildgebende Verfahren sind Tumoren ab einer Größe von ca. 2-3mm erkennbar) *immer*.

Additive ganzheitliche Krebstherapie

Energie-/Informationstherapie

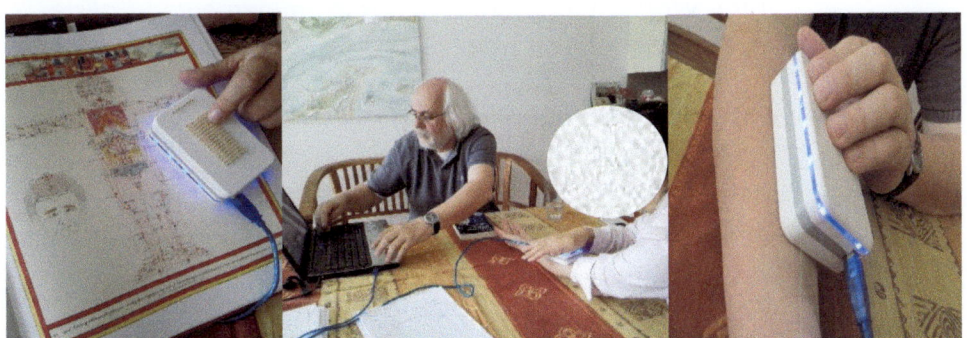

B.E.A.Tsource® *Breitbandvirus-/ Breitbandbakterien-/Parasitenkur (n. Clark)*

> Täglich (Mo-Fr) 1x 30min mit **B.E.A.Tsource®** *Virus-/Bakterien-/Parasitenkur* für 4 Wochen im täglichen Wechsel mit *Rife-Frequenz-Therapie ;* dann 4 Wochen Pause →anschließend Wiederholung der Prozedur. Danach 8 Wochen Pause mit moderater Bewegung, Yoga und Meditation; 1x pro Monat Kontrolle (**B.E.A.Tbiomonitor®**, *HRV),* anschließend Wiederholung der Prozedur.

B.E.A.Tsource® *Chakra-/Meridian-Therapie (optional)*

> 1x 20min pro Woche mit **B.E.A.Tsource®** *Chakra-/Meridian-Therapie* mit *Chakra-/Meridian-Information.*

B.E.A.T *Light - Heimbehandlung*

> Täglich 1-2 x 20min mit **B.E.A.T** *Light* Heimbehandlung für 4 Wochen mit dem Programm *„allgemeine Vitalisierung".* Im Intervall zwischen den spezifischen Therapien.

B.E.A.T *Light - Schmerz-Heimbehandlung (optional)*

> Bei Bedarf 2-3x 20min bzw. mit *Schmerzprogramm („starken Schmerz hemmen".)* Wiederholung der Prozedur bei Bedarf - eventuell Dauerbehandlung.

YOGA

> Wöchentlich 1-2x 1 Stunde

MEDITATION

Täglich ¼ - ½ Stunde

Klassische Homöopathie oder *B.E.A.Tsource*® Homöoresonanz
Bei Bedarf
Klassische Homöopathie n. Dario Spinedi oder/und Homöoresonanz-Therapie n. F. J. Senekowitsch

Klassische oder *B.E.A.Tsource*®-digitale Akupunktur
Bei Bedarf

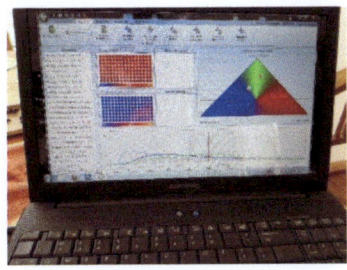 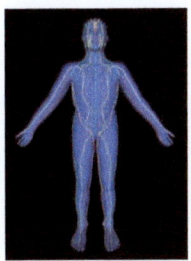

Mikroimmun-Therapie

Wirkung:

Durch die Entdeckung der Zytokine (Botenstoffe) kam es zu einem raschen Aufschwung der Mikroimmuntherapie. Die Zytokine haben drei wichtige Effekte:

- Sie regen lokale Immunreaktionen an,
- übertragen Informationen über das Lymphsystem in die Peripherie
- und aktivieren ein Netzwerk, das die Zytokine als Antigene wirken lässt.

Ernährung

Öl-Eiweiß-Kost nach Dr. Johanna Budwig
Basisrezepte (siehe auch Literatur von *Dr. Johanna Budwig*)

Topfen-Leinöl-Mayonaise

3 Esslöffel Leinöl

3 Esslöffel Heumilch

3 Esslöffel Topfen (magerer Biotopfen)

1 Esslöffel Zitronensaft

und/oder

2 Esslöffel Bio-Apfelessig

1 Esslöffel Senf

½ Teelöffel (Kräuter-) Salz

Topfen-Leinöl (z.B. Frühstücks-) Grundmischung

2 Esslöffel Linomel (Reformhaus)

1 Esslöffel Leinöl

2 Esslöffel Heumilch

100 g Topfen (magerer Bio-Topfen)

1 Teelöffel Honig

diverse Geschmackskorrigentien (Früchte, Gewürze…)

Mikronährstoffe

Antoxidantien :	Vitamin C, E Zeolith
Vitamine :	Vitamin D, B-Komplex
Minerale :	Zink, Selen, Kalzium, Magnesium
Enzyme, Co-Faktoren :	Co-Enzym Q10

Phytotherapeutica :

Pflanze	Wirkstoff
Brassica-Pulver (Brokkoli)	Brokkoli regt die Bildung von *Indol-3-Carbinol* an. Dieser Stoff kann die Bildung von Krebs verhindern und das Wachstum von bereits entstandenem Krebs hemmen. *Sulforaphan*, ein weiterer Brokkoli-Wirkstoff, wird durch die Darmbakterien freigesetzt und aufgenommen. Erhöht man die Konzentration dieser Bakterien, verstärkt das die krebspräventive Kraft. *Glucosinolate* wirken indirekt als Antioxidantien, da sie die Produktion von sog. Phase-II-Enzymen auslösen. Phase-II-Enzyme bauen toxische Stoffwechselverbindungen ab und führen so zur Entgiftung des Körpers.
Traubenkernöl	*Polyphenole* Sie werden für den Einsatz in der Medizin aus der Rinde von Pinien oder aus Lärchenholz extrahiert. Sie wirken stärkend auf das Immunsystem, entzündungshemmend, antioxidativ und krebsbehindernd.
Artemisinin (Beifußextrakt)	Krebszellen haben an ihrer Oberfläche vielmehr Transferrin-Rezeptoren als gesunde Zellen, weil sie wegen ihrer gesteigerte Mitoserate sehr viel Eisen benötigen. Kommt *Artemisinin* mit dem Eisen in den Krebszellen in Kontakt, entstehen chemische Reaktionen, die reichlich freie Radikale erzeugen. Diese zerstören selektiv die Krebszellen. *Artemisinin* wirkt nur auf Krebszellen toxisch. Auf normale Zellen hat es fast keinen negativen Einfluss. *Artemisinin* wirkt auch auf Krebszellen, die gegenüber Chemotherapeutica resistent sind.
Bromelain (Ananas)	CCZ -> regt das Immunsystem an, Krebszellen zu zerstören CCS -> blockiert ein bestimmtes Protein, das bei 30% aller Krebsarten eine Fehlfunktion hat.

Heilpilze *Shiitake, Agaricus, Reishi, Cordyceps*	*Polysaccharide* (Lentinan, Schizophyllan, Krestin)

Nahrungsmittel mit hohen Mengen antikanzerogener Pflanzeninhaltsstoffe

Carotinoide	Brokkoli, Kohlarten, Blattsalate, Spinat, Karotten, Tomaten, Erbsen
Polyphenole	Vollkorn, Beeren, Kohlsorten, Nüsse, Tee, Sellerie, Soja, Zwiebel
Phytosterine	Sonnenblumen, Sesam, Nüsse, Getreide, Gemüse, Obst
Saponine	Kichererbsen, Soja, Bohnen, Linsen, Spinat
Glucosinolate	alle Kohlarten, Brokkoli, Gartenkresse, Rettich, Raps
Protease-Inhibitoren	Hülsenfrüchte, Kartoffeln, Reis, Mais, Vollkorn
Terpene	natürliche Aromastoffe, Pfefferminze, Zitrusöl
Phytoöstrogene	Soja, Tofu, Leinsamen, Vollkornprodukte, Hülsenfrüchte, Spargel
Sulfide	Zwiebelgewächse (Lauch, Zwiebel, Knoblauch, Schnittlauch)

Entgiftung:

Zahnsanierung	Amalgam, Siphanospora-Keime," Mund-batterie"
Darmsanierung	Einläufe, Symbioseaufbau mit biologi-schen Milchprodukten – Säften z.B. Sau-erkrautsaft oder Hylak forte., Omniflora Kps
Schwitzen	Sauna, Sport (beides sehr moderat!)
Heiße Basen-Bäder	z.B. Bittersalz (Magnesiumsulfat), Natri-umhydrogencarbonat (Natron) pH-Wert ca. 8,5
Öl-Wickel	mit z.B. ELDI-R Öl

Homöopathische Drainagemittel:

Vor allem nach Strahlen- und Chemotherapie kann ein Ausleitungsmittel angezeigt

Organ	Homöopathische Arznei
Lippen, Augen, Ösophygus, Anus:	*condurango*
Rachen:	*cistus canadensis*
Zunge:	*galium aparine, sempervivum tecto-rum*

Organ	Homöopathische Arznei
Magen:	*carbo animalis, condurango, hydrastis, kalium. bichr.*
Pylorus, Duodenum:	*ornithogalum*
Darm:	*condurango, carbo animalis, arsenicum album, sedum repens, petroleum*
Colon, Rectum:	*scrophularia nodosa, sempervivum tectorum*
Leber:	*lycopodium, phosphorus, chelidonium*
Uterus:	*aurum muriaticum, kreosot, sepia*
Mamma:	*conium, carbo animalis, hydrastis, sempervivum tectorum, asterias rubens*
Hoden:	*aurum metallicum, fulio ligni*

Niere:	solidago
Lymphknoten:	*carbo animalis, jodum, calcium fluoricum, scrophularia nodosa*

Unterstützende Massnahmen:

Licht	Täglicher Spaziergang (min.30min), B.E.A.T *Light* (2x20min/Tag)
Reichlich Wasser trinken	1-2 l/Tag stilles Wasser
Säure-Basenausgleich	basische Mittel (vegetarische Ernährung, Basenpulver)
Toxinvermeidung	Nahrung, Kosmetika, Mikrowelle, E-Smog, geopathische Belastungen
Stoffwechselregulation – Milieusanierung	• Symbioselenkung • Orthomolekulare Therapie • Antioxidantien • Säure-Basen-Gleichgewicht
Aromatherapie	• Abbau psycho-emotionaler Blockaden • Spezifische biochemische Wirkungen

Homöopathie (Konstitutionsthe-rapie und Begleittherapie)	Homöopathische Tumortherapie n. Dr. Spinedi/Dr.Wurst
Traditionelle chinesische Medizin (TCM)	<ul><li>Akupunktur</li><li>Tuina</li><li>Qi Gong und Tai Chi</li><li>Chinesische Arzneimittel-therapie, Ernährungslehre</li></ul>
Psychotherapie	<ul><li>Visualisierung n. Simonton</li><li>Aufstellungsarbeit n. Hel-linger</li><li>Systemische Familienthe-rapie</li></ul>

Symbioselenkung

Die Symbioselenkung stellt die durch Strahlen- und Chemotherapie hervorgerufenen Schäden im Darmepithel wieder her. Das Ziel dieser Therapie ist es die normale Darmflora wiederaufzubauen, um die Funktionsfähigkeit des intestinalen Immunsystems wiederherzustellen und die Infektanfälligkeit zu vermindern. Die Bekämpfung der Dyspenie und Dysfermentie bewirkt eine Erhöhung der Lebensqualität. Durch die Veränderung des Dünndarmmilieus, vor allem durch eine Verschiebung des pH-Wertes kommt es zu einer abnormen Darmbakterienflora. Zu einer pH-Wertänderung kommt es unter anderem durch:

- An- und Subacidität
- Dysfermentie
- Hepatopathien (Leberfunktionsstörung)
- entzündliche Prozesse der Darmschleimhaut

- ischämische Zustände (Durchblutungsstörungen)

Darmdysbiosen sind mit einer Verminderung von sekretorischem Immunglobulin A auf den Schleimhäuten des Darms, der Atemwege und der ableitenden Harnwege verbunden. Wenn das intestinale Immunsystem gestört ist kommt es leichter zu:

- einer erhöhten Infektanfälligkeit
- einer verstärkten Ausprägung allergischer Erkrankungen
- allergischen Hauterkrankungen
- akuten Schüben von Colitis ulcerosa, Morbus Crohn und weiteren chronischen Darmerkrankungen

Für eine erfolgreiche Behandlung der Dysbiose müssen alle Faktoren, die das Dünndarmmilieu beeinflussen berücksichtigt und eventuell verbessert werden. Das Therapieschema wird in einen *probiotischen* und einen *mikrobiologischen* Behandlungsschritt geteilt. Die Indikationen für die Symbioselenkung sind Infektanfälligkeit, allergische Erkrankungen, Tumorerkrankungen, Dysbiosestörungen nach Antibiotikatherapien und chronische Schmerzzustände. Es wird der allgemeinen Immunsuppression entgegengewirkt, was zur Erhöhung der Lebensqualität von Tumorpatienten beiträgt.

Lymphabflussstörungen

Die Beseitigung von Lymphabflussstörungen und lymphpflichtiger Last dient der Mesenchymentschlackung. Wenn die Transportkapazität im Lymphsystem gestört ist, kann der Organismus die Plasmaproteine im

Interstitium nicht bewältigen. Die Folgen sind u.a. eingeschränkte Phagozytoseleistung und Lymphödeme. Durch Diuretika alleine wird zwar die Ausscheidung von Flüssigkeit gefördert, das Eiweiß im Interstitium verstärkt aber den Austritt von Plasma aus der Endstrombahn. In der prä- und postoperativen Tumortherapie haben sich Lymphdiaral® Basistropfen und Lymphdiaral® Drainagesalbe bewährt. Die Tropfen verbessern die Stoffwechselleistung, wirken entzündungshemmend und regen das körpereigene Immunsystem an. Die Salbe ist ein homöopathisches Externum zur perkutanen Lymphdrainage bei Lymphabflussstörungen unterschiedlichster Genese. Lymphdiaral® Injektopas wirken sehr gut bei der Behandlung von Stauungszuständen im lymphatischen System. Die lymphwirksamen Bestandteile sind *Conium, Hydrastis* und *Phytolacca*. Da diese Bestandteile unterschiedliche Angriffspunkte besitzen, erhält man eine besonders hohe Wirksamkeit.

Orthomolekulare Therapie

In den USA bereits seit 1978 als offizielles Heilverfahren anerkannt, gewinnt die orthomolekulare Therapie erstaunlicherweise erst jetzt bei uns Europa an Bedeutung. Der Begriff "orthomolekular" bedeutet so viel wie "richtige, gute Moleküle" und wurde von dem zweifachen amerikanischen Nobelpreisträger *Linus PAULING* geprägt.

Seine Definition lautet: *"Orthomolekulare Medizin ist die Erhaltung guter Gesundheit und die Behandlung von Krankheiten durch die Veränderung der Konzentration von Substanzen im menschlichen Körper, die normalerweise im Körper vorhanden und für die Gesundheit erforderlich sind".*

Die Substanzen, die hier gemeint sind umfassen Vitamine, Mineralstoffe, Spurenelemente, Aminosäuren und Fettsäuren, die alle für den reibungslosen Ablauf der Stoffwechselvorgänge in unserem Körper unentbehrlich sind.

Ein wichtiger Faktor für Mangelzustände ist neben der industriellen Nahrungsmittelproduktion vor allem der Alkohol- und Tabakkonsum, wie auch die Einnahme bestimmter Medikamente, wie *Schmerzmitteln, Corticoiden, Hormonen, Antidepressiva, Mittel gegen hohen Blutdruck*, etc.

Einfluss der Mikronährstoffe auf die Kanzerogenese

Verminderung der endogenen Kanzerogenbildung	Vitamine C und E, Q10
Inaktivierung von Karzinogenen	Vitamine C und E, Carotinoide, Q10

Hemmung der Zellvermehrung und Hemmung der Aktivierung von Prokanzerogenen	Carotinoide, Isoflavone, Phytosterine Bioflavonoide, Vitamin C, Q10
Abfangen freier Radikale	Carotinoide, Selen, Isoflavone, Bioflavonoide, Zink, Q10
Schutz der DNA vor Veränderungen	Vitamine C und E, Carotinoide, Folsäure, Vitamin B12, Selen, Bioflavonoide, Zink, Q10
Abfangen freier Radikale	Vitamine C und E, Q10
Hemmung der Zellvermehrung	Carotinoide, Folsäure, Vitamin B12, Selen
Induktion der Zelldifferenzierung	Isoflavone, Zink

Nahrungsmittel mit hohen Mengen antikanzerogener Pflanzeninhaltsstoffe

Sekundäre Pflanzenstoffe	Hauptvorkommen
Carotinoide	Brokkoli, Kohlarten, Blattsalate, Spinat, Karotten, Tomaten, Erbsen
Polyphenole	Vollkorn, Beeren, Kohlsorten, Zwiebel, Nüsse, Tee, Sellerie, Soja
Phytosterine	Sonnenblumen, Sesam, Nüsse, Getreide, Gemüse, Obst
Saponine	Kichererbsen, Soja, Bohnen, Linsen, Spinat
Glucosinolate	alle Kohlarten, Brokkoli, Gartenkresse, Rettich, Raps
Protease-Inhibitoren	Hülsenfrüchte, Kartoffeln, Reis, Mais, Vollkorn
Terpene	natürliche Aromastoffe, Pfefferminze, Zitrusöl
Phytoöstrogene	Soja, Tofu, Leinsamen, Vollkornprodukte, Hülsenfrüchte, Spargel

Homöopathische Konstitutionsmittel:

Sie sollten nur nach der Methode von *Dario Spinedi* angewendet werden. Nur wenn der Patient Symptome bietet, die auf eine Arznei hinweisen, darf die Liste als bestätigend gelten. Beispiele:

Arznei	Beschreibung
Thuja	in hohen Potenzen (Q-Potenzen) selten, König der Sykose, alle benignen Wucherungen als Präkanzerose, Folge von Impfungen
Lachesis	Präkanzerose, Klimakterisches Syndrom, Patienten vergiftet (Alkohol) oder geschwächt oft- hohe Potenzen, allgemeine Wirkung
Jodum	harte Drüsenschwellung, Hodgkin, Mamma, Pankreas, Leber, Magen, Hoden, Prostata, Ovarien, Uterus
Silicea	hohe Potenzen, Präkanzerose überempfindlich und ängstlich, Mamma, Knochen, Uterus, Haut- und Schleimhäute
Lycopodium	tiefe Potenzen beim Karzinom: Leber
Sepia	Präkanzerose bei venöser Stauung im Unterbauch
Sulfur	nur in der Präkanzerose bei Stauung im Abdomen, Hämorrhoiden, <u>nicht beim Karzinom</u>

Petroleum	Hautmalignome, Unverträglichkeit von Kohl
Calcium fluoricum	verhärtete Drüsen, Scirrhus
Kaliumsalze	Präkanzerose
-carbonicum	Schwäche, Kachexie
-bichromium	Magendarmulcera
-jodatum	infiltriertes Bindegewebe, harte Drüsen
Carbo animalis	harte Tumore, bläuliche Verfärbung der infiltrierten Gewebe
Graphites	Präkanzerose
Causticum	Präkanzerose
Arsenicum album	Finalstadium: Schwäche und Unruhe
Phosphorus	Leber und Pankreas
Mercurius	Magendarmtrakt
Acidum nitricum	schmerzhafte Fissuren

Homöopathische Komplexmittel

Traumeel S®

Für die Behandlung einer Stomatitis nach einer Chemotherapie fehlen effektive Behandlungsmethoden. In einer Studie an Kindern und Jugendlichen mit malignen Erkrankungen und nach einer Knochenmarkstransplantation wurde das homöopathische Komplexmittel Traumeel S® gegen Stomatitis verwendet. Zusätzlich wurden Daten über die Einschätzung von Schmerzen, Mundtrockenheit und Schluckbeschwerden erhoben. In der Placebogruppe entwickelte sich in 93% eine Stomatitis, wobei sie in der Verumgruppe nur zu 33% auftrat. Die klinischen Symptome verschlechterten sich im Vergleich mit der Placebogruppe von 93% nur um 47%. Traumeel S® kann also die Zahl, Schwere und Dauer der Stomatiden nach einer Chemotherapie bei knochenmarktransplantierten Kindern reduzieren.

Ernährung:

Man schätzt, dass 30 bis 70 % aller Krebserkrankungen ursächlich mit Ernährungsfaktoren in Verbindung stehen. Fehlende Daten und Unsicherheiten führen dazu, dass der Bereich so breit ist.

Der Anti-Krebs-Einkaufszettel nach Prof. David Servan-Schreiber

(Das Anti-Krebs-Buch; siehe Literatur)

Mit nachfolgend aufgeführten Lebensmitteln eröffnet sich die Chance, Krebs vorzubeugen oder die konventionelle Heilung (Operation, Bestrahlung, Chemotherapie) sinnvoll zu ergänzen.

Eiweiß

Fische und Krustentiere (Selen, Vitamin D und tierische Omega-3-Fettsäuren in langen Ketten), besonders Lachs, kleine Makrelen, ganze Sardellen, Sardinen (auch in Dosen, sofern sie in Olivenöl eingelegt sind und nicht in Sonnenblumenöl), Aal, Dorschleber, gelegentlich weißer Thunfisch in Dosen, eingelegt in Wasser oder Olivenöl - Biofleisch und Biogeflügel (gelegentlich), Bioeier (gelegentlich) - Hülsenfrüchte (Linsen, Erbsen, Bohnen, Kichererbsen, Mungo-Bohnen) - Biosoja: Tofu, Tempeh, Sojasprossen, Sojabohnen, Sojamilch, Sojajoghurt (Isoflavone)

Getreideprodukte und stärkehaltige Lebensmittel

Vollkornbrot, Sauerteigbrot (ohne chemische Treibmittel) Natur- und Wildreis (oder weißer Basmatireis oder Duftreis) - Quinoa - Bulgur Haferflocken (Porridge), Müsli, Kombinationen mit Hafer, Kleie, Leinsaat, Roggen, Gerste, Dinkel - Leinsamenkörner (pflanzliches Omega-3 und Lignane) - Kartoffeln der Sorte Nicola Süßkartoffeln, Yams - Hülsenfrüchte (bereits erwähnt)

Fette

Olivenöl (wichtig, dass es unbelastet ist) - Leinöl (pflanzliches Omega-3 und Lignane) - Dorschleberöl (Vitamin D)

Gemüse

Kreuzblütlergemüse: Rosenkohl, Chinakohl, Brokkoli, Blumenkohl, (Sulforaphan und Indol-3Carbinole) - Gemüse mit hohem Anteil an Carotinoiden: Karotten, Süßkartoffeln, Yams, die verschiedenen Kürbissorten, Tomaten, Rote Beete usw. (Vitamin A und Lycopin) - Spinat (Magnesium)

Pilze

Shiitake, Maitake, Cordyceps, Kawaratake oder Enoki, Cremini, Portobello, Champignons, Austernseitlinge und Kräuterseitlinge (Lentinan und Polysaccaride)

Gemüse und Kräuter

Kurkuma (Curcumin) vermischt mit schwarzem Pfeffer und Olivenöl - Curry - Lippenblütler: Minze, Thymian, Majoran, Oregano, Basilikum, Rosmarin (Terpene) - Petersilie, Sellerie (Apigenin) Allium-Gewächse: Knoblauch, Zwiebel, Lauch, Schalotten, Frühlingszwiebeln, Schnittlauch (Diallyldisulfid) - Zimt (oligomere Proanthocyanidine OPC) - Ingwer (Gingerol)

Probiotika

Biojoghurt und –kefir, Sojajoghurt, angereichert mit Lactobacillus acidophilus oder Lacto bacillus bifidus - Sauerkraut - Und die Präbiotika: Knoblauch, Zwiebel, Tomate, Spargel, Banane, Weizen

Algen

Nori, Kombu, Wakame, Arame und Dulse (Fucoidan)

Obst

Rote Früchte: Erdbeeren, Himbeeren, Heidelbeeren, Brombeeren, Preiselbeeren (Ellagsäure und Polyphenole) - Kirschen (Glucarsäure) - Zitrusfrüchte: Orangen, Mandarinen (bei Biofrüchten auch die Schale), Zitronen, Grapefruits (Flavonoide) - Kakifrüchte, Aprikosen, (Vitamin A und Lycopin), Granatapfelsaft

Nüsse

Walnüsse und Haselnüsse (pflanzliches Omega-3, Magnesium) - Pecanüsse (Ellagsäure) - Mandeln (Magnesium)

Desserts

Dunkle Schokolade (Kakaoanteil mindestens 70 Prozent, oligomere Proanthocyanidine OPC) - Obst - Süßen mit Stevia, Ahornsirup

Getränke

Rotwein (Resveratrol) in Maßen (ein Glas am Tag) - Gefiltertes Wasser, Mineralwasser oder Tafelwasser (sofern die Flaschen nicht durch die Sonne erwärmt wurden und das Wasser nicht nach Plastik riecht, denn das würde auf PVC-Rückstände hindeuten) - Wasser mit Zitronensaft (oder aromatisiert mit Thymian, Salbei, Orangen- oder Mandarinenschale) - Alle Sorten grüner Tee (EGCG), vor allem der japanische: Sencha, Gyokuro, Matcha - Aufguss mit Ingwerwurzel (Gingerol)

Psycho-Neuro-Immunologie PNI:

Die *Psycho-Neuro-Immunologie PNI* beschäftigt sich mit der Frage, ob psychische Belastungen die Immunabwehr schwächen und somit das Risiko für die Tumorentstehung begünstigen. Ein besonderes Augenmerk wird auf die natürlichen Killerzellen gelegt, die vielfältige immunologische Funktionen besitzen und so unter anderem an der Abwehr viraler Infektionen und der Zerstörung maligner Zellen beteiligt sind. Auch Interferon-gamma und Interleukin 2 (IL-2) spielen eine wichtige Rolle für die Modulation und deren Produktion wird bei Stress gehemmt. Für die Entstehung von Krebs sind eine falsche Reparatur und die fehlende Zerstörung (Apoptose) beschädigter zellulärer DNA verantwortlich. In Studien konnte gezeigt werden, dass Stress die Fähigkeit zur Reparatur beschädigter zellulärer DNA herabsetzt und die Apoptose veränderter Zellen hemmt.

Erprobte psychotherapeutische Methoden

Systemische Familientherapie
Tiefenentspannung
Hypnose
Visualisierungsmethode nach Simonton
Kunst- und Musiktherapie
Bachblüten-Therapie als Adjuvans

Arbeitsschema *B.E.A.Tbiomonitor*® / *B.E.A.Tsource*®

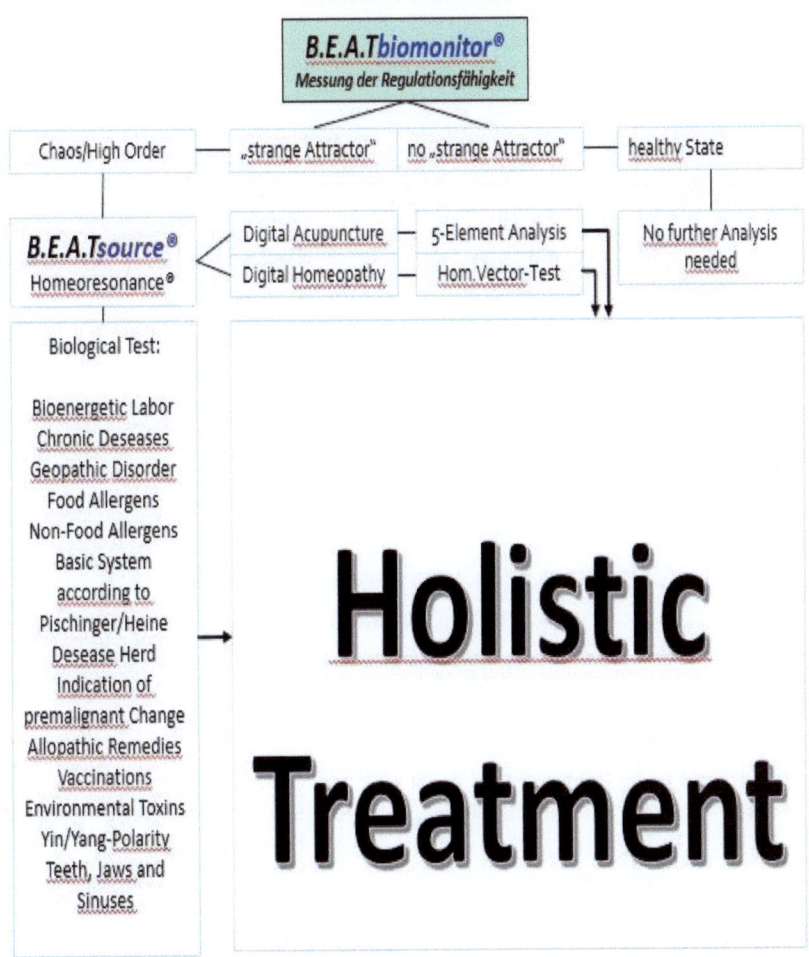

Verlaufskontrolle: *B.E.A.Tbiomonitor*®

8 Literatur

Adey WR. The energy around us. The Sciences. 26(1):52-58, 1986.
DOI: 10.1002/j.2326-1951.1986.tb02827.x.

Ahn AC, Colbert AP, Anderson BJ, Martinsen OG, Hammerschlag R, Cina S, Wayne PM and Lange HM. Electrical properties of acupuncture points and meridians: a systematic review. Bioelectromagnetics. 29:245-256, 2008. PMID: 18240287. DOI: 10.1002/bem.20403.

Aissa et alt. J.Immunol. 1993,150:A146; Benveniste et alt. FASEB J. 1994, 8:A398.

Basler Heinz-Dieter, Birgit Kröner-Herwig, Carmen Franz, Hans Peter Rehfisch: *Psychologische Schmerztherapie*. Springer, 2013

Bassett CA and Becker RO. Generation of electric potentials by bone in response to mechanical stress. Science. 137:1063-1064, 1962. PMID: 13865637. DOI: 101126/science.137.3535.1063.

Bassett CAL, Becker RO, Brighton CT, Lavine LS and Rowley BA. Panel Discussion: To what extent can electrical stimulation be used in the treatment of human disorders? Annals of the New York Academy of Sciences. 238:586-593, 1974. DOI: 10.1111/j.1749-6632.1974.tb26824.x.

Becker RO and Selden G. The Body Electric: Electromagnetism and the Foundation of Life. William Morrow & Co., Inc.; 1st Edition, 1985. ISBN: 978-0688001230

Becker RO. The electrical response of human skeletal muscle to passive stretch. Journal of Bone and Joint Surgery. 42-A:1091-1103, 1960. PMID: 14448529.

Becker RO. The bioelectric field pattern in the salamander and its simulation by an electronic analog. IRE Transactions on Medical Electronics. ME-7:202-207, 1960. PMID: 1368848. DOI: 10.1109/IRET-ME.1960.5008048.

Becker RO. The bioelectric factors in amphibian-limb regeneration. Journal of Bone and Joint Surgery. 43:643-656, 1961. PMID: 14448529.

Becker RO. Search for evidence of axial current flow in peripheral nerves of salamander. Science. 134:101-102, 1961. PMID: 17807392. DOI: 10.1126/science.134.3472.101.

Becker RO. Some observations indicating the possibility of longitudinal charge-carrier flow in the peripheral nerves. In Biological Prototypes and Synthetic Systems. Edited by E. Bernard and M. Kare. Plenum. 1962. http://www.springer.com/us/book/9781468417180.

Becker RO, Bachman CH and Friedman H. The direct current control system. A link between environment and organism. New York State Journal of Medicine. 62:1169-1176, 1962. PMID: 13866365.

Becker RO, Bachman CH and Slaughter WH. Longitudinal direct-current gradients of spinal nerves. Nature. 196:675-676, 1962. PMID: 13970134. DOI: 10.1038/196675a0.

Becker RO. Electron paramagnetic resonance in non-irradiated bone. Nature. 199:1304-1305, 1963. PMID: 14074611. DOI: 10.1038/1991304a0.

Becker RO. Relationship of geomagnetic environment to human bio-logy. New York State Journal of Medicine. 63:2215-2219, 1963. PMID: 13970135.

Becker RO. The biological effects of magnetic fields—a survey. Medi-cal Electronics and Biological Engineering. 1:293-302, 1963. DOI: org/10.1007/BF02474412.

Becker RO. The direct current field: a primitive control and communi-cation system related to growth processes. In Proceedings of the In-ternational Congress of Zoology. Edited by J. Moore. 1963. pp. 179-184.

Becker RO. Communications: a scientist's responsibility. In Research and Education Newsletter, Vol. 6. Veterans Administration. 1965. pp. 1-4.

Becker RO, Bachman CH and Friedman H. The research frontier. Sa-turday Review. Feb. 3, 1962.

Becker RO. The biophysical basis of behavior. Hutchings Journal. 2:1-6, 1964. Available here.

Becker RO. Electromagnetic forces and life processes. Technology Re-view. December:32-28, 1972. Testimony and related correspondence available here.

Becker RO. Interview by Dan Rather. CBS 60 Minutes. Feb. 13, 1977.

Becker RO. Statement to the Subcommittee on Public Health of the U.S. House of Representatives in connection with hearings on H.R. 10790, Radiation Control for Health and Safety Act of 1967, 1967.

Becker RO. Statement before the House Subcommittee on Water and Power Resources: Congressional Hearings on the Health Effects of Powerlines, October 6, 1987. Microwave News. 7(5):8-11, 1987. Full statement available here.

Becker RO. Prepared statement presented at Electric Powerlines: Health and Public Policy Implications Oversight Hearing before the Subcommittee on General Oversight and Investigations of the Committee on Interior and Insular Affairs, House of Representatives, One Hundred First Congress, second session. March 8, 1990. US GPO 1990. Washington, DC, 1990. Statement available here.

Becker RO. Prepared testimony before the State of New York, Public Service Commission in connection with Cases 26529 and 26559—Common Record Hearings on Health and Safety of 765 kV Transmission Lines, November, 1975, Statement available here.

Becker RO. Cross Currents: The Perils of Electropollution, the Promise of Electromedicine. Jeremy P. Tarcher, 1990.

Becker RO and Murray DG. A method for producing cellular dedifferentiation by means of very small electrical currents. Transactions of the New York Academy of Sciences. 29(5):606-615, 1967. PMID: 5235589. DOI: 10.1111/j.2164-0947.1967.tb02430.x.

Becker RO and Murray DG. The electrical control system regulating fracture healing in amphibians. Clinical Orthopaedics and Related Research. 73:169-198, 1970. PMID: 5479774.

Becker RO and Spadaro JA. Electrical stimulation of partial limb regeneration in mammals. Bulletin of the New York Academy of Medicine. 48:627-641, 1972. PMID: PMC1806700.

Becker RO. Stimulation of partial limb regeneration in rats. Nature. 235:109-111, 1972. PMID: 4550399. DOI: 10.1038/235109a0.

Becker RO, Chapin S. and Sherry R. Regeneration of ventricular myo-cardium in amphibians. Nature. 248:145-147, 1974. PMID: 4818918. DOI: 10.1038/248145a0.

Becker RO, Ed. Mechanisms of Growth Control. CC Thomas, 1981. ISBN: 978-0398044695.

Becker RO, Bassett CA and Bachman CH. Bioelectrical factors control-ling bone structure. In Bone Biodynamics. Edited by H. Frost. Little Brown and Co. 1964. LOC Catalog Card No. 64-22983. Review available here. Accessed February 15, 2018.

Becker RO and Brown FM. Photoelectric effects in human bone. Na-ture. 206:1325-1328, 1965. PMID: 5839595. DOI: 10.1038/2061325a0.

Becker RO, Spadaro JA and Berg EW. Trace elements of human bone. Journal of Bone and Joint Surgery. 50-A:326-334, 1968.

Becker RO. The basic biological data transmission and control system influenced by electrical forces. Annals of the New York Academy of Sciences. 238:236-241, 1974. PMID: 4531264. DOI: 10.1111/j.1749-6632.1974.tb26793.x.

Becker RO. Augmentation of regenerative healing in man. A possible alternative to prosthetic implantation. Clinical Orthopaedics and Re-lated Research. 83:255-262, 1972.

Becker RO. The current status of electrically stimulated bone growth. Orthopedic Nurses' Association Journal. 2(2):35-36, 1975. PMID: 1037981.

Becker RO and Spadaro JA. Experience with low current silver electrode treatment of nonunion. In Electrical Properties of bone and Cartilage: Experimental Effects and Clinical Applications. Edited by C. Brighton, J. Black and S. Pollack. Grune & Stratton. 1979. pp. 631-638.

Becker RO, Spadaro JA and Marino AA. Clinical experiences with low intensity direct current stimulation of bone growth. Clinical Orthopaedics and Related Research. 124:75-83, 1977. PMID: 304404.

Becker RO. Electrical Treatment of Osteomyelitis. In Surgery of the Musculoskeletal System, vol. 10. Edited by C. Evarts. Churchill Livingstone. 1983. pp. 197-208. ISBN: 978-0443085161.

Becker RO. The significance of electrically stimulated osteogenesis: more questions than answers. Clinical Orthopaedics and Related Research. 141:266-274, 1979. PMID: 314373.

Becker RO, Reichmanis M and Marino AA. Electrophysiological correlates of acupuncture points and meridians. Psychoenergetic Systems. 1:105-112, 1978.

Becker RO and Bachman CH. The direct current field: a new data transmission and control system in living organisms. Digest of the International Conference of Medical Electronics:138, 1961. Described at https://searchworks.stanford.edu/view/10701229.

Becker RO. The Possible Hazards of Human Exposure to Magnetic Fields. Report prepared in connection with publication of Spectrum

Engineering—The Key to Progress. A report of the Joint Technical Advisory Committee, IEEE, 1968. https://catalog.hathitrust.org/Record/001618093 Report available here.

Becker RO. Brain pollution. Psychology Today. February:124, 1979. Article available here.

Becker RO and Marino AA. Electromagnetic pollution. The Sciences. 18:14-15, 1978. DOI: https://doi.org/10.1002/j.2326-1951.1978.tb01612.x.

Becker RO. Electrical control systems and regenerative growth. Journal of Bioelectricity. 1(2):239-264, 1982.

Becker RO. Electromagnetic controls over biological growth processes. Journal of Bioelectricity. 3(1&2):105-118, 1983.

Becker RO. A theory of the interaction between DC and ELF electromagnetic fields and living organisms. Journal of Bioelectricity. 4(1):133-140, 1985.

Becker RO and Marino AA. Electromagnetism and Life. State University of New York Press, 1982. ISBN: 978-0873955607. Cassandra, 2010. ISBN: 978-0981854908.

Becker RO. Orthopaedics and the Coming Scientific Revolution. Bulletin of the American Academy of Orthopaedic Surgeons:19-20, 1983.

Becker RO. Processes and products involving cell modification. United States Patent No. 4,528,265, Filed May 11, 1982.

Becker RO, Flick AB and Becker AJ. Iontopheretic system for stimulation of tissue healing and regeneration. United States Patent No. 5,814,094, Filed March 28, 1996.

Becker, Robert O. 1985. The Body Electric. NY: William Morrow & Co.

Beckermann Ansgar: *Analytische Einführung in die Philosophie des Geistes.* 2. Auflage. De Gruyter, Berlin 2001, ISBN 3-11-017065-5

Beiglböck Wolfgang, Senta Feselmayer, Elisabeth Honemann: *Handbuch der klinisch-psychologischen Behandlung.* Springer, 2006, S. 434

Beloussov L V, J M Opitz and S F Gilbert: *Life of Alexander G. Gurwitsch and his relevant contribution to the theory of morphogenetic fields.* The International Journal of Developement Biology 41 (1997), S. 771-779

Benveniste et alt.FASEB J. 1991,5:A1008;A1538.1992,6:A1610

Benveniste et alt. FASEB J. 1994,8:A398.

Berger TJ, Spadaro JA, Chapin S. and Becker RO. Electrically generated silver ions: quantitative effects on bacterial and mammalian cells. Antimicrobial Agents and Chemotherapy. 9(2):357-358, 1976. PMCID: PMC429529.

Bergsmann O., Bioelektrische Phänomene und Regulation in der Komplementärmedizin; Facultas Universitätsverlag

Biesinger Eberhard, Heinrich Iro: *Tinnitus.* Springe, 2006,S. 127

Borgens, R.B., I.F. Jaffe, M.J. Cohen, 1980. Large and persistentent electrical currents enter the transacted lamprey spinal cord. Proc Natl Acad Sci USA 77: 1209-1213.

Bourguignon G., Wncke J.Y. & Bourguignon L. (1989). Electrical stimulation of human fibroblasts causes an increase in calcium influx and the exposure of additional insulin receptors. Journal of Cellular Physiology 140: 37 – 385.

Bourguignon G.&L. (1987). Electrical stimulation of Protein and DNA synthesis in human fibroblasts. F.A.S.E.B.

Chapman-Jones D., 2001. The Effect of Micro-Current Stimulation on Intrinsic Healing in the Achilles Tendon In-Vitro. An ultrastructural study of tenocyte Activity. Unpublished Msc thesis – University of Nottingham: Faculty of   Medicine.

Chalmers David : The conscious mind. In search of a fundamental the ory. Oxford University Press, Oxford 1998, ISBN 0-19-511789-1

Cheng, N. et al. 1982. The effect of electric currents on ATP generation, protein synthesis and membrane transport in rat skin. Clin Orthop 171: 264 – 272.

Cohn V. Splicing severed spinal cords: the idea excites scientists. Washington Post. Oct. 26, 1979.

Colbert AP, Spaulding KP, Ahn AC and Cutro JA. Clinical utility of electrodermal activity at acupuncture points: a narrative review. Acupuncture in Medicine. 29:270-275, 2011. PMID: 22002962. DOI: 10.1136/acupmed-2011-010021.

Couchman Justin J., Mariana V. C. Coutinho u. a.: *Beyond Stimulus Cues and Reinforcement Signals: A New Approach to Animal Meta-cognition*. In: *Journal of Comparative Psychology*. 2010,Vol.124, No. 4

Damasio Antonio : *Der Spinoza-Effekt. Wie Gefühle unser Leben bestimmen*. List, Berlin 2005, ISBN 3-548-60494-3

Dorcsi M: Homöopathie, Band 1-6.Haug

Deitch EA, Marino AA, Gillespie TE and Albright JA. Silver-nylon: a new antimicrobial agent. Antimicrobial Agents and Chemotherapy. 23(3):356-359, 1983. PMID: 6847168.

Del Giudice / Preparata Phys.Rev.Lett. 1988,61:1085; Aissa et alt. FASEB J.1993,7:A60

Dubois-Reymond E. 1860. Untersuchungen über tierische Elektrizität. Reimer: Berlin, Vol II, p2.

Eckhardt-Henn Annegret: *Neurotische Störungen und psychosomatische Medizin: mit einer Einführung in Psychodiagnostik und Psychotherapie ; mit 9 Tabellen*. Schattauer, 2004, S. 322
Endler Aissa et alt. J.Immunol. 1993,150:A146;

Endler P.C./ Schulte: Ultra High Dilution, Kluver Academic Publishers

Endler P.C./ Pongratz W./ Wick van R./ Wiegant F.A.C./ Waltl K./ Gehrer M./ Hilgers H.: A zoological example on Ultra High Dilution research. Energetic coupling between the dilution and the organism in a model of amphibia in Ultra High Dilution, Kluver Academic Publishers

Endler P.C./ Pongratz W./ Smith C.W./ Schulte J./ Senekowitsch F./ Citro M: Non-molecular information transfer from thyroxine to frogs.

In Bastide M. (ed). Signals and images, Kluver Academic Publishers. in print.

Endler P.C., Citro M., Pongratz W., Smith C.W., Vinattieri C., Senekowitsch F.: Übertragung von Molekül-Information.Proc.Int.Symp. Niederenergetische Bioinformation, Bad Waltersdorf 1994d.

Endler/Schulte, Dordrecht: Kluwer 1994. (3) Smith. Neural Network 1994,3:379.

Endler P.C./ Pongratz W./ Wick van R./ Wiegant F.A.C./ Waltl K./ Gehrer M./ Hilgers H.: A zoological example on Ultra High Dilution research. Energetic coupling between the dilution and the organism in a model of amphibia in Ultra High Dilution, Kluver Academic Publishers

Endler P.C./ Pongratz W./ Smith C.W./ Schulte J./ Senekowitsch F./ Citro M: Non-molecular information transfer from thyroxine to frogs. In Bastide M. (ed). Signals and images, Kluver Academic Publishers.

Ermann Michael, Eckhard Frick, Christian Kinzel, Otmar Seidl: *Einführung in die Psychosomatik und Psychotherapie: ein Arbeitsbuch für Unterricht und Eigenstudium*. W. Kohlhammer Verlag, 2009

Ermann Michael: *Psychosomatische Medizin und Psychotherapie: ein Lehrbuch auf psychoanalytischer Grundlage*. W. Kohlhammer Verlag, 2007

Ermann Michael: *Psychosomatische Medizin und Psychotherapie: ein Lehrbuch auf psychoanalytischer Grundlage*. W. Kohlhammer Verlag, 2007, S. 271

Fehm-Wolfsdorf Gabriele: *Diabetes mellitus*. Hogrefe, 2009, S. 49–50

Friedman H, Becker RO and Bachman CH. Geomagnetic parameters and psychiatric hospital admissions. Nature. 200:626-628, 1963. PMID: 14109937. DOI: 10.1038/200626a0.

Friedman H, Becker RO and Bachman CH. Direct current potentials in hypnoanalgesia. Archives of General Psychiatry. 7:193-197, 1962. PMID: 13895255. DOI: 10.1001/archpsyc.1962.01720030039005.

Friedman H, Becker RO and Bachman CH. Psychiatric ward behavior and geophysical parameters. Nature. 205:1050-1052, 1965. DOI: 10.1038/2051050a0.

Friedman H, Becker RO and Bachman CH. Effect of magnetic fields on reaction time performance. Nature. 213:949-950, 1967. PMID: 6030075. DOI: 10.1038/213949a0.

Fuller RG, Marino AA and Becker RO. Photoconductivity in bone and tendon. Biophysical Journal. 16(7):845-846, 1976. PMID: PMC1334905. DOI: 10.1016/S0006-3495(76)85733-5.

Göbel Hartmut: *ICD-10 - Richtlinien für die Klassifikation und Diagnostik von   Kopfschmerzen*. Springer, 2013Gurvič, Aleksandr G.:*Morphologie und Biologie der Zelle*. G. Fischer, Jena 1904

Gurvič, Aleksandr G.:*Atlas und Grundriß der Embryologie der Wirbeltiere und des Menschen*. J. F. Lehmann, München 1907

Gurvič, Aleksandr G.:*Über Determinierung, Normierung und Zufall in der Ontogenese*. W. Roux' Archiv für Entwicklungsmechanik 30, 1910, S.133-193

Gurvič, Aleksandr G.:*Die Vererbung als Verwirklichungsvorgang*. Biologisches Zentralblatt 32, 1912, S. 458-486

Gurvič, Aleksandr G.:*Über den Begriff des embryonalen Feldes* (Originaltitel: *O ponjatii émbrional'nych polej*), W. Roux' Archiv für Entwicklungsmechanik Sl, 1922, S. 353-415

Gurvič, Aleksandr G. und Gurvič, L. D.:*Mitogenetičeskij analiz biologii rakovoj kletki*, Allrussisches Institut für Experimentelle Medizin, 1937, S. 79

Gurvič, Aleksandr G.:*Teorija biologičeskogo polja*, Sovetskaja nauka, 1944, S. 155

Gurvič, Aleksandr G.:*Mitogenetische Spektralanalyse durch selektive Streuungsmethoden*. Acta Physica et Chimica 20, 1945, S. 635-644

Gurvič, Aleksandr G. und Gurvič, L. D.:*Vvedenie v učenie o mitogeneze*, Institut für experimentelle Biologie der Sowjetische Akademie der Wissenschaften, 1948, S. 115

Hahnemann S.: Organon der Heilkunst.Haug

Dirk Hartmann: Philosophische Grundlagen der Psychologie. Wissenschaftliche Buchgesellschaft, Darmstadt 1998

Illingsworth, C.M., A.T. Barker, 1980. Measurement of electrical currents emerging during the regeneration of Amputated finger tips in children. Clin, Phys, Physiol. Meas. 1 : 87-89.

Heine Hartmut, Lehrbuch der biologischen Medizin, Grundregulation und Extrazelluläre Matrix – Grundlagen und Systematik; Hippokrates Verlag Stuttgart 1991,1997

Jacobi Corinna, Thomas Paul, Andreas Thiel: *Essstörungen*. Hogrefe Verlag, 2004,).

Kampik Georg, Propädeutik in der Akupunktur; Hippokrates Verlag Stuttgart 1988

Kapteina H, CL Zhang, Music therapy in viewpoint of biophysics; Journal of Modelling, Identification and Control, 2008 - inderscience-online.com

Klußmann Rudolf, Marius Nickel: *Psychosomatische Medizin und Psychotherapie: Ein Kompendium für alle medizinischen Teilbereiche*. Springer Science & Business Media, 2009, S. 122

Köhler G.: Lehrbuch der Homöopathie, Hippokrates

Kröner-Herwig B./ Sachse R.: Biofeedbacktherapie, Kohlhammer

Kröner-Herwig Birgit, Jule Frettlöh, Regine Klinger, Paul Nilges: *Schmerzpsychotherapie: Grundlagen - Diagnostik - Krankheitsbilder - Behandlung*. Springer, 2010, S. 324.

Libbin PM, Person P, Papierman S, Shah D, Nevid D and Grob H. Partial regeneration of the above-elbow amputated rat forelimb. Journal of Morphology. 159:439-452, 1979. PMID: 430576. DOI: 10.1002/jmor.1051590308.

Marino AA and Becker RO. Evidence for direct physical bonding between collagen fibres and apatite crystals in bone. Nature. 213:697-698, 1967.

Marino AA, Becker RO and Bachman CH. Dielectric determination of bound water of bone. Physics in Medicine and Biology. 12:367-378, 1967.

Marino AA and Becker RO. Piezoelectric effect and growth control in bone. Nature. 228:473-474, 1970. DOI: 10.1038/228473a0.

Marino AA, Soderholm SC and Becker RO. Origin of the piezoelectric effect in bone. Calcified Tissue Research. 8:177-180, 1971.

Marino AA. Becker the Researcher. Cassandra Publishing, 2017. ISBN: 978-0981854939.

Marino AA, Becker RO and Ullrich B. The effect of continuous exposure to low frequency electric fields on three generations of mice: a pilot study. Experientia. 32:565-566, 1976. PMID: 1278293. https://doi.org/10.1007/BF01990163.

Marino AA, Reichmanis M, Becker RO, Ullrich B and Cullen JM. Power frequency electric field induces biological changes in successive generations of mice. Experientia. 36:309-311, 1980. DOI: 10.1007/BF01952295.

Marino AA, Cullen JM, Reichmanis M and Becker RO. Power frequency electric fields and biological stress: a cause-and-effect relationship. Biological Effects of Extremely Low Frequency Elecromagnetic Fields: Proceedings of the 18th Annual Hanford Life Sciences Symposium. Richland, Washington. Springfield, VA: Technical Information Center, U.S. Dept. of Energy, 1979. https://www.ncbi.nlm.nih.gov/nlmcatalog/101110393.

Marino AA, Cullen JM, Reichmanis M and Becker RO. Fracture healing in rats exposed to extremely low frequency electric fields. Clinical Orthopaedics and Related Research. 145:239-244, 1979. PMID: 317035.

Marino AA, Berger TJ, Austin BP, Becker RO and Hart FX. In vivo bioelectrochemical changes associated with exposure to extremely low frequency electric fields. Physiological Chemistry and Physics. 9:433-441, 1977. PMID: 613333.

Marino AA and Becker RO. High-voltage lines: hazard at a distance. Environment. 20:7-14, 1978. DOI: 10.1080/00139157.1978.9928707.

Marino AA and Ray J. The Electric Wilderness. San Francisco Press, 1986. ISBN: 978-0911302554. Cassandra, 2011. ISBN: 978-0981854922.

Marx JL. Electric currents may guide development (Jaffe cite). Science. 211:1147-1149, 1981. PMID: DOI: 10.1126/science.7193352.

McGinn Colin : *Wie kommt der Geist in die Materie? Das Rätsel des Bewusstseins.* Piper, München 2003, ISBN 3-492-23653-7.

McLean FC and Urist MR. Bone—Fundamentals of the Physiology of Skeletal Tissue, 3rd ed. University of Chicago Press, 1968. ISBN: 978-0226560731.

Metzinger Thomas (Hrsg.): *Bewusstsein. Beiträge aus der Gegenwartsphilosophie.* 5. erw. Auflage. Mentis, Paderborn 2005Möller Jürgen: *Therapielexikon Psychiatrie, Psychosomatik, Psychotherapie.* Springer, 2006

Metzinger Thomas : *Being No One. The Self-Model Theory of Subjectivity.* MIT-Press, Cambridge, MA 2003, ISBN 0-262-63308-6.

Metzinger Thomas (Hrsg.): *Bewusstsein. Beiträge aus der Gegenwartsphilosophie.* 5. erw. Auflage. Mentis, Paderborn 2005, ISBN 3-89785-600-X.

Mitchell JT, Marino AA, Berger TJ and Becker RO. Effect of electrostatic fields on the chromosomes of Ehrlich ascites tumor cells exposed in vivo. Physiological Chemistry and Physics. 10:79-85, 1978. PMID: 569338.

Moser F., Bewusstsein in Raum und Zeit; Leykam Verlag 1989

Nordenström, Björn, Dr. 1983. Biologically Closed Circuits: Clinical, experimental and theoretical evidence for an additional circulatory system. New York Acad. Med.

Owoeye, Issac, Neil Spielholz, et al. 1987. Low intensity pulsed galvanic current and the healing of tenotomized rat Achilles Tendons. Preliminary report using load-to-breaking measurements. Arch Phys Med Rhebil 68 : 414

Popp F.A.: Some biophysical elements of homeopathy, in Ultra High Dilution, Kluver Academic Publishers

Popp Fritz Albert, K.H. Li and Qiao Gu: *Vitalistic Entelechia Principle* In: *Recent advances in biophoton research and its applications.* World Scientific Publishing Co. Pte. Ldt., Singapore 1992, ISBN 9810208553, S. 470ff

Reichmanis M, Marino AA and Becker RO. Electrical correlates of acupuncture points. IEEE Transactions in Biomedical Engineering. 22:533-535, 1975. PMID: 1266803. DOI: 10.1109/TBME.1975.324477.

Reichmanis M, Marino AA and Becker RO. D.C. skin conductance variation at acupuncture loci. American Journal of Chinese Medicine. 4:69-72, 1976. PMID: 1266803. DOI: 10.1142/S0192415X7600010X.

Reichmanis M, Marino AA and Becker RO. Laplace plane analysis of transient impedance between acupuncture points Li-4 and Li-12. IEEE Transactions in Biomedical Engineering. 24:402-405, 1977. PMID: 881215. DOI: 10.1109/TBME.1977.326154.

Reichmanis M, Marino AA and Becker RO. Laplace plane analysis of impedance between acupuncture points H-3 and H-4. American Journal of Chinese Medicine. 5:289-295, 1977. PMID: 610979. DOI: 10.1142/S0147291777000416.

Reichmanis M, Marino AA and Becker RO. Laplace plane analysis of impedance on the H meridian. American Journal of Chinese Medicine. 7:188-193, 1979. PMID: 484540. DOI: 10.1142/S0192415X79000167.

Reichmanis M and Becker RO. Physiological effects of stimulation at acupuncture loci: a review. American Journal of Chinese Medicine. 6:67-73, 1978. PMID: 710080. https://doi.org/10.1142/S0147291778000101.

Reichmanis M, Marino AA and Becker RO. Laplace plane analysis of skin impedance: a preliminary investigation. Journal of the Electrochemical Society. 125:1765-1768, 1978. http://dx.doi.org/10.1149/1.2131290.

Schäfer Axel, Physik und neue Medizin; schriftlicher Beitrag für die Proquant AG 2003

Schäfer Ulrike, Eckart Rüther: *Psychiatrische Patienten in der Hausarztpraxis: erkennen - untersuchen - behandeln; 9 Tabellen*. Georg Thieme Verlag, 2006

Schiefelbein Susan. The miracle of regeneration: can human limbs grow back? The Saturday Review. July 8, 1978.

Senekowitsch F./ Endler P.C./ Pongratz W., Smith C.W.: Hormone effects by CD record/ replay. Acceptet by FASEB J, 1995 (Abstract 12025)

Senekowitsch F., Citro C., Vinattieri C., Pongratz W., Smith Amphibienmetamorphose und die elektronische Übertragung von Bioinformation in: Endler P.C. , Stacher, A. (Hrsg) Niederenergetische Facultas Universitätsverlag, Wien 1997

Senekowitsch Franz, Moser Anton (Hrsg.), Berichtband Gesundheitssymposium 19-20.Oktober 2012, „Was hält Menschen gesund: Natur-KulturMedizin: Energie & Informationsmedizin Seite 29, Naturschutzbund Steiermark, Herdergasse 3, A-8010 Graz; post@naturschutzbundsteiermark.at

Senn Edward; Elektrotherapie. Gebräuchliche Verfahren der physikalischen Therapie, Grundlagen, Wirkungsweisen, Stellenwert, 1990. Georg Thieme Verlag Stuttgart – New York.

Servant-Schreiber David, Die neue Medizin der Emotionen, Goldmann Verlag 2006, ISBN 978-3-442-15353-4

Servant-Schreiber David, Das Anti-Krebs-Buch, Goldmann Verlag

Shamos MH and Lavine LS. Physical bases for bioelectric effects in mineralized tissues (Shamos cite). Clinical Orthopaedics and Related Research. 35:177-188, 1964. PMID: 5889167. https://journals.lww.com/clinorthop/Citation/1964/00350/Physical_Bases_for_Bioelectric_Effects_in.16.aspx.

Silbernagel S., Despopoulos A. Taschenatlas der Physiologie, 1991. Georg Thieme Verlag Stuttgart – New York.

Stanish, William, 1984.mElectric stimulation of torn liganments cuts rehab time by two-thirds. Medical World News, Feb 29, p. 45.

Spadaro JA, Berger TJ, Barranco SD, Chapin SE and Becker RO. Antibacterial effects of silver electrodes with weak direct current. Antimicrobial Agents and Chemotherapy. 6(5):637-642, 1974.

Stanish W. and B. Gunnlaugson, 1988. Electrical energy and soft-tissue injury healing. Sportcare & Fitness pt./Oct. pp 12-14

Weymouth Lally. The electrical connection: Part 1, Nov. 24, p. 2646, 1980; Part 2, Dec. 1, p. 4458, 1980. New York Magazine.

Weiss PA. Differential growth. In Dynamics of Development: Experiments and Inferences; Selected Papers on Developmental Biology. Academic Press. 1968. pp. 190-245.

Wabner Dietrich, Beier Christine (Hrsg.). Aromatherapie: Grundlagen, Wirkprinzipien, Praxis; Urban & Fischer Verlag München 2012

Webster DA, Spadaro JA, Becker RO and Kramer S. <u>Silver anode treatment of chronic osteomyelitis</u>. Clinical Orthopaedics and Related Research. 161:105-114, 1981. PMID: 6975686.

Van Wijk, Smith in Ref. 2; Endler et alt. FASEB J. 1994, 8:A400.

Youbicier-Simo et alt. Int.J.Imun. 1993, IX:169; Endler et alt. J.Vet. Hum.Tox.1994,36:56.

Zaudig Michael, Rolf Dieter Trautmann-Sponsel, Peter Joraschky, Rainer Rupprecht, Hans-Jürgen Möller: *Therapielexikon Psychiatrie, Psychosomatik, Psychotherapie*. Springer-Verlag, 2006, S. 211

Zhang CL, <u>FA Popp</u> - Medical hypotheses, 1994 – Elsevier; Log-normal distribution of physiological parameters and the coherence of biological systems

Zhang CL, Background of electronic measurement on skin; Journal of Modelling, Identification and Control, 2008 - inderscienceonline.com

Zhang CL, Mathematical, physical and physiological background of normal distribution, delta distribution and log-normal distribution; Journal of Modelling, Identification and Control, 2008 - inderscienceonline.com

Zhang CL, Brief history of modern scientific research into acupuncture systems: a path from static anatomic structure of particles to dynamic dissipative structure of electromagnetic field; Journal of Modelling, Identification and Control, 2008 - inderscienceonline.com

Notizen: